KB151810

병원의 인문학

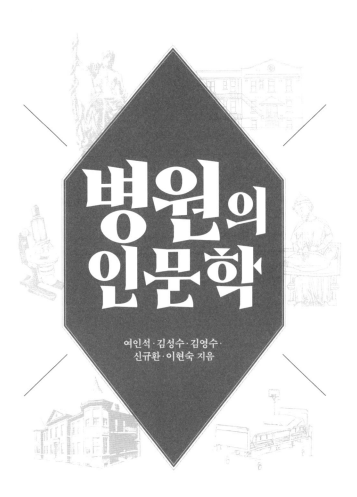

병원의 인문학

여인석·김성수·김영수·
신규환·이현숙 지음

역사공간

책머리에

2022년에 출간된 『약의 인문학』에 이어서 이번에 인문학 시리즈 두 번째 권으로 『병원의 인문학』을 발간하게 되어 무척 기쁘다. 이 책 역시 한국연구재단의 지원으로 2015년에서 2018년까지 3년간 수행된 공동연구과제 '병원의 인문학'의 성과물이다. 이 책에 실린 글들은 병원이라는 제도의 역사와 그 의미를 탐구하겠다는 하나의 일관된 문제의식 아래에 이루어진 연구들이다. 그간 개별 병원의 역사에 대한 연구는 적지 않았다. 그러나 병원이란 제도의 본질과 그 역사적 기원, 그리고 그것이 동서양 사회에서 실현된 역사와 그 의미를 다양한 사례를 통해 종합적으로 조감할 수 있는 연구서로는 이 책이 처음이라고 자부하고 싶다.

병원은 현대사회를 지탱하는 가장 중요한 사회적 제도의 하나이다. 어떤 사회가 얼마나 문명화되었는가, 혹은 발전했는가를 판단하는 중요한 기준의 하나가 좋은 병원에 대한 접근성이라는 데 이의를 제기할 사람은 거의 없을 것이다. 흔히 사람의 일생을 생로병사라는 용어로 표현하며, 병원은 생로병사의 과정 중에 특별히 '병'과 관련되는 제도나 공간으로 이해된다. 질병 이외의 나머지 사건인 생·로·사는 병원이라는 특별한 공간이 아닌 일상의 공간에서 이루어졌던 것이 불과 얼마 전까지의 일이었다.

출생의 경우를 예로 들면 오 형제 중 셋째인 필자까지는 집에서 태어났고, 두

동생은 병원에서 태어났다. 현재 한국 사회에서 극소수 경우를 제외하고 집에서 태어나는 아기는 거의 없다. 죽음 또한 마찬가지이다. 필자가 의과대학을 다니던 1980년대에는 중한 질병으로 병원에서 치료받던 환자가 소생의 가능성이 없으면 임종은 집에서 맞겠다고 퇴원하는 경우가 많았다. 집이 지방인 경우는 집에 도착하여 임종을 맞을 수 있도록 구급차에 동승하여 몇 시간씩 수동식 인공호흡기로 환자의 호흡을 유지해주는 것이 인턴의 중요한 업무였다. 지금은 환자가 병원이 아닌 집에서 죽음을 맞으면 유족들이 경찰의 조사를 받는다. 게다가 한국은 특이하게 장례식장마저 병원에 설치되어 있다. 이러한 출생의 병원화, 죽음의 병원화에 더해 노년의 병원화도 이미 광범위하게 진행되어 있다. 우리 주변의 수많은 요양병원이 그 사실을 말해준다. 이제는 생로병사로 표현되는 한 사람의 일생이 모두 병원에서 이루어지고 있다고 해도 과언이 아니다. 불과 30년도 되지 않은 사이에 일어난 변화이다.

우리 삶의 병원화란 현상을 긍정적으로, 혹은 부정적으로 볼 것인지와는 무관하게 병원이 우리의 삶과 사회 속에 중요하게 자리 잡은 것은 부인할 수 없는 엄연한 사실이다. 따라서 이제는 병원이란 제도의 본질에 대한 깊이 있는 성찰이 요구되는 시점에 우리는 와 있다고 할 수 있다. 『병원의 인문학』에 실린 다양한 글들이 이러한 성찰의 필요성을 느끼는 분들에게 자극과 도움이 되기를 희망한다.

이번에도 원고의 수합과 교정, 출판사와 소통 등 출간에 수반되는 여러 번거로운 일들을 김영수 교수님이 모두 맡아주셨다. 다시 한번 깊이 감사드린다. 또 항상 최선을 다해 좋은 책을 만드는 역사공간에도 감사드린다.

2023년 가을
필자들을 대신하여 여인석 씀

1

병원의 철학

병원의 의료화, 의료의 병원화

여인석

들어가며

병원은 현대사회를 지탱하는 불가결한 제도의 하나이다. 이제 병원은 문명화된 세계 어디에나 존재하는 보편적 제도로 자리 잡았다. 그러나 일견 병원이 보편적 제도로 보이지만 그 것은 예컨대 군대나 정치제도, 혹은 사법제도의 보편성에 비하면 역사적 특수성이 두드러지는 제도이다. 군대나 정치제도(예를 들어 왕정) 등은 동서를 막론하고 인류사회의 출현과 함께 거의 동시적으로 존재해왔다. 그에 비하면 병원은 특정 시기에, 그것도 시간적으로 상당히 나중에야 비로소 역사의 무대에 등장한 새로운 제도이다. 그러나 그것은 짧은 시간 안에 전 세계로 퍼져 이제는 어느 사회에서나 없어서는 안 될 보편적인 제도로 자리 잡았다.

병원은 정의상 의술이 시술되는 공간이다. 의술은 그것이 발생한 사회나 문화권에 따라 그 내용은 다를 수 있지만 질병의 치료술이라는 지향점에서는 동일한 보편적 성격의 지식이다. 그러나 역사적으로 모든 사회의 의술이 병원을 통해서 시술된 것은 아니었다. 오히려 병원은 역사상 특정 시기에 특정 지역에서 등장한 특수한 제도이다. 다만 그것이 빠른 시간 안에 전 세계에 퍼지면서 마치 그것이 모든 사회에 원래부터 당연히 있어 온, 혹은 있어야 할 보편적 제도처럼 인식된 것이다.

이 글에서는 이러한 병원제도의 역사적 특수성을 살펴보고자 한다. 그리고 이를 위해 병원에 대한 개념적 접근을 시도한다. 이 글의 제목을 '병원의 철학'이라고 붙인 이유는 거기에 있다. 혹자는 병원제도의 역사적 특수성을 살펴보기 위한 탐구가 역사적 접근이 아닌 개념적(철학적) 접근을 통해 시도되는 것을 의아하게 생각할 수도 있을 것이다. 그런데 군대와 같은 보편적 제도는 개념적으로 이미 자명하게 정의되어 역사에 등장하므로 (다시 말해 군대가 무엇이며 그것이 왜 필요한지에 대해 많은 설명을 요하지 않으므로) 그에 대한 탐구는 군대 조직의 역사적 변천 과정을 살펴보는 것에 집중될 수밖에 없다. 반면 병원제도는 역사상 특정한 시기에, 특정한 사회에서 돌연 출현했다. 그것은 병원이 개념적 단절을 통해 역사의 무대에 등장했음을 의미한다.

물론 우리가 말하는 병원의 선구에 해당하는 제도를 역사 속에서 찾아내어 연결시킬 수도 있고, 또는 '병원(hospital)'이란 용어의 연속성을 통해 병원제도의 역사적 연속성을 주장할 수도 있다. 그러나 이처럼 병원제도의 역사적 연속성을 확보하려는 시도는 캉길렘이 말하는, 과학사에서 흔히 등장하는 '선구자의 오류'에 빠질 위험이 크다.[1] 그가 말하는 선구자의 오류란 개념적으로 단절된 두 대상을 역사적으로 연속된 대상으로 파악하는 오류이다. 그 대표적인 사례가 20세기 양자역학에서 말하는 원자의 기원을 그 용어의 동일성에 근거하여 고대 원자론자들의 원자에 두고 이를 역사적으로 연속적 개념으로 보려는 시도이다. 역사적 연속성을 무리하게 확보하기 위한 이러한 시도는 결국 몰역사적 오류로 귀결된다. 이러한 오류를 피하기 위해서는 두 대상 사이에 개념적 불연속성이 존재함을 드러내는 인식론적 작업이 필요하다. 이러한 인식론적, 혹은 넓은 의미에서 철학적 작업을 거친 후에야 비로소 우리가 다루는 대상의 역사성이 역설적으로 드러난다. 따라서 이 글의 목적은 병원의 기원을 가능한 멀리 거슬러 올라가 찾고 그것을 오늘날의 병원과 연결시키려는 것이 아니라 개념적 단절의 지점들을 찾아 그것을 드러내는 것이다.

사실 그간 병원에 대한 연구는 크게 역사적 접근과 인류학적 접근으로 이루어졌다. 전통적으로 역사적 연구가 주류를 이루었고, 최근에는 병원에 대한 인류학적 연구가 활발해지고 있다.[2] 여기서 역사적 연구는 개별 병원의 역사에 대한 기술이 압도적인 양을 차지하는 가운데 의학사의 발전 과정이나 사회사적 관점에서 본 병원의 역할에 대한 연구들이 그 뒤를 잇는다.[3] 이 연구들은 병원의 다양한 측면들을 다룬다는 점에서 충분히 의미를 가지지만 대부분 특정 병원의 사례를 중심으로 한다. 이는 역사적 연구나 인류학적 연구가 가지는 본질적 특성상 당연한 접근이다. 그에 반해 이 글에서는 특정 병원의 사례를 다루는 것이 목적이 아니라 병원의 보편적 이념형을 다루고자 한다. 물론 그 과정에서 역사적 접근이나 인류학적 접근을 배제하지 않으며 이들 방법도 병원이란 제도에 대한 개념적 접근을 위한 방편으로 이용될 것이다.

근대의 병원은 중세의 병원과 개념적 차원에서 단절됨으로써 등장할 수 있었다. 이 글에서는 근대 병원과 중세 병원의 단절을 병원의 의료화(medicalization of hospital)와 의료의 병원화(hospitalization of medicine)란 개념을[4] 통해 드러내고자 한다. 여기서 병원의 의료화란 원래 구빈이 주요 목적이었던 병원이 의료 시술이 주가 되는 기관으로 변모하는 과정을 말하고, 의료의 병원화란 의료화된 병원이 이번에는 의료 자체를 병원화하는 과정을 말한다. 시간적으로는 병원의 의료화가 먼저 일어나고, 이어서 의료의 병원화가 일어난 것으로 볼 수 있다.

'병원' 용어의 고찰

병원의 개념에 대해 논의하기 위해서는 먼저 병원이란 용어에 대한 고찰이 필요하다. 개념이란 결국 용어와 그 용어에 함의된 내용의 결합이기 때문이다. 먼저 그리스어에서는 병원에 해당하는 단어가 존재하지 않는다. 플라톤은 『국가』에서 의사들이 약을 조제하거나 환자를 맞는 장소를 'iatreia'라고 부르고 있다(405a).[5] 그러나 이는 환자의 입원을 전제로 한 시설이 아니므로 병원으로 보기는 어렵다. '병원'에 가장 근접한 단어는 'nosocomium'이다. 그러나 이 단어는 원래 그리스어에 존재했던 단어가 아니라 6세기에 편찬된 유스티니아누스 법전에 처음으로 등장하는 것으로 여타 구빈기관들을 지칭하는 용어들(xenodochium, orphanotrophium, ptochotrophium 등)과 함께 언급된다.[6] 이 구빈기관들은 모두 교회가 운영한 것으로 비록 그리스어로 표기되긴 했으나 원래 그리스 사회에 존재했던 기관을 지칭하는 말이 아니라 기독교의 공인 이후에 동로마 제국에서 만들어진 기관을 지칭하기 위해 새롭게 만들어진 단어이다. 'nosocomium'의 어원은 '질병'을 의미하는 'nosos'이다. 원래 'nosos'에서 유래하는 단어는 세 개로 'nosokomos(환자를 돌보는 사람)', 'nosokomia(환자에 대한 돌봄)', 'nosokomein(환자를 돌보다)' 등이다.[7] 즉 'nosos'가 환자를 돌보는 사람이나 돌보는 행위 등에 대해 사용되지만 환자가 돌봄을 받는 장소에 대한 용어로는 사용되지 않았고, 기독교의 공인 이후에야 구빈기관의 명칭에 활용되었던 것이다.

　'병원(hospital)'의 직접적 어원은 그리스어가 아닌 라틴어에서 기원한다. 라틴어의 'hospitalitas(환대, 손님접대)', 'hospes(손님, 나그네)', 'hospitium(숙박소, 피난처)' 등에서 유래했다. 이 단어들에서 손님이나 나그네, 혹은 그들에 대한 환대, 혹은 그들이 묵는 장소 등의 의미를 가지는 말로 환자의 수용시설이란 의미를 찾아보기는 어렵다. 오늘날 숙박시설을 지칭하는 일반적 용어인 '호텔(hotel)'에 그 원래의 의미가 잘 보존되어 있다고 볼 수 있다. 소수의 의견이지만 'hospital'이 'opitulari(도와주다, 구원하다)'에서 유래한다고 보는 의견도 있다.[8]

프랑스에서는 중세 이래 한 도시를 대표하는 병원을 'Hôtel-Dieu'라고 불렀다. 파리나 리옹 등 대도시뿐 아니라[9] 지방의 작은 도시들에는 지금도 이런 이름의 병원이 남아 있다. 사실 병원의 이름이라고 하지만 정확히는 Hôtel-Dieu가 곧 병원(hôpital)의 동의어로 사용되었다고 말하는 것이 맞다. 그리고 '신의 집'이라고 번역할 수 있는 Hôtel-Dieu는 이 시설의 종교적 기원을 말해주고 있기도 하다. 프랑스어에서 hôtel은 숙박시설을 의미하기도 하지만 공공건물의 의미도 있다. 그래서 'Hôtel de ville'은 시청, 'Hôtel de police'는 경찰서를 의미한다.

근대 이전의 병원은 빈민, 부랑자, 온갖 종류의 환자들이 잡거하는 시설이었으므로 그 자체가 질병과 범죄 등 온갖 해악의 온상으로 여겨졌다. 따라서 병원에 대한 사회적인 이미지는 지극히 부정적이었다. 병원(hôpital)이란 용어가 가지는 이러한 부정적 이미지를 피하기 위해 18세기 말에 일시적으로 'hospice'란 용어를 대신 사용하기도 했다. 원래 hospice는 성직자들의 피난처란 의미를 가지는 말이다. 그러나 이 용어 역시 병원(hôpital)이 가지는 부정적 이미지와 동일시되었다. 이후 hospice는 의학적 치료가 무의미한 환자들을 받아들이는 시설을 지칭하는 용어로 사용되었다.[10]

병원의 의료화

고대사회에도 근대적 의미의 병원이 있었는지, 다시 말해 병원의 기원이 무엇이었는지를 찾고자 하는 시도들이 19세기 초반에 활발하게 이루어진다. 당시에 이 주제로 출간된 책의 제목을 몇 가지 나열하면 『고대병원론』(1780), 『병원 설립의 동기와 기원』(1813), 『고대인에게는 환자를 위한 공공시설이 있었는가』(1813), 『고대인들이 사용한 공적 부조』(1814), 『그 기원과 유용성의 관점에서 본 병원』(1853) 등이다.[11] 이 책들이 출간된 19세기 초는 근대적 병원이 첫걸음을 떼고 발전을 시작하는 시점이다. 근대 병원의 태동기에 나타난 자신의 기원에 대한 다소 유난스러운 관심은 근대 병원의 계보를 과거와 연결시킴으로써 역사적 연속성을 확보하기 위한 시도로 보인다. 그런데 이러한 시도는 역설적으로 근대적 병원이 과거와 단절되어 있음을 드러내는 징표일지도 모른다. 물론 '병원'이라는 용어의 연속성은 존재하지만 19세기의 병원은 이전 시대의 병원과는 개념적으로 단절된다.

이러한 단절을 가져온 근본적인 변화는 병원의 의료화이다. 병원의 의료화는 병원의 부차적 기능이었던 의료가 병원의 핵심적 기능으로 자리 잡는 과정이다. 이는 근대의 병원이 이전의 병원과 가장 크게 달라지는 지점으로 세 가지 측면으로 나누어 살펴볼 수 있다. 첫 번째는 구빈기관에서 의료기관으로의 전환, 두 번째는 종교적 시설에서 세속적 시설로의 전환, 그리고 세 번째는 병원의 이용자가 빈민에서 시민 일반으로 확대되는 전환이다. 다만 이러한 구분은 사태의 양상을 용이하게 이해하기 위한 방편일 뿐이고 이들은 분리할 수 없이 서로 연결되어 있다.

구빈에서 치료로

근대 이전 병원이 어떤 성격의 기관이었는가는 18세기 중엽에 출판된 디드로의 『백과전서』(1766)에 실린 '병원(hôpital)' 항목에 대한 아래와 같은 설명에 잘 나타난다.

> 과거에 '병원(hôpital)'이란 말은 여관(hôtellerie)을 의미했을 뿐으로 병원은 낯선 여행자들이 무료 숙박의 도움을 받는 공공시설이었다. 오늘날 이러한 집들은 더 이상 존재하지 않는다. 오늘날 병원은 모든 종류의 가난한 자들이 피신하는 장소이며 이들은 거기에서 생명 유지에 긴급한 필수품들을 충분히든 아니든 공급받는다.[12]

'과거'이건 아니면 『백과전서』가 출판된 18세기 중엽이건 우리는 병원에 대한 설명에 의학적 치료에 대한 언급이 등장하지 않는 것에 다소 놀랄 수도 있을 것이다. 여기서 우리가 기억해야 할 것은 과거 병원은 구빈시설의 일반 명칭이었지 결코 의료를 위한 전문기관은 아니었다는 사실이다. 오늘날 우리가 생각하는 병원의 개념, 즉 의료적 치료를 전문으로 하는 기관으로서의 병원은 19세기의 발명품이다. 중세 이후 환자와 빈민을 특별한 구별 없이 수용하여 돌봐주던 병원이 오직 환자를 치료하는 의료시설로 전문화된 과정을 우리는 병원의 의료화라고 부른다. 병원이 순수한 의료기관으로 전환되는 것은 결정적으로 18세기 말 프랑스 혁명이 계기가 되며, 이후 19세기 들어 이러한 움직임은 뚜렷해진다. 병원의 의료화 과정에서 프랑스 혁명이 중요한 변곡점이 된 것은 사실이지만 병원의 성격에 대한 논란과 그에 따라 병원제도의 개혁에 대한 다양한 논의는 혁명 이전부터 혁명기를 거치며 18세기 내내 활발하게 이루어졌다. 1772년에서 1788년 사이에 200개 이상의 병원 개혁안이 제시되었고, 그에 따라 제안된 병원 건축안도 50여 개에 달할 정도였다. 그렇다면 병원 개혁의 필요성이 이처럼 활발하게 논의된 이유는 무엇인가?

먼저 그것은 병원이 사회적으로 '문제적 시설'로 인식되었기 때문이다. 앞서 여러 차례 언급된 바와 같이 19세기 이전의 병원은 순수한 의료기관이 아니었다. 혁명 직전 프랑스에는 약 2천 개가 넘는 병원이 있었다.[13] 이들은 모두 병원이란 명칭으로 불렸지만 법률적 지위와 성격이 상이하였다. 병원에는 환자만이 아니라 빈민과 부랑인들이 함께 수용되어 있었다. 거기에 더해 아이를 양육할 경제적 능력이 없는 산모, 특히 미혼모와 그들이 낳고 포기한 아이들을 고아 아닌 고아로 키우는 시설이자 병든 죄수들을 수용하는 시설이기도 했다. 요컨대 병원은 지극히 다양한 성격의 기관을 지칭하는 용어로 사용되었던 것이다. 사회 최하층민들의 집합소와 같은 병원의 환경은 열악할 수밖에 없었고, 전염병 유행 시에는 그 진원지로 지목되기가 일쑤였다.

18세기 병원의 성격이 어떠했는가를 당시 자료를 통해 좀더 구체적으로 살펴보자. 프랑스 혁명을 전후한 시기 프랑스 병원의 상황을 알려주는 자료는 적지 않다. 그렇지만 외과의사 트농(Jacques Tenon, 1724-1816)의 보고서『파리의 병원들에 대한 논고(Mémoires sur les hôpitaux de Paris)』(1788)만큼 혁명 전야 파리 병원의 상황을 전체적으로, 그리고 소상하게 알려주는 자료는 없다. 이 보고서는 혁명 직전 파리의 병원이 가진 다양한 성격들을 잘 보여준다. 여기에 따르면 당시 파리에는 모두 48개의 병원이 있었다. 이 가운데 22개가 환자들을 수용하는 시설이었으며, 6개는 환자와 건강한 사람이 함께 수용된 시설, 20개는 건강한 사람이 수용된 시설이었다. 당시 파리의 병원시설에서 하루에 돌봄을 받는 사람의 부류를 보면 환자가 6,236명, 건강한 빈민 14,105명, 유기된 아이 15,000명 등 모두 35,341명이었다.[14] 여기서 환자보다는 환자가 아닌 사람의 비중이 훨씬 높고 병원 신세를 지는 사람들 중 정작 환자가 차지하는 비중은 1/6 정도에 불과했던 것을 알 수 있다. 즉 환자 치료가 병원의 주된 역할이 아니라 구빈이나 유기된 아이들을 돌보는 일이 당시 병원의 더욱 주된 기능이었음이 나타난다.

17세기까지 환자에 대한 집단적 관리는 의료문제로 인식된 것이 아니라 가난한 사람에 대한 공적·종교적 부조의 틀에서 이루어졌다. 병원은 이러한 부조를 제공하는 일차적인 기관이었던 것이다. 병원이 제공하는 공적 부조의 내용은 빈민에 대한 음식과 의복 제공, 버려진 아이를 돌보는 일과 그들에 대한 기초적 교육, 포교활동, 빈민들이 일할 수 있는 작업장의 개설과 운영, 사회불안을 야기할 수 있는 부랑자나 거지에 대한 감시와 수용 등이었다. 물론 여기에는 의료의 제공도 포함되지만 그것은 병원이 제공하는 여러 형태의 부조들 가운데 하나에 지나지 않았다.[15] 이는 위에서 제시한 통계에서도 드러난다.

병원이 구빈시설에서 치료시설로 전환되는 과정에서 일어나는 중요한 변화는 의료인의 역할 증대이다. 중세의 병원에서도 의료인이 치료를 담당했다. 다만 병원 전체로 볼 때 그 역할이 미미했을 따름이었다. 앞서 언급한 트농의 보고서에 따르면 병원에 상주하는 의사(외과의사)가 1명 있었고, 그 밖에 붕대를 감거나 사혈 등의 외과적 처치를 돕는 인력들이 있었다. 내과의사는 주기적으로 방문하여 환자를 볼 뿐이고 병원에 상주하지는 않았다. 복약은 병원에 상주하는 약사를 통해 이루어졌다. 한 가지 주의 깊게 볼 것은 약 90명의 외과 수련생이 병원에서 일했다는 사실이다.

이와 관련하여 여기서 자세히 서술하지는 않겠지만 병원의 의료화 과정은 의학교육에서 병원이 중심적 역할을 차지하는 방향으로도 나타났다. 병원이 의학교육의 핵심적 장이 된 것이다. 이는 프랑스 혁명 이후 의료인의 수련제도인 인턴제도가 프랑스의 병원에서 시작된 사실에서도 드러난다.[16]

교회에서 세속정부로

병원의 기원에 대한 여러 논란에도 불구하고[17] 병원이 기독교 세계에서 탄생한 제도라는 사실에 대해서는 큰 이견이 없다. 혹 병원의 기원을 기독교 세계가 아닌 아스클레피오스 신전에서 찾는 경우라 할지라도[18] 그것이 본질적으로 종교적 시설임을 인정하는 점에서는 크게 다르지 않다. 종교적 시설로서 병원은 고대 혹은 고대 후기에 시작되어 중세를 거치며 근대에까지 지속되었다. 종교적 시설인 병원이 세속적 시설로 전환하게 된 결정적인 계기는 프랑스 혁명이었다. 프랑스 혁명이 타파의 대상으로 삼은 주요한 구체제는 왕정, 교회, 그리고 대학이었다. 그 과정에서 특히 교회의 소유였던 많은 시설들이 공화국의 공공시설로 전환되었다. 그 대표적인 것이 병원이었다. 병원은 기본적으로 교회가 운영하는 종교적인 시설이었지만, 혁명 이후 병원의 운영권은 교회에서 국가로 넘어갔다. 그뿐 아니라 수도원과 같은 교회 소유의 시설이 병원으로 전용되는 경우도 적지 않았다.

프랑스 혁명 이후 병원의 '세속화(laïcisation)' 과정을 파리의 대표적인 병원인 오텔 디유(Hôtel Dieu)의 경우를 중심으로 살펴보자. 사실 각 병원마다 병원의 운영 주체나 이들의 구체적인 운영 양태는 동일하지 않다. 운영 주체와 관련하여 본다면 프랑스 국왕이 궁정 사제를 통해 운영하는 형태, 혹은 교회나 수도회가 직접 운영하는 경우, 또는 지방정부(예를 들어 파리나 리옹시 등)가 운영하는 형태 등이다. 그리고 동일한 기관이라

하더라도 시기에 따라 운영의 주체나 방식에 조금씩 변화가 일어나므로 이를 일률적으로 일반화해서 말하기는 어려운 면이 있다. 그러나 한 가지 분명한 것은 어느 경우든 병원 운영진이나 환자를 돌보는 인력에서 종교 인력이 차지하는 비중은 절대적이라는 점이다. 혁명 직전 오텔 디유의 운영을 책임지는 일종의 이사회는 파리 대주교와 정부의 고위 관료로 구성되었다. 그리고 실제로 병원에서 일하는 인력은 모두 476명이었다. 병원에서 이루어지는 순수한 종교적인 활동(미사, 찬양, 고해성사 등)을 위한 인력이 38명, 환자를 직접 돌보는 수녀(90명)와 수습 수녀(12명)가 102명으로 병원에서 근무하는 전체 인력 중 약 1/3에 해당되었다.[19]

　　교회와의 관계 속에서 다양한 방식으로 운영되던 병원은 프랑스 혁명 이후 모두 국가에 귀속된다.[20] 아울러 수도회 소속의 인력들을 병원에서 추방하기 위한 여러 조치들이 이루어졌다. 수도회는 더 이상 병원 운영에 참여할 수 없도록 각종 법령이 마련되었다. 병원에서 환자를 돌보던 수녀들의 경우 본인이 원하는 경우 업무를 계속할 수는 있었으나, 수녀복 착용의 금지 조건하에서였다.[21] 그 밖에도 여러 방법을 통해 병원에서 수도회 소속의 수녀들은 배제되고 그 자리를 일반인이 대신하게 된다. 그러나 주어진 역할에 대한 종교적인 사명감과 그에 대한 교육을 받은 수녀들과는 달리 이들은 환자를 돌보는 데 필요한 사전지식이나 준비 없이 투입되어 여러 가지 문제들이 발생하였다. 이러한 부작용에도 불구하고 종교에 대한 강한 반감 속에 진행된 혁명의 과정에서 병원의 탈종교화와 세속화는 지속될 수밖에 없었다.

프랑스 혁명을 거치며 병원은 종교적 기구에서 국가의 기구로 운영의 주체가 바뀐다. 그리고 운영 주체의 전환과 함께 병원 기능도 크게 변화하게 된다. 즉 병원이 구빈기관에서 의료기관으로 바뀌게 된 것이다. 이른바 '병원의 의료화'이다. 병원의 의료화는 국가권력의 필요와 요구에 의한 것이다. 그렇다면 왜 국가는 병원의 의료화를 필요로 했던 것일까? 우선 과거의 병원은 단순히 병든 사람을 치료하고 돌보는 장소가 아니었다는 점을 다시 상기할 필요가 있다. 앞서 살펴본 바와 같이 병원은 환자가 아닌 사람들도 다수 수용하고 돌보고 있었다. 실제로 이들의 수는 환자의 수를 능가했다. 그런데 구빈을 이유로 노동력이 있는 이들이 병원에서 무위도식하도록 두는 것에 대한 사회적 비판의 목소리가 점차 높아졌다.

프랑스 혁명기의 대표적 의료 개혁가인 카바니스(P. J. G. Cabanis, 1757-1808)가 병원에 대해 쓴 글은 당대 사람들이 어떤 점에서 병원에 대해 부정적 인상을 갖고 있는가를 보다 분명하게 말해준다.

병원은 아마도 본성상 해로운(vicieux) 시설이다. 그러나 병원은 현 사회의 상태에서는 절대적으로 필요하다. 사람들은 다음과 같은 이유를 들어 병원의 필요성에 반대한다. 병원은 환자를 구한다는 목적을 조금도 성취하지 못한다. 성취하더라도 지극히 야만적인 방식으로 성취한다. 병원은 모든 질병을 악화시킨다. 병원은 많은 새로운 질병을 만들어낸다. 병원은 대도시에 전염병을 퍼트릴 준비가 항상 되어 있는 오염된 공기의 저장고이다. 마지막으로 병원은 하층민의 근면정신을 파괴하고 그들의 게으름을 조장한다. 그래서 우리는 피할 수 없는 병원의 해로운 영향에 의해 빈민들의 수가 지속적으로 증가하는 것을 목격한다.[22]

병원에 대한 이러한 부정적 견해는 급기야 병원을 없애는 편이 낫다는 보다 급진적인 주장으로 표현되기도 한다. 그러한 주장을 한 대표적 인물은 몽테스키외(C. L. Montesquieu, 1689-1755)였다. 그는 빈민에 대한 구료는 필요하지만 그것이 병원과 같이 상시적 시설을 통해 이루어지기보다는 그때그때 상황에 따라 이루어지는 것이 낫다고 주장했다. 그가 이러한 주장을 펼친 이유는 주로 경제적인 것이었다. 그는 영국의 헨리 8세가 수도사를 없앰으로써 상류층 가운데 수도원을 오가며 무위도식하는 사람들이 없도록 했고, 병원을 없애 하류층 가운데 병원에 기대어 먹고사는 사람이 없도록 함으로써 영국에서 상업과 산업의 정신이 자리 잡았다고 주장했다.[23]

자본주의의 발전 도상에서 무위도식하는 자들의 존재는 사회적으로 용인되기 어려운 일이었다. 그런데 병원은 이들을 먹여 살리는 사회적 장치였던 것이다. 병원의 의료화는 한편으로는 환자만을 남기고 이전에 병원이 먹여 살리던 사람들을 병원 바깥으로 내보내고, 이들을 사회에 유용한 노동력으로 전환시키는 과정이기도 했다.

병원을 오로지 환자를 위한 기관으로 만드는 것이 소극적인 의미에서 병원의 의료화라고 한다면, 이와 함께 적극적 의미의 의료화 과정도 함께 진행되었다. 이는 이전에 병원을 통해 빈민의 건강에만 맞추어진 사회적 관심이 사회구성원 전체의 건강에 대한 관심으로 확장된 것을 말한다. 병원은 병원 내의 의료화만이 아니라 사회 전체의 의료화를 위한 전진기지의 역할을 수행하게 된 것이다. 그런데 여기에 이르는 과정은 다소 역설적이다. 처음 사회의 의료화가 제기된 것은 사회를 구성하는 인구 전체에 대한 건강 증진의 필요성과 사회적 차원의 집단적인 위생 관리와 같은 배경하에서이다.[24]

18세기 후반 병원에 대한 다양한 논의의 과정에서 대규모 인원의 수용을 전제로 한 병원은 이러한 역할을 수행하기에 적절치 않은 장치라는 결론에 도달했다. 그리고 이에 대한 대안으로 다음과 같은 세 가지 방안이 제시되었다. 첫 번째는 병원에 입원하는 대신 환자는 집에서 돌보게 한다는 것이다. 물론 전염병 환자의 경우는 별도의 조치가 필요하지만 환자를 집에서 돌보면 병원과 같은 대형 시설이 불필요하고 병원에서 무위도식하는 이들이 사라지므로 경제적으로도 이익이 된다는 것이다. 두 번째는 가정이 임시적 병원의 역할을 수행토록 하고, 의사가 가정을 방문하여 치료하는 형태이다. 세 번째는 환자를 입원시키지 않고 외래에서 진료만 하는 진료소를 많이 만드는 것이다. 그런데 병원의 소멸을 전제로 한 이러한 방안들은 실현되지 않고 병원을 통한 의료화로 이상의 목표를 달성하게 된다.[25] 다만 기존의 병원 형태로는 이러한 역할을 수행하기 어려우므로 병원 공간도 수용에서 아니라 의학적 치료에 적합한 형태로 변화가 일어나야 한다.

빈민에서 시민으로

토머스 모어(1478-1535)는 『유토피아』(1516)에서 그가 생각하는 이상사회의 병원을 다음과 같이 묘사하고 있다.

> 환자들은 공공병원에서 돌봄을 받습니다. 각 도시마다 네 개의 병원이 있는데, 전부 시 성벽 바로 바깥에 자리 잡고 있습니다. 이 병원들은 작은 마을로 보일 만큼 상당히 규모가 큽니다. 병원을 그렇게 크게 지은 이유는 두 가지입니다. 첫째는 환자들이 아무리 많더라도 번잡하고 비좁은 느낌이 들지 않도록 하려는 것이고, 둘째는 전염성이 강한 질병을 최대한 예방하기 위해서입니다. 병원은 아주 잘 정돈되어 있고, 환자의 간호에 필요한 모든 물품들을 갖추고 있습니다. 환자들은 부드러우면서도 세심한 간호를 받습니다. 이곳에는 능숙한 의사들이 항시 준비하고 있습니다. 그래서 누구도 자신의 의지에 반해서 이곳에 보내지는 법은 없지만, 병에 걸린 사람들이라면 누구나 집에 있기보다는 이곳에서 치료를 받으려고 합니다.[26]

모어의 유토피아는 '존재하지 않는(u) 장소(topos)'라는 의미를 가진다. 즉 그의 이상사회는 이미 현실사회와의 개념적 단절을 전제로 하고 있는 것이다. 따라서 그가 그리는 이상사회의 병원 역시 현실사회의 병원과 개념적으로 단절되어 있음을 짐작할 수 있다. 유토피아의 가장 큰 특징은 사적 영역의 축소와 공적 영역의 확대이다. 그 단적인 표현으로 모어는 유토피아에서 화폐와 사유 재산의 폐지를 주장하고 있다.[27] 그리고 유토피아의 모든 주민들은 일정한 단위로 모여 공동식사를 한다. 모어는 이 공동식사에 특별한 중요성을 부여하고 있는데 위에서 인용한 병원에 대한 언급도 공동식사의 자리에 참여하기 어려운 사람들, 즉 병자들의 식사를 어떻게 할 것인가를 논의하는 과정에서 나온 것이다. 유토피아의 병원이 당시 사회의 병원과 비교했을 때 가장 두드러진 특징은 "병에 걸린 사람들이라면 누구나 집에 있기보다는 이곳에서 치료를 받으려" 한다는 점이다. 이는 병원이 특정 부류의 사람을 위한 시설이 아니라 아픈 사람 모두를 위한 시설임을 의미한다.

오늘날 우리에게는 너무도 당연하게 여겨지는 병원에 대한 이러한 규정이 이상적으로 그려지는 이유는 당시의 병원이 그렇지 않았기 때문이다. 병원의 기원에 대한 다양한 이견에도 불구하고 앞서 언급한 바와 같이 병원은 기본적으로 가난한 자, 오갈 데 없는 떠돌이를 위한 구빈시설이자 그들을 위한 집단적 수용시설이었다. 병원은 곧 빈민의 시설이란 인식이 일반적인 통념이었다. 병원이 구빈시설에서 의료시설로 전환된 이후에도 상당 기간 병원의 주된 이용자는 중산층이 아니라 하층민이었다는 사실에는 변함이 없었다. 병원이 빈민이 아닌 시민 일반을 위한 시설로 인식되기 시작한 것은 비교적 최근의 일이다. 조지 오웰은 1929년 파리의 병원에서 자신이 겪은 경험을 토대로「가난한 자들은 어떻게 죽는가」란 에세이를 썼다.[28] 여기에 따르면 20세기 초반까지도 병원은 집에서 죽을 수 없는 사람들을 위한 시설이었던 것이다.

> 19세기 후반 이전의 모든 문학작품을 살펴보면, 병원이라는 곳이 거의 낡은 성과 같은 교도소로 간주되고 있다는 사실을 알 수 있을 것이다. 병원은 죽음에 이르는 일종의 대기실과 같이 더러움, 고문, 죽음이 연상되는 장소였다. 가난하지 않은 사람은 병 치료를 위해 그런 장소에는 절대 가지 않았다.[29]

병원이 빈민을 위한 시설이었던 반면 중간 이상 계층의 사람들은 병이 났을 때 집을 방문한 의사에게 치료받는 것이 일반적인 관행이었다. 현재는 우리 사회에서 찾아보기 어려운 왕진이 보다 역사가 오래고 보편적인 진료의 형태였다. 「히포크라테스 선서」에 나오는 "나는 어느 집을 방문하든 환자를 이롭게 하기 위해 방문할 것이지만"이란 구절은 적어도 기원전 5세기 이래 왕진은 의사가 환자를 진료하는 일반적인 형태였음을 말해주고 있다.

나가며

이상에서 18세기 말에서 19세기 초를 통해 근대적 병원이 탄생하는 역사적 과정을 살펴보았다. 이는 병원이 의료화를 통해 이전의 병원과 개념적으로 단절되는 과정이기도 했다. 의료화를 통해 병원은 의료기관으로 새롭게 태어났지만 빈민들의 이용시설이라는 이전 시기의 이미지는 상당 기간 잔존했다. 병원이 시민들이 이용하는 보편적 시설이 되기까지는 상당한 시간이 소요되었던 것이다.

그러나 일단 의료화를 통해 사회 구성원들이 모두 이용하는 보편적 시설이 된 병원은 이제 의료의 전 영역을 점차 병원 안으로 끌어들이는 의료의 병원화를 진행시키고 있다. 병원을 떠난 의료를 상상하기 어렵게 된 현재의 상황이 이미 의료의 병원화가 얼마나 깊숙이 진행되었는가를 잘 말해주고 있다. 의료의 병원화는 단순히 의료 내부의 현상에 그치지 않는다. 긍정적이건 부정적이건 우리 삶의 많은 영역이 의료화되어가는 것은 부인할 수 없는 사실이다. 흔히 생로병사로 표현되는 삶의 주요 과정들이 이제는 모두 병원에서 이루어지고 있기 때문이다. 과거에는 종교가 생로병사라는 삶의 중요한 모멘트에 개입했다면, 이제는 의료와 병원이 그 역할을 대신하고 있다. 의료화를 통한 근대 병원의 탄생은 프랑스 혁명이라는 인류사의 큰 전환기에 일어났다. 그것은 근대 병원의 탄생이 의학 내부의 동력보다는 사회정치적 요청에 의해 일어난 사건임을 말해준다. 그런 의미에서 현재 우리가 목도하고 있는 의료의 병원화나 그와 동반된 우리 삶의 병원화 현상 역시 보다 큰 사회적 변동의 맥락에서 바라볼 필요가 있을 것이다.

2

치료 이전,
치유가 있었다

아스클레피오스 신앙과
초기 기독교의 관계에서 본 병원의 기원

여인석

들어가며

병원은 현대 의료체계를 구성하는 핵심적인 제도 중의 하나이다. 따라서 병원의 역사적 기원을 어떻게 볼 것인가 하는 문제는 의학사에서도 중요한 주제이다. 지금 우리가 알고 있는 의료행위의 중심 공간으로서 '근대적' 의미의 병원이 등장한 것은 19세기로 볼 수 있다. 그러나 의학적 치료만이 아니라 돌봄과 자선의 공간으로서 병원의 기원은 훨씬 더 먼 과거로 거슬러 올라간다. 이견이 없는 것은 아니라 일반적으로 서구에서 처음 병원이 출현한 시기는 4세기 비잔틴 시대로 보고 있다.[1] 초기 병원의 성립 과정에서 빠짐없이 언급되는 내용은 기독교와의 관련성이다. 병원은 기독교적 자선이 실천되는 공간으로서 등장했다는 것이다. 사실 중세기를 통해 병원은 기본적으로 교회가 운영하는 종교적 기관이었다. 또 실제로 강도를 만나 다친 사람을 치료해주는 선한 사마리아인의 비유에 등장하는

상황은 병원의 기원을 말해주는 상징적인 이야기로 이해되기도 한다.[2]

그런데 병원의 이념적 기원을 종교적 사랑과 자선에서 찾는 것이 일견 타당해 보이면서도 역사적으로 실현된 병원을 보았을 때, 그것만으로는 설명하기 어려운 점이 있음이 드러난다. 앞서 최초 병원이 4세기 비잔틴 제국에서 태어났다고 말했다. 비잔틴 제국은 동로마 제국을 말한다. 잘 알려진 바와 같이 기독교는 313년 로마 제국에서 공인되어 제국의 종교가 되었다. 이후 로마 제국의 분열과 함께 동서교회의 분열도 이루어져, 로마 교회의 수장은 서유럽을 관할하고, 동로마, 즉 비잔틴 제국은 정교회가 관할한다. 이렇게 해서 유럽 전역이 기독교화 된다.

서유럽에서 병원이 등장하는 것은 9세기 이후이다. 그리고 단순한 구휼기관이 아니라 의료 서비스가 제공되는 것은 13세기에 와서이다.[3] 왜 이런 차이가 나타나는가? 단순히 병원이 기독교적 사랑을 실천하는 자선기관으로 등장했다는 설명만으로는 이러한 차이를 설명하지 못한다. 따라서 다음과 같이 질문이 달라져야 한다. 왜 동일한 기독교적 이념을 바탕에 둠에도 불구하고, 비잔틴 제국에서 훨씬 일찍 병원이 등장하고, 로마와 서유럽에서는 그보다 늦게 등장했는가? 이 글에서는 그 이유를 그리스 사회와 로마 사회가 의료에 대해 가졌던 태도의 차이에서 찾아보고자 시도했다.

나아가 다음과 같은 질문도 던질 수 있을 것이다. 가난하고 병든 사람을 보살펴야 한다는 가르침은 기독교의 전유물이 아니다. 모든 고등종교들은 기본적으로 다 그러한 가르침을 갖고 있다고 할 수 있다. 그렇다면 왜 기독교 세계에서만 그것이 일찍이 병원이라는 형태로 실현될 수 있었는가도 물어야 한다.

이 글은 로마와 달리 전문적 의료활동에 호의적이었던 그리스 사회의 특징과 더불어 헬레니즘 사회에 널리 퍼져 있던 아스클레피오스 숭배의 관습이 기독교와 만나면서 병원이 태어날 수 있었다고 주장한다. 아스클레피오스 숭배는 그리스와 소아시아 지역, 다시 말해 후에 비잔틴 제국의 영토가 된 지역에서 널리 이루어졌다. 그리고 초기 기독교는 그 성립 과정에서 아스클레피오스 숭배를 강하게 의식했다. 그것은 예수의 치유 사역이 의신(醫神) 아스클레피오스 신앙과 경쟁관계에 있었기 때문이다. 일부 초기 교부들이 아스클레피오스를 격렬하게 비판한 이유도 거기에 있었다. 기독교의 성장과 함께 아스클레피오스 숭배는 점차 사라져갔으나 아스클레피오스 신전을 통한 치유활동은 기독교적 치유활동의 일부로 통합되었고, 그것이 병원의 형태로 제도화되었다는 것을 이 글에서 주장하고자 한다.

병원의 기원과 개념

병원의 기원에 대한 최근의 연구는 병원의 기원을 기독교의 발전 과정 내부에서 찾고자 하는 경향이 강하다. 다소간 논란이 없지는 않지만 일반적으로 병원은 서기 369년 카이사레아의 대주교 바실레이오스가 만든 시설을 시작으로 본다. 그는 368년에 시작된 대기근으로 헐벗고 굶주리고 병든 사람들을 돕기 위한 여러 시설을 카이사레아 외곽에 만들고 필요한 사람들에게 음식과 의학적인 도움을 나누어주었다. 이때 만든 병든 사람들을 위한 시설이 병원의 기원이라는 것이다.[4]

연구자에 따라서는 수도원의 '선구적' 역할을 강조하기도 한다. 그것은 369년 이전에 각 수도원에서 독립적으로 해오던 구료의 자선활동들이 기독교의 공인 이후 교회가 체계화되면서 4세기 후반에 교회의 체제 안에 편입되었고, 그것이 바실레이오스가 만든 병원으로 발전했다는 주장이다.[5] 사실 이미 4세기부터 다양한 명칭의 구료기관들이 기독교의 틀 안에서 존재했음은 여러 연구들을 통해 잘 알려져 있다.[6] 그런데 병원의 기원을 따질 때 필연적으로 제기되는 어려움은 무엇을 병원이라고 규정할 것이냐의 문제이다. '가난하고 병든 자'라는 정형화된 표현에 나타나는 것처럼 가난한 자 가운데는 병든 자가 많고, 또 병들었기 때문에 가난해진 경우도 많다. 따라서 역사상 등장하는 가난한 이들을 위한 모든 구빈시설을 병원으로 규정할 수 있을 것인가 하는 문제가 제기되는 것이다.

이러한 어려움을 해결하기 위해 초기 병원사 연구자의 한 사람인 크리슬립은 병원을 다음과 같은 세 가지 기준에 따라 정의했다. 첫 번째는 입원환자와 이들을 위한 시설의 존재이다. 이에 따르면 외래진료만 이루어지는 진료소는 병원이 아니다. 두 번째는 전문적인 의학적 치료의 제공 여부이다. 이는 달리 표현하면 전문적인 의료인이 상주하고 있어야 한다는 말이다. 세 번째는 자선을 목적으로 운영되는 기관이어야 한다는 점이다.[7] 크리슬립이 제시한 이 세 가지 기준은 각각 병원의 중요한 특징들을 잘 추출해 제시했다는 점에서 유용한 기준이지만 이에 대한 반론 또한 없지 않다.

특히 두 번째 기준인 전문적인 의학적 치료의 제공 여부가 논란의 대상이다. 비판의 요지는 고대 세계에서는 '돌봄(care)'과 '치료(cure)'의 구별이 분명하지 않았으므로 오늘날 병원의 기준을 먼 과거에 투사하여 병원의 기원을 찾으려는 시도는 시대착오적이라는 것이다.[8] 이러한 지적은 우리가 현존하는 어떤 대상의 역사적 기원을 찾아나갈 때 흔히 범할 수 있는 오류를 경계하고 있다는 점에서 새겨들을 가치가 있는 비판이다. 그것은 또한 캉길렘이 과학사에서 선구자 찾기의 오류라고 지적하고 있는 문제이기도 하다.[9] 예를 들어 전혀 다른 이론적·역사적 맥락 속에 있음에도 불구하고 데모크리토스가 말한 원자를 현대 물리학에서 말하는 원자 개념의 선구 혹은 기원으로 보는 경우가 그러하다.[10] 그렇다면 병원의 기원을 찾으려는 시도도 이러한 선구자의 오류에 빠져 있는 것일까?

여기서 병원의 기원 문제는 과학적 개념의 기원 찾기와는 조금 다른 문제라고 생각한다. 과학적 개념의 기원 찾기에서 문제가 되는 점은 개념적 차원에서 추출한 외관상의 유사성을 역사적인 연속성으로 간주한다는 점이다. 반면 병원의 기원 찾기는 병원이라는 제도의 사회적 기능과 관련된 문제이다. 보다 정확히 말하면 병에 걸린 사회 구성원을 치료하는 기능을 수행하는 특정한 제도의 역사적 기원에 관한 문제이다. 물론 크리슬립은 이 사회적 기능의 요소들을 병원이라는 개념을 이루는 요소로 활용하기는 했다. 그러나 사회적 기능의 연속성과 일반성은 추상적 개념의 연속성과 보편성보다 훨씬 더 굳건한 역사적 토대를 가지기에 캉길렘이 경고한 '선구자 찾기'의 오류에서 벗어나 있다고 볼 수 있다.

사실 의학적 치료의 제공에서 병원의 기원을 찾으려는 시도에 대해 휘그적, 본질주의적, 초보적 실증주의라고 비판하는 이들은[11] 병원과 일반 구빈기관의 경계를 모호하게 만듦으로써 그 출발점을 흐리고 따라서 병원의 기원을 찾는 작업을 무의미하게 만든다. 병원은 의학적 치료를 위해 특화된 사회적 제도이다. 따라서 의학적 치료가 부재하거나 강조되지 않는 기관을 구태여 병원의 기원으로 삼을 이유는 없다. 만약 일반적인 구빈기관에서 병원이 분화되어 나왔다면 질병의 치료가 주된 기능으로 등장하는 순간을 병원의 기원으로 보는 것이 타당하다고 생각한다.

그런데 병원의 개념이나 기원에 대해 위와 같이 이견을 보임에도 불구하고, 이들은 모두 병원의 기원을 기독교의 자선 전통 내에서 찾는다는 공통점이 있다. 물론 병원의 발전 과정에서 이후 중세기에 나타나는 것처럼 교회가 중심적인 역할을 하는 것은 사실이다. 그러나 그 기원에서 병원이 순수하게 기독교적 전통 내에서만 생겨난 기관인가에 대해서는 비판적으로 검토할 필요가 있다. 펀그렌은 헬레니즘 시대 지중해 연안 지역에 널리 퍼져 있던 아스클레피오스 숭배가 기독교의 치유 사역과 병원의 성립에 영향을 미쳤다는 에델슈타인의 주장[12]을 강하게 거부한다. 그는 기독교의 치유는 주변 다른 종교들과는 근본적으로 다르다고 주장하지만,[13] 그가 제시하는 근거는 다소 억지스럽다. 예를 들어 아스클레피오스 사원에서는 환자들이 일시적으로만 머물렀지만 기독교 전통의 병원에서는 보다 장기간 머물렀고, 아스클레피오스 신전에서 출토된 비문에는 치유에 성공한 사례만 나오지만 실제로는 별로 효과가 없었을 것인 반면, 교회는 지속적인 돌봄과 치료를 제공해 환자가 더욱 도움을 받았을 것이라는 것이다.[14] 그러나 그가 제시하는 사례들의 진실 여부와는 별도로 그것이 기독교적 치유활동이 아스클레피오스의 치유활동보다 우월하다는 주장의 근거는 될 수 있을지 모르지만, 양자 사이의 관계를 부인하는 증거가 될 수는 없다. 오히려 그의 주장은 아스클레피오스 신앙을 격렬히 비난한 초기 교부의 그것을 닮아 보인다. 더구나 기독교 내부에서만 병원의 기원을 찾을 경우 서론에서 지적한 바와 같이 종교적 자선의 전통이 기독교에만 존재하는 것이 아닌데 왜 그것이 기독교에서 병원이라는 형태로 구체화되어 발전할 수 있었는지가 설명되지 않는다. 또 같은 기독교 세계 내에서도 왜 서로마가 아닌 비잔틴 제국에서였는지에 대한 설명 역시 어려움에 봉착한다. 이러한 문제는 아스클레피오스 숭배를 고려해야만 해결의 실마리를 찾을 수 있다.

치유의 신 아스클레피오스

의신 아스클레피오스는 그리스 신화에 등장하는 유명한 신들과는 계보를 달리한다. 제우스나 아폴로와 같은 신들의 경우 그 기원이 분명치 않으며, 역사에 등장하는 시점부터 이미 신으로 자리 잡고 있다. 반면 아스클레피오스는 처음에 영웅으로 등장했다가 이후 신의 반열에 오르는 역사적 과정을 거친다. 아스클레피오스는 호머의 『일리아드』에서 처음으로 등장한다. 거기서 그는 트로이전쟁에 참전한 마카온과 포달리리우스 형제의 아버지인 왕으로 나온다. 아스클레피오스가 신으로 처음 등장하는 것은 기원전 420년 아스클레피오스가 에피다우로스에서 아레네로 도착한 것을 기록한 명문(銘文)에서이다. 기원전 5세기 초의 자료에도 여전히 그가 영웅으로 기록된 것을 보면 대개 기원전 5세기를 경과하며 영웅에서 신으로 자리 잡은 것으로 보인다.[15] 신으로서 아스클레피오스는 올림푸스에 속한 신이 아니라 지하세계에 속한 신으로 묘사된다. 신으로서 아스클레피오스에 대한 숭배는 테살리아의 트리카에서 처음 시작되어 인근 나라들로 점차 퍼져가서 에피다우로스를 거쳐 마침내 아레네까지 도달하게 되었다. 고대 그리스의 중심지인 아레네에 성공적으로 정착한 아스클레피오스는 이후 그 여세를 몰아 그리스 전역으로 퍼져 범그리스적 신으로서 숭배될 수 있었다.

아스클레피오스 숭배는 처음부터 그를 위한 별도의 사원

에서 이루어진 것은 아니었다. 예컨대 처음 아테네에 왔을 때에는 엘레우시스의 사원에서 같이 모셔지다가 별도의 독자적인 사원이 마련되었다.[16] 현재 남아 있는 대표적인 아스클레피오스 신전의 유적은 아테네와 에피다우로스, 그리고 페르가몬에 있으며, 이들은 고대에 아스클레피오스 숭배의 중심지였다. 기원전 5세기부터 시작된 아스클레피오스 숭배는 점차 인기를 얻어서 후에는 그리스의 다른 모든 신들을 제치고 그리스 민중들에게 가장 널리 숭배되고 인기 있는 신이 된다.

그렇다면 어떻게 처음에는 신들의 반열에 끼지도 못하던 아스클레피오스가 올림푸스의 다른 모든 쟁쟁한 신들을 물리치고 가장 인기 있는 신이 될 수 있었을까? 그것은 치유의 신으로 그 기능이 특화된 아스클레피오스가 당대 민중들의 필요성에 가장 잘 부합하는 신으로 여겨졌기 때문일 것이다. 사실 아스클레피오스 숭배가 시작되는 기원전 5세기는 기존의 폴리스적 안정성이 깨어지고, 페르시아와의 대규모 전쟁, 그에 따른 역병의 유행 등으로 그리스 사회 전체가 큰 격변을 겪는 시대이며, 그 신앙의 융성은 알렉산더의 등장으로 인해 그리스가 제국으로 재편되는 과정과 같이 한다. 도시국가에서 정치적인 자유를 누리는 시민으로서 국가 운영에 참여하며 공적 영역에 관심을 갖던 시민들이 제국의 성립 이후 황제의 일개 신민의 지위로 떨어진다. 따라서 관심의 영역이 공적인 것에서 개인적인 안위와 건강의 문제로 축소된다. 이처럼 정치적 상황의 변화에 따른 소시민화가 아스클레피오스 숭배를 활성화시킨 한

요인이라고 보기도 한다.[17]

　다음으로는 실제 신전에서 치유가 어떤 과정으로 이루어 졌는지 살펴보도록 하자. 먼저 치유를 원하는 환자는 신전에 서 치유가 이루어지는 장소인 아바톤으로 들어간다. 이때 환 자는 간단한 목욕재계는 하나 다른 번거로운 의례적 절차를 수 행하지는 않았다. 아바톤에 들어간 환자는 꿈에 아스클레피오 스 신이 나타나 치유해주기를 기대하며 잠자리에 든다. 환자 의 꿈에 나타난 아스클레피오스는 수술이나 투약과 같은 구체 적인 의료행위를 통해 환자를 치료한 것으로 여러 증언들이 묘 사하고 있다. 그리고 의료적 행위 이외에 환자의 몸에 손을 대 거나 입맞춤을 해서 치료하기도 했다. 그 밖에 섭생법에 대한 처방이나 운동, 온천이나 바다에서 목욕할 것 등을 주문하기 도 했다. 아스클레피오스의 치유가 단순히 신의 초자연적 능력 에 의한 기적 치유가 아니라, 구체적인 의료행위를 통해 이루어 진다는 점에 주목할 필요가 있다. 이는 아마도 아스클레피오스 가 단순히 치유의 신이기만 한 것이 아니라, 의사들의 수호신이 기도 하다는 사실과 밀접한 관계가 있는 것으로 생각된다. 환자 가 아바톤에 들어가 잠을 자며 꿈에 아스클레피오스로부터 치 유를 받는 이 일련의 과정을 '인큐베이션', 즉 '몽중신유(夢中神 癒)'라 한다.[18] 이런 과정을 통해 치유받은 환자는 감사의 표시로 자신이 치유를 받은 신체 부위의 테라코타인 '이아마타(iamata)' 를 만들어 바치고, 또 자신이 치유받은 이야기를 새긴 비석을 신 전의 마당에 세우기도 했다.[19] 참고로 한 사례만 인용해보겠다.

에피다우로스에 사는 팜파에스는 입안에 종양으로 헐은 상처(phagedainan)
가 있었다. 이 남자는 여기서 자며 환상을 보았다. 신(아스클레피오스)이
자신의 손으로 입을 열어 상처를 끄집어내고 씻어주자 이로부터 그는 나
았다.[20]

이렇게 기록된 치유 사례들을 어떻게 이해하고 받아들일
것인가는 다소 까다로운 문제이다. 이를 액면 그대로 받아들이
기는 어렵지만, 그렇다고 단순히 종교적인 기적 사화로 치부하
기도 어렵다. 한편에서는 이를 가능한 합리적 방식으로 설명해
보려 시도하기도 하고, 또 다른 편에서는 이를 종교적인 담론
으로 이해해야지 여기에 과학성이나 사실성의 잣대를 들이대
어서는 안 된다고 주장하기도 한다.[21] 여기서는 이 치유 사례들
의 사실성 여부를 따지거나 설명하려 시도하기보다는 그것이
가지는 역사적 맥락과 특히 후에 기독교와 가지는 관계에 대해
주목하고자 한다. 실제로 이들 치료 사례 중 일부는 후에 기독
교에서 차용되기도 하는 것을 볼 때,[22] 기독교에서 아스클레피
오스 숭배를 주의 깊게 살펴보고 있었음을 알 수 있다.

치유자 예수와 초기 기독교

예수의 등장 무렵 아스클레피오스 숭배 신앙은 지중해 주
변 지역에서 광범위하게 퍼져 있었다. 특히 아스클레피오스 숭

배 신앙이 로마에 성공적으로 받아들여지면서 그것은 곧 로마 제국의 판도 내로 널리 퍼져갔다. 로마에 아스클레피오스 신전이 만들어진 것은 기원전 291년으로 당시 로마에 크게 유행하던 전염병을 해결하기 위해 수입한 것이 시초이다. 그리고 아스클레피오스는 로마인들이 수입한 외래의 신들 가운데 최초의 신이었다. 아스클레피오스 신앙은 로마 군인들을 통해 널리 퍼졌다. 로마 군인들이 로마의 점령지나 속주들로 이동하면서 아스클레피오스를 함께 가져갔던 것이다.

한편 예수는 로마 지배하의 팔레스타인 지방을 중심으로 활동을 시작했다. 복음서에 나타난 예수의 사역에서 치유는 핵심적인 부분을 이룬다. 복음서에 기록된 예수의 기적 사화들 가운데 치유 사화는 압도적인 비중을 차지한다. 공관복음서(마태, 마가, 누가복음)에 등장하는 치유 사화는 모두 50건으로 마태복음이 18건, 마가복음이 15건, 누가복음이 17건이다. 여기에 단편적인 삽화로 포함된 치유 사화 46건, 예수의 제자에 의한 치유 사례 19건을 합하면 115건에 이르는 많은 수의 치유 사화가 복음서에 등장한다. 그리고 치유에 초점을 맞춘 예수의 종교적 활동은 예수의 사후 그의 제자들에 의해서도 계승된다. 기독교가 유대교의 틀을 벗어나 이방인들을 향하면서 신흥 종교인 기독교는 팔레스타인을 벗어나 로마 제국의 영토 내로 퍼져간다. 특히 초기에 기독교가 포교되었던 헬레니즘 도시들은 대개 아스클레피오스 숭배가 활발한 곳이었다. 기독교의 포교 과정에서 질병 치유는 중요한 부분을 차지했으므로, 이는 필연적으로 아스클레피오스의 치유활동과 경쟁관계를 이루게 된다.[23] 물론 기독교의 초기 전파 과정에서 그 지역에 자리 잡고 있던 다양한 헬레니즘 종교들과 경합을 벌이지 않을 수 없는 상황이었다. 그리고 2, 3세기에는 아스클레피오스 숭배뿐 아니라 여러 지역을 편력하며 소위 기적을 행하는 자들이 적지 않았다.[24] 이들 역시 기독교의 잠재적인 경쟁자였다. 그렇지만 일부 초기 교부들이[25] 아스클레피오스에 대해 유독 격렬하게 비난한 것은 단순히 유일신 전통에서 받아들일 수 없는 이방신 숭배라는 차원을 넘어 '치유'라는 초기 기독교의 핵심적인 활동에서 경쟁관계를 이루었기 때문이다.[26]

초기 기독교를 치유종교로 규정하고, 치료자로서 예수와 아스클레피오스의 경쟁관계에 처음으로 주목한 학자는 20세기 초의 저명한 교리사학자 하르낙이었다. 그는 기독교가 구원의 종교이기 이전에 치유의 종교라는 점을 강조했다. 그리고 예수도 자신을 의사로 제시하고 있는 점을 지적했다.[27] "건강한 자에게는 의사가 필요 없고, 병든 자에게 의사가 필요하다."[28] 또한 초기 교회사 저술로 유명한 3세기의 교부 에우세비오스도 예수를 "구세주이자 의사(sōtēr kai iatros)"[29]로 표현했다. 그리고 신약성서에서 구세주의 의미로 사용하는 'sōtēr'라는 단어 자체에 '질병으로부터 지켜주는 자'라는 의미가 내포되어 있다는 사실도 초기 기독교에서 예수를 어떤 존재로 바라보았는가를 알려주는 단서라고 볼 수 있다.

초기 기독교는 아스클레피오스를 자신들 치유활동의 경

쟁자로 여겨 비난하고 배척했지만 치유활동의 양상 자체만을 본다면 유사한 점이 많다. 원래 아스클레피오스는 정주(定住)하는 신이 아니라 편력(遍歷)하는 신이다. 아스클레피오스는 항상 지팡이를 가진 모습으로 등장하며, 지팡이는 그의 편력을 상징한다. 그 지팡이를 뱀이 휘감고 있는데 이제까지 사람들은 대부분 이 뱀에 주목했다. 뱀이 치유와 관련해 가지는 상징성을 설명하기 위해 여러 가지 이론들이 제출되었으나 정작 지팡이가 가지는 의미에는 소홀했다. 사실은 뱀이 아니라 지팡이야말로 아스클레피오스의 활동 양식을 가장 잘 드러내는 상징물이다. 후대에 와서 아스클레피오스만을 모시는 사원이 따로 생기기는 했으나 초기 상당 기간 그를 모시는 별도의 신전이 없었던 이유는 그가 한 곳에 머무르는 신이 아니라, 마을에서 마을로, 도시에서 도시로 떠돌아다니며 아픈 사람을 치료하는 편력의 생활을 하는 신이었기 때문이라고 설명할 수 있다. 이러한 아스클레피오스의 모습은 사실 고대 그리스 의사들의 일반적인 활동 모습이었다. 이웃 나라 이집트의 의사들이 신전에 소속되어 정주하며 의료활동을 한 것에 비해 그리스의 의사들은 이 도시와 저 도시를 떠돌아다니는 편력의사로 활동했다. 물론 일부 도시국가에서는 좀 더 안정적으로 도시민들에게 의료를 제공하기 위해 공의(公醫)를 두는 경우도 있었다. 그러나 이는 예외적인 소수에 지나지 않았고, 대부분의 의사들은 편력의(遍歷醫)로 활동했다. 『히포크라테스 전집』 가운데 대표적인 글의 하나인 「공기, 물, 장소에 관하여」[30]는 바로 이런 편력의사들을 위해 저술된 것이다. 이처럼 편력하는 그리스 의사들의 일반적인 모습이 의술의 신 아스클레피오스에게 그대로 투영되어 아스클레피오스 역시 지팡이를 짚고 각지를 편력하는 신의 모습으로 나타난 것이라고 보는 것이 타당할 것이다.

다른 한편으로 예수와 그의 제자들의 활동 양상 또한 아스클레피오스와 다르지 않았다. 특히 예수는 "여우도 굴이 있고 공중의 새도 거처가 있으되 인자(人子)는 머리 둘 곳이 없도다."[31]라고 한탄할 정도로 일정한 거처도 없이 떠돌아다니는 생활을 그의 공생애(公生涯) 기간 동안 계속했다. 예수의 전형적인 활동 모습을 『마가복음』은 다음과 같이 묘사하고 있다. "예수께서는 여러 촌락으로 두루 다니시며 가르치시다가⋯."[32] 또한 예수는 제자들에게도 그러한 편력의 생활을 요구했다. 스스로 선택한 12명의 제자들을 내보내며 예수는 지팡이 이외에는 아무것도 가지지 말도록 명령했다. 제자들은 그렇게 세상에 나아가 사람들에게 회개하라고 가르치며 마귀들을 쫓아내고 수많은 병자들에게 기름을 발라 병을 고쳐주었다.[33]

치유에 초점을 맞춘 예수의 이러한 활동은 당시 유대교의 입장에서는 상당히 이질적인 것이었다. 사실 기독교의 출현 당시 초기 기독교는 유대교의 일부 혹은 일파로 간주되었다. 그러나 치유활동을 중심에 두고 편력의 생활을 한 예수의 활동 모습은 당시 유대교의 어떤 분파와도 닮지 않았다. 당시 유대교는 서로 대립적인 입장을 취하는 몇 개의 분파로 나누어져 있었다. 먼저 사두개파는 최고 특권층으로 주로 예루살렘 성전에 봉직하던 성직자들의 그룹이었다. 그리고 이들 중 일부가 특권층의 행태에 불만을 갖고 분리되었다. 에세네파라 하는 이들은 광야로 나가 수도원 생활을 하며 금욕과 고행의 생활을 했다. 이들과는 별도로 일상생활에서 율법의 준수를 중요시했던 이들이 바리새인들이었다. 잘 아는 바와 같이 예수는 사두개인과 바리새인들을 강하게 비판했다. 마지막으로 로마에 저항하는 무장활동을 벌이며 일반인들에게 더욱 엄격하게 율법의 준수를 요구했던 젤롯당이 있었다.[34]

이들 분파들은 율법에 대한 태도나 종교적 입장에서 차이를 보이고 있었으나 예수와 같이 치유에 특별한 관심을 가진 분파는 없었다. 다만 광야에서 집단적으로 금욕적 생활을 했던 에세네파의 경우 함께 생활하던 사람들 가운데 병든 사람이 있으면 이들을 돌보는 공간을 마련한 경우는 있었다. 그러나 이는 그와 같은 공동생활을 하는 집단 내에서 필연적으로 발생하는 환자들을 돌보기 위한 공간이었을 뿐 이 공간의 존재가 특별히 그들이 질병 치유에 관심을 가졌다는 증거는 되지 않는다. 이들뿐 아니라 예수의 선구자로 언급되는 세례요한 역시 회개를 외친 것으로 나타나지만 치유활동의 모습은 나타나지 않는다.

치유활동에 대한 유대교의 입장은 유대교 성전의 역할에서도 엿볼 수 있다. 다시 말해 성전이 치유와 관련된 공간으로서 적극적인 역할을 했는가의 문제이다. 병원의 가장 큰 특징은 환자의 치료에 특화된 별도의 공간이라는 점이다. 사실 질병의 치유와 건강은 기독교만이 아니라 다른 종교들에서도 공통된 주요 관심사이다. 그렇다면 왜 기독교적 자선의 전통에서 병원이 생겨났는가를 설명하는 것이 중요한 과제로 떠오른다. 이에 대한 설명을 시도하기 이전에 먼저 종교적 사원이 질병 치유에서 어떠한 역할을 하는지 살펴볼 필요가 있다. 종교적 사원은 치유활동과 관련해 세 가지 유형의 장소로서 역할을 한다. 첫 번째는 질병 치유를 위한 청원 기도의 장소이고, 두 번째는 실제로 질병의 치유활동이 이루어지는 장소, 그리고 마지막 세 번째는 치유에 대한 감사의 기도 혹은 의례가 이루어지는 장소이다.[35] 여기서 사원이 청원 기도와 치유 후 감사 기도의 장소로서 기능을 하는 경우가 보다 일반적이며, 환자들에 대한 치유행위가 이루어지는 아스클레피오스 신전은 좀 독특한 경우로 볼 수 있다. 아스클레피오스 신전은 종교적 의례가 이루어지는 공간과 치유 공간, 그리고 환자들의 숙소가 따로 있었고 그 밖에도 목욕탕, 노천극장 등 다양한 부대시설을 갖추고 있었다.[36]

그런데 기독교의 전신으로 볼 수 있는 유대교의 경우, 성전은 상대적으로 좁았고 성소에 출입할 수 있는 사람은 소수의 제사장 그룹에 지나지 않았다. 따라서 성전이 청원 기도나 감사 기도의 장소는 될 수 있을지언정 치유가 일어나는 장소는 아니었다. 치유는 나아만의 경우와 같이[37] 성전 바깥의 강과 같은 곳에서 이루어졌으며, 병자는 오히려 부정하다는 이유로 성전 출입이 제한되고 금지되었다.[38] 그리고 유대교의 사제는 치료자가 아니라 질병의 유무를 확인하고, 질병이 나으면 더 이상 (종교적으로) 부정하지 않음을 확인해주는 확인자의 역할을 하고 있다.[39] 유대교의 회당(synagogue) 또한 사람들이 모여 신의 말씀을 듣는 공간이지 치료 공간은 아니었다.

따라서 기독교에서 치유활동이 종교적 활동의 핵심으로 자리 잡게 된 것은 유대교의 영향이 아닌 당시 헬레니즘 사회에 널리 퍼져있던 아스클레피오스를 포함한 다양한 치유신에 대한 신앙의 영향으로 보는 것이 타당할 것이다. 특히 사원이 환자들이 질병 치유를 위해 몰려드는 공간이 된 것은 기독교적 병원의 모델이 되기에 충분했다고 볼 수 있다. 환자의 치유를 두고 경쟁관계에 있던 기독교로서는 아스클레피오스의 신전과 같이 환자들을 수용할 공간이 필요함을 느꼈으리라 추측할 수 있다.

병원이 탄생한 배경

다음으로 제기되는 문제는 왜 같은 기독교 세계 내에서도 병원이 비잔틴 제국 내에 처음으로 세워졌는가 하는 점이다. 결론부터 말하자면 그것은 라틴어를 사용하는 로마와 희랍어를 사용하는 세계 사이에 존재하는 의학에 대한 태도의 차이가 반영된 결과로 볼 수 있다. 히포크라테스 의학이 발생한 고대 그리스와는 달리 로마에서는 의학이 별도의 영역으로 발전하지 않았다. 전통적인 로마 사회에서는 의사도 존재하지 않았다. 환자는 로마의 대가족 내에서 경험 많은 연장자 가족구성원(pater familias)에 의해 치료되거나 돌봄을 받았고, 그리스처럼 별도의 전문직으로 의사는 존재하지 않았다.[40] 전통적으로 환자를 돌보는 것은 의사가 아니라 가족의 역할이었던 것이다. 다만 로마가 그리스를 정복하면서 다른 문화와 마찬가지로 그리스의 의학 역시 로마에 수입되었다. 그래서 로마인들에게 의학은 곧 그리스적인 것이었다. 로마인들은 그리스 문화에 대해 이중적 감정을 갖고 있었다. 그것은 그리스의학에 대해서도 마찬가지였다.

　로마인들이 그리스 문화에 대해 가지는 일종의 반감은 초기 기독교에서 라틴교부들이 그리스 문화에 대해 가지는 태도에도 반영된다. 로마인들에게 그러했던 것처럼 라틴교부들에게도 의학은 그리스적인 것이었고, 그것은 곧 이교적인 것이었다. 더구나 로마가 지배하는 헬레니즘화된 소아시아 일대에는 이전부터 아스클레피오스 숭배가 널리 퍼져 있었다. 이교의 치유신인 아스클레피오스뿐 아니라 의학 자체를 격렬하게 비난한 사람들이 테르툴리아누스, 락탄티우스, 아르노비우스 등 대부분 라틴교부라는 사실은 그래서 흥미롭다. 일단 기독교의 입장에서 아스클레피오스 숭배는 이교신에 대한 숭배이므로 그에 대해 비판하는 것은 이해할 수 있다. 그런데 그 비판의 언사들이 상당히 격렬했다. 테르툴리아누스는 아스클레피오스를 "위험한 짐승(periculosam bestiam)",[41] 아르노비우스는

"뱀의 화신(forma serpentis)",[42] 락탄티우스는 "악령의 우두머리 (daemoniarches)"라 불렀다.[43] 그리고 아스클레피오스에 대한 신앙 자체를 어리석은 것으로 여기고 경멸하는 태도를 취했다. 예를 들어 고대 그리스의 가장 지혜로운 자로 여겨지는 소크라테스는 죽음 직전에 친구에게 자신을 대신해 아스클레피오스 신전에 닭 한 마리를 바쳐달라고 부탁했다. 락탄티우스는 소크라테스가 죽은 후 아스클레피오스에게 심판을 받을까 두려워 그렇게 한 것이라며 소크라테스는 정말 아무것도 모르는 사람이라고 조롱했다.[44]

라틴교부들은 이교신인 아스클레피오스뿐 아니라 의학 자체에 대해서도 부정적인 견해를 갖고 있었다. 테르툴리아누스가 대표적이고, 동방교부로 분류되는 타티아누스는 비록 희랍어로 글을 썼으나 로마에서 공부를 하고 시리아로 가서 금욕주의적 분파를 만들었다. 그는 특히 약물의 사용을 비판했다.[45] 약물에 대한 그의 부정적 태도는 의학 전반에 대한 거부라기보다는 약물이라는 물질에 주술성이나 신성을 부여하는 경향에 대한 비판이라고 그 의미를 제한하는 학자도 있다.[46] 그러나 어쨌든 의학의 가장 중요한 치료수단의 하나인 약물에 대한 비판은 적어도 부분적으로라도 의학에 대한 부정적 태도의 일부를 이룬다고 할 수 있을 것이다.

특히 아르노비우스는 치유의 신 아스클레피오스가 뱀의 형상을 하고 있다는 사실을 다음과 같이 집중적으로 비판했다.

에피다우로스에서 커다란 뱀의 무리 이외에 무엇이 왔는가? …… 당신이
찬양하는 아스클레피오스, 즉 위대하고 존귀한 신, 건강을 주는 자이며 질
병을 피하고 예방하고 파괴하는 신은 뱀의 형상에 갇혀서, 진흙에서 태어
난 벌레와 같이 땅바닥을 기어다니며, 꾸불꾸불 또아리를 틀며 자신을 끌
어당기고 뺨과 가슴으로 땅을 문지른다.[47]

아르노비우스가 이처럼 비판하는 이유는 자명하다. 성서
에서 뱀은 인류의 타락을 부추긴 대표적인 악한 동물로 등장하
기 때문이다. 그러나 성서에서 뱀이 반드시 악의 상징으로만
등장하는 것은 아니다. 『민수기』[48]에서 구리뱀은 뱀에 물린 사
람을 치료하는 상징물로 등장한다. 물론 여기에는 뱀에 물린
것은 뱀에 의해 치료된다는 유감주술적 관념도 관련되지만 어
쨌든 뱀이 치유의 상징으로 등장하고 있다는 점에서 주목할 만
하다.

아르노비우스는 아스클레피오스를 단순히 치유신으로
만 보는 것이 아니라 세속 의학의 대표자로 본다. 그는 아스클
레피오스가 약초의 용도를 발견했다고 생각한다.[49] 따라서 이
제 아르노비우스의 비판은 아스클레피오스가 대표하는 세속
의 의학 혹은 의사들로 향한다. 그에 따르면 의사는 지상의 피
조물(animal humi natum)일 따름이다. 따라서 그들이 가진 지식,
즉 의학은 약이 없이도 치료할 수 있는 신의 능력에 의존하는
참된 지식(scientiae veritate)이 아니다. 세상의 의학은 의심스럽고
(suspicabili) 추론(coniecturarum)에 의거한 불완전한 지식이기 때문

이다.[50] 한 가지 흥미로운 점은 아르노비우스가 약물이 효과가 없기 때문에 비판하는 것은 아니라는 사실이다. 예수는 말씀과 환자의 몸에 손을 대는 것만으로 질병을 치료하지만, 의사는 예수처럼 자신의 능력이 아니라 약물의 힘, 다시 말해 외부의 힘을 빌려 환자를 치료한다는 점이 그가 의사를 비판하는 주안점이 된다. 아르노비우스의 논점을 요약하자면 다음과 같다. 예수는 오로지 자신의 능력에 의해 환자를 치료하지만 아스클레피오스는 자신이 아니라 약물의 능력을 빌려 환자를 치료한다. 그 점에서 아스클레피오스는 예수보다 열등하고, 신이라고 할 수도 없다. 약이라는 외부 물질의 힘을 빌리는 것은 인간의 영역이지 신의 영역은 아니기 때문이다. 또 다른 라틴교부였던 락탄티우스는 아스클레피오스는 육체의 질병만을 치료하지만 예수는 귀신들림도 치료한다는 점에서 예수의 우월성을 주장하기도 했다.[51]

이처럼 의학에 비판적이었던 라틴교부들에 비해 희랍교부들은 대체로 의학에 호의적이었다. 기본적으로 헬레니즘 문화의 세례를 받은 희랍교부들은 철학을 비롯한 그리스의 문화적 유산을 기독교의 교리와 조화시키려 노력했기 때문이었다. 그들은 헬레니즘 문명의 중심도시였던 알렉산드리아를 중심으로 활동했다. 희랍교부를 대표하는 알렉산드리아의 클레멘스, 오리게네스, 그리고 최초의 병원을 만들었던 바실레이오스 등이 대표적 인물이다. 그들은 테르툴리아누스와 같이 이교신을 배척하기는커녕 오히려 적극적으로 예수를 아스클레피오

스와 동일시하려는 경향마저 보였다. 예를 들어 유스티누스는
예수와 아스클레피오스가 동일하게 치유의 신이며, 그들의 활
동은 동일함을 강조하며 다음과 같이 말한다.

> 우리들이 그(예수)가 앉은뱅이와 중풍 환자와 선천적으로 박약한 사람을
> 건강하게 만들고 죽은 사람을 살리는 것에 대해 말할 때, 우리는 아스클레
> 피오스가 행했다고 말해지는 것과 유사하거나 혹은 완전히 동일한 행위
> 에 대해 말하고 있는 것이다.[52]

　유스티누스가 이처럼 자발적으로 예수와 아스클레피오스
를 동일시하고자 한 것은 당시(2세기 중반) 기독교가 처한 상황
과 관련이 있다. 기독교 공인 이전 기독교인들은 로마 제국에
서 박해를 받았다. 박해의 이유는 다양했다. 기독교인들은 범
죄집단처럼 취급받기도 했고, 이상한 사교집단으로 간주되기
도 했다. 그에 대해 유스티누스는 기독교인들이 결코 범죄집단
도 사교집단도 아니며, 의롭고 충성스럽고 경건한 로마의 신민
이라는 사실을 강조하며 박해가 부당하다고 주장했다.[53] 그런
맥락에서 기독교인들이 섬기는 예수는 이상한 신이 아니라 당
시 로마 제국의 판도 내에서 널리 신앙되고 있던 아스클레피오
스와 동일하게 질병을 치료하는 건전한 신이라는 점을 위의 인
용문에서 강조하고 있는 것이다. 이러한 호교적 목적 이외에도
플라톤을 예수의 선구자로 보고, 이성을 따랐던 사람은 누구
나, 예를 들어 소크라테스나 헤라클레이토스도 모두 그리스도

인이었다고[54] 본 유스티누스의 견해를 고려한다면 그가 예수와 아스클레피오스를 동일 선상에서 제시한 것은 크게 놀라운 일이 아니라고 할 수 있다.

알렉산드리아의 클레멘스는 여기서 한 걸음 더 나아간다. 그는 일부 라틴교부들이 사갈처럼 보았던 아스클레피오스를 예수의 선구자로, 그리고 예수를 완성자로 보며 이들의 가르침 사이에 연속성을 본다. 에피다우로스에 있는 아스클레피오스 신전 입구에는 다음과 같은 말이 새겨져 있다. "향기 가득한 신전 안에 들어오는 자는 마음을 깨끗이 하여야 한다. 마음이 깨끗하다는 것은 거룩한 것만을 생각하는 것이다." 클레멘스는 이 구절을 인용하면서 그 내용을 예수가 했던 "너희가 돌이켜 어린아이들과 같이 되지 아니하면 결단코 천국에 들어가지 못하리라"[55]는 말과 연결시켜 다음과 같이 말한다. "그곳(천국)에서는 신의 성전이 믿음, 소망, 사랑이라는 세 개의 토대 위에 세워져 있기 때문이다."[56] 즉 클레멘스는 아스클레피오스의 신전과 천국의 신전을 동일 선상에서, 좀 더 적극적으로 해석한다면 지상의 아스클레피오스 신전이 천국에서 완성되는 것으로 파악하고 있다고 볼 수 있다.

병원의 창설자로 간주되는 바실레이오스는 의학은 병든 이들을 위해 인간에게 주어진 수단이므로 그것을 거부할 이유는 없다고 보았다. 그는 도움이 된다면 세속 의학을 활용해야 한다는 입장이었다.[57] 그 자신이 아테네에서 공부할 때 의학의 이론을 공부한 바 있었던 것도[58] 그가 의학에 대해 상대적으로

호의적인 태도를 가졌던 이유의 하나일 것이다. 고대 그리스에
서는 소크라테스 이전의 자연철학자들 이래 철학자는 전문적
인 의료활동을 하는 의사가 되기 위해서가 아니라 자연에 대한
탐구의 일부로서 인체의 구조와 기능에 대해 관심을 갖고 연구
하는 것이 일반적이었다. 바실레이오스도 이러한 지적 전통 속
에서 의사가 되기 위해서가 아니라 인간을 알기 위한 철학의
기초로서 의학, 특히 해부학을 공부한 것을 우리는 그의 글을
통해 알 수 있다.[59] 실제로 그는 눈의 내부 구조와 그 주변 기관
에 대해 꽤나 자세한 언급을 남기고 있다.[60] 따라서 의학에 대
한 깊은 이해를 가진 바실레이오스에 의해 최초의 병원이 만들
어진 것은 우연이 아닐 것이다.

　　이처럼 같은 기독교 세계 안에서도 비잔틴 제국에서 최초
의 병원을 비롯하여 이후에도 많은 병원이 생겨났던 이유는 대
략 다음과 같이 정리할 수 있을 것이다. 먼저 위에서 본 바와 같
이 라틴교부들과는 달리 희랍교부들이 의학에 호의적이었던
점에 주목해야 한다. 이러한 태도 덕분에 병원이 단순히 구빈
시설이 아니라 의학적 치료가 중요한 부분을 차지하는 제도로
발전할 수 있었을 것이다. 다음으로는 환자 치료를 전문으로
하는 아스클레피오스 사원의 존재였다. 초창기 질병 치유의 종
교로서 시작해 세력을 확장해가던 기독교는 치유라는 점에서
아스클레피오스 신앙을 의식하지 않을 수 없었을 것이다. 그와
경쟁하기 위해서는 아스클레피오스의 사원에 상당하는 시설
을 만들 필요가 있었을 것이고, 그것이 병원으로 발전하는 한

계기가 되었다고 추측할 수 있다. 뿐만 아니라 기독교가 공인
되고 세력을 얻은 후에는 교회가 아스클레피오스 신전과 그 부
대시설을 구빈원이나 병원의 목적으로 사용하기도 하였다.[61]

여기에 더해 병원이 기본적으로 자선시설이라고 할 때 로
마와 비잔틴 세계에서 자선을 실천하는 관행의 차이도 비잔
틴 세계에서 병원이 생겨나 발전하게 된 한 요인이라고 볼 수
있다. 그것은 로마 사회에서는 빈자들의 건강을 위한 기부나
자선은 병원의 건설이 아니라 공중목욕탕, 체육시설, 수도교
건설 등과 같은 보건위생과 관련된 사회 기반 시설의 건설을
목적으로 이루어졌기 때문이다.[62]

나가며

병원의 역사는 의학사의 중요한 연구 주제이다. 각 시대와
지역에 존재했던, 그리고 현재 존재하는 개별 병원의 역사를
정리하고, 그 병원들이 해당 지역에서 수행했던 사회적 역할을
역사적으로 조명하는 작업은 계속적으로 이루어질 것이다. 병
원은 사회적 제도이다. 모든 사회적 제도가 그러하듯 병원 역
시 태초부터 존재해온 무엇이 아니라 인류사회의 발전 과정에
서 등장한 역사적 산물이다. 현대사회에서 병원이 차지하는 위
상을 생각할 때, 개별 병원의 역사를 정리하는 작업을 넘어서
병원이란 제도의 이념형과 더불어 그것의 역사적 기원을 추적

하는 것은 병원이란 제도의 현재와 미래를 생각하는 데 중요한 작업이라 할 수 있다.

그간 병원의 역사적 기원에 대한 연구는 크게 두 영역에서 이루어졌다고 볼 수 있다. 하나는 기독교 전통의 비잔틴 세계에서 병원의 기원을 찾는 작업이다. 사실 병원의 기원에 대한 대부분의 연구는 이 영역에 집중되어 있다고 볼 수 있다. 또 다른 영역은 아스클레피오스 신앙과 그 신전에 대한 연구이다. 아스클레피오스 신전에 대한 연구는 '일종의' 병원 혹은 그의 전 단계에 해당하는 기관이라는 유보적 판단 아래에 이루어진다. 그러나 이를 병원의 기원으로 적극적으로 규정하려는 시도보다는 신전 자체의 물리적 구성, 신전 유적에서 발굴된 유물에 대한 분석, 그곳에서 이루어진 치유활동의 재구성 등이 그 주요한 연구 주제이다.

이 글에서는 이처럼 개별적으로 존재해온 두 개의 영역을 하나로 연결시켜 병원의 기원을 탐구하고자 했다. 보다 정확히 말한다면 무엇을 병원의 기원으로 볼 것이냐가 아니라 어떤 종교적·사회적 배경에서 병원이 등장할 수 있었는가를 설명하는 것이 이 글의 목적이었다. 그래서 병원의 물리적 기원에 대해서는 기존의 연구 결과를 받아들였으나 그것이 성립 가능했던 배경으로 기독교만을 언급하는 기존의 시각을 벗어나 아스클레피오스 신앙과의 관련성을 주장했다. 흔히 병원의 기원으로 언급되는 기관들은 일반적으로 초창기에는 일종의 구호기관으로서 병자들만이 아니라 가난한 자, 나그네 등 광범위한 사람들을 대상으로 했다. 그러나 아스클레피오스 신전은 처음부터 그 대상을 '병든 사람'으로 분명히 했고, 그 점에 있어 병원의 정의에 부합하는 면이 더욱 크다고 할 수 있다. 나아가 병원 설립과 관련해 라틴 세계와 비잔틴 세계 사이에 나타난 차이를 두 문화권이 가진 의학에 대한 기본적 태도의 차이로 설명하고자 했다. 물론 그를 위해 이 글에서 제시한 증거들이 양자를 연결시키는 고리로서는 아직 충분하다고 보기는 어렵다. 그러나 병원의 탄생 배경에 대한 새로운 설명으로서는 의미를 가진다고 생각하며, 그 연결고리를 더욱 튼튼하게 만드는 것은 추후의 과제가 될 것이다.

3

사찰에 있었던
기도와 치유의 공간

동아시아에서 병원의 기원과 변천

이현숙

들어가며

『설문해자』에 따르면, '병(病)'이란 '질(疾)'보다 위중한 상태를 의미하는 단어였다.[1] 또한 '원(院)'이란 사찰이나 관아의 큰 건물을 의미하는데, 병원은 병자를 보살피는 공간이라는 뜻이다. 위중한 병자를 보살피는 건물을 의미하는 '병원'이라는 용어는 불교 사찰 공간 가운데 치료를 행하는 건물을 병원이라고 불렀던 것에서 유래된 것으로 보인다.

현재 한국 사회에서 병원이란 "환자를 진찰하고 치료하기 위하여 설치한 장소"로서 입원환자 20명 이상을 수용할 수 있는 시설을 갖춘 기관을 병원이라 하고, 이에 미치지 못하는 기관을 의원(醫院)이라 하여 법률에 따라 구분하고 있다.[2] 빈곤자를 수용하고 의지할 곳 없는 유랑인들을 보호하며 나병환자들을 치료·수용해온 과거를 되돌아보면 숙식하는 병자를 돌보는 공간의 존재는 수천 년 전으로 거슬러 올라갈 수 있다. 그러나 오늘날과 같이 의사와 간호사가 상주하면서 환자를 치료하는 근대적인 모습의 병원은 그리 오래되지 않았다.

현재 중국에서는 최상급 의료기관을 의원이라고 하고 있다.[3] 1948년 7월 30일에 공포되어 2004년에 개정된 일본 의료법의 경우, 병원(病院:びょういん)이란 환자를 수용하여 의사 또는 치과 의사가 진찰·치료하는 시설을 의미한다. 또한 일본 의료법에 의하면, 입원용 침대 수가 20개 이상 되는 것을 병원이라고 부르고, 19개 이하인 것은 진료소라고 명명하였다.[4] 현대 한국에서 사용되는 병원이라는 개념이 일본의 것과 같다는 점을 알 수 있다.

오늘날 우리가 알고 있는 병원은 그 기능면에서 볼 때 20세기 이후 본격적으로 나타난 의료기관으로서, 유럽의 'hospital' 또는 'infirmary'를 번역한 용어였다.[5] 그런데 기존의 병원에 대한 연구는 대부분 근대에 집중되어 있으며,[6] 사찰 내 병원 공간이 있었다는 점은 간과하고 있다.

동아시아 전근대사회에서 최초로 병원 역할을 담당한 것은 불교 사찰이었으며, 실제 '병원'이라는 공간이 존재하였다. 이 글은 승려의 질병 치료를 위하여 설치되었던 '병원'이라는 공간이 어떻게 공공의료기관으로 변화해나갔는지 그 변천 과정을 살펴봄으로써, 고대 동아시아 사회에서 '병원'이라는 용어의 함의와 그 기원을 살펴보고자 한다. 이 글을 통해 16세기 이후 서양의 의료기관체제가 동아시아에 소개되면서 주로 '병원'이라고 번역되었던 이유를 보다 자세하게 규명할 수 있을 것이다.

고대 사찰 내 병원

사찰 내 병원 공간

계율을 중시하는 율종의 시조로서 추앙받는 당의 승려 도선(道宣, 596-667)은 667년 장안의 정업사에 승려에게 계율을 내리는 의식을 행하는 계단(戒壇)을 설립하면서 『관중에 계단을 창립한 도경』이라는 글을 남겼다(이하 『계단도경』으로 약칭).[7] 그는 계단을 설명하기 위해 인도의 약지수원이라는 대형 사찰 내에 존재하는 건물들을 그림으로 남겼는데, 여기에서 사찰 내 병자를 치료하는 병원의 존재를 찾아볼 수 있다.

Ⓐ-① 현장법사(玄奘法師)의 『서역전』에서 …… 지금 약지수원에는 모두 64개의 원이 있는데, 사방으로 통하는 큰길이 있으며 남쪽으로 26개의 원이 있다.[8]

Ⓐ-② 중원의 북쪽에 6개의 원이 있는데, 첫째 사위타원, 둘째 천하부동문원, 셋째 천하음양서원, 넷째 천하의방원, 다섯째 승정인원, 여섯째 천하동자원이다. 중원의 서쪽에 6개의 원이 있는데, 첫째는 무상원, 둘째는 성인(聖人)병원, 셋째는 불시(佛示)병원, 넷째는 사천왕헌불식원, 다섯째는 욕실원, 여섯째는 유측원이다.[9]

위 자료 Ⓐ는 인도를 다녀온 현장(602-664)의 『서역전』을 인용하여, 불교 사찰 내에 어떠한 공간들이 존재하였는지 소개하고 있다. 도선은 중국 남산율종의 개창자로서 중국 불교에서 계율과 계단을 확립하기 위해 노력하였다. 그는 사찰에 계단을 건립하는 모범을 찾고자 『계단도경』을 쓰고 그림으로 전하였는데, 이는 그가 이상적으로 생각하는 사찰의 모습이었다고 한다.[10]

Ⓐ에 따르면, 인도 약지수원의 경우 모두 64개의 건물로 구성되었으며, 남쪽에 26개의 건물이 배치된 대형 사찰로서, 사찰 내부에 사방으로 통하는 대로가 있었다. 이 글에서 주목하는 것은 의료와 관련된 것으로 보이는 중앙의 북쪽과 서쪽에 각각 6개씩 배치된 공간이다.

북쪽의 건물은 주로 각종 서적들을 보관하거나 사찰 내에서 노역을 하는 이들의 공간이었던 것으로 보인다. 도선이 남긴 또 다른 글 『중인도 사위국 기원사 도경』에는 중인도의 기원정사 사례를 소개하면서 해당 건물에 대한 보다 상세한 설명이 곁들여져 있다. 이에 따르면, 고대 인도의 바라문교의 사부경전을 의미하는 사위타(四韋陀)를 보관하는 첫 번째 건물과[11] 다양한 글을 보관하는 두 번째 건물,[12] 그리고 각종 주문과 진언을 포함한 음양서적을 보관하는 세 번째 건물,[13] 각종 의방을 보관하는 네 번째 건물,[14] 18세 이상 20세 이하로 아직 구족계를 받지 못한 정인(淨人)이 거주하는 다섯 번째 건물,[15] 그리고 제천동자 3백 인을 모신 여섯 번째 건물이 있었다.[16]

서쪽에는 무상원, 성인과 불시 두 종류의 병원, 식당으로 보이는 사천왕헌불식원과 욕실 및 화장실 총 6개의 단독 건물이

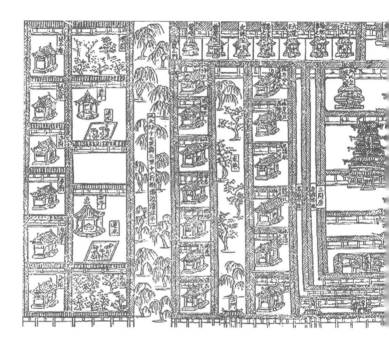

〈그림 1〉17세기에 복원된 도선의 『계단도경』 내 사찰 전도
베이징대학 고고문박학원(考古文博學院), http://www.wenbozaixian.com
(2020년 10월 20일 검색)

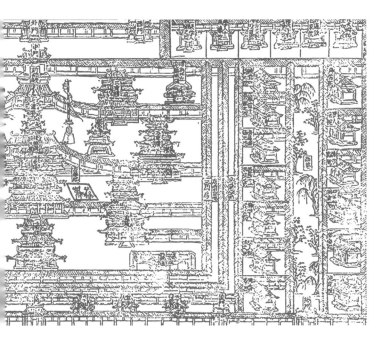

있었다. 무상원은 율종 승려들이 중병에 걸려 죽음을 기다리는 공간이었다.[17] 선종(禪宗)에서는 열반당 또는 연수당이라고 불렸는데,[18] 종파에 따라 당호의 명칭이 변경되었던 것을 알 수 있다. 병자를 수용하는 병원 가운데 성인 병원은 부처의 10대 제자 중의 한 명인 사리불 등이 투병한 곳으로 의약이 항상 준비되어 있는 공간이라고 하였다.[19]

도선은 불시 병원을 기원사에서는 불병방이라고 하였는데, 부처의 주치의이자 제자인 기파 그리고 제자 아난이 부처님을 우러러 모시고 있으며 대범천왕이 16종의 악기로 팔부악을 부는 모습을 모두 금은칠보로 만들어 놓아 부처가 중생의 질병을 위하는 공간이라고 하였다.[20]

고대 인도 사찰 내 치료를 위한 공간을 언급한 불경을 번역하면서 당(唐) 대의 의정(義淨, 635-713)은 병방이라고 번역하였다.

ⓑ-① 내가 이제 수거하는 법식에 대하여 설명하겠다. 만약에 남은 비계약을 필요로 하는 비구나 다른 비구가 와서 찾는 경우에는 곧바로 주도록 하며, 만약에 와서 찾는 이가 없는 경우에는 마땅히 병방(病坊)에 보내어 병방에서 잘 보관하게 하라. 만약에 달리 필요로 하는 사람이 있거든 그곳에 가서 취하여 복용하게 할 것이니, 가르침에 따르지 않는 자는 월법죄(越法罪)를 지게 된다.[21]

ⓑ-② 스승이 대답했다. "나는 병방에 있다. 병자들은 다 이 방에 모여 있다."[22]

자료 Ⓑ-①은 의정이 번역한『근본설일체유부비나야약사』중 일부로서, 부처가 약을 수거하는 법식을 설명한 것이다. 지급된 약을 사용한 비구는 약이 남은 경우 병방에 보내어 차후에 다른 비구가 다시 사용할 수 있도록 하라고 규칙을 만든 것이다. 자료 Ⓑ-②의『근본설일체유부비나야출가사』역시 당의 의정이 번역한 경전으로, 인도 비구의 스승이 병자들이 모여 있는 병방에 있다고 하였다. 즉 병방은 인도 사찰 내에서 아픈 자들이 치료를 받는 곳이며, 약을 보관하는 공간이었다.

앞선 세대인 도선은 병원 또는 병방원이라고 번역하였는데, 의정은 병방이라고 하였다. 병원과 병방은 동일한 개념으로 사용되었던 것으로 보인다. 다만 도선이 사찰도에서 병원이라고 번역하였던 것은 '원'이라는 건물에 좀 더 주안점을 둔 것으로 파악된다.

그런데 현재 남아 있는『계단도경』의 판본은 17세기에 판각된 것으로 도선의 기록과 차이가 있다. 송 대 이후의 사원 모습을 많이 반영한 것으로 파악하고 있다.[23] 도선이 설명한 바에 따라 사찰 전도를 그리면 70, 71쪽 두 그림과 같다.[24]

〈그림 2〉는 〈그림 3〉과 달리 대불전을 감싸는 구조로 요불방(繞佛坊)이 있다. 그러나 병원 공간은 두 그림 모두 사찰의 서쪽에 식당과 욕실 및 화장실과 함께 배치되어 있다. 도선은 인도 기원사에 대해 설명할 때, 불시병원을 불병방, 그리고 성인병원을 성인병방이라고 하였다. 따라서 당 초기에 인도의 불경을

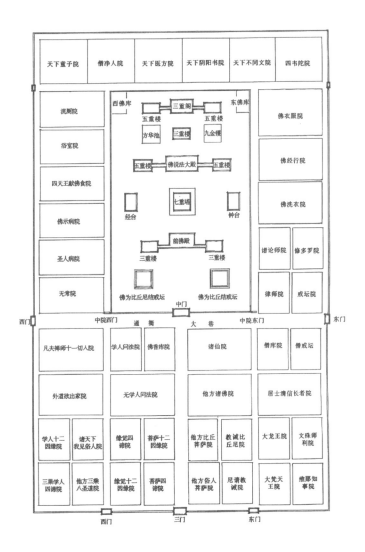

〈그림 2〉 도선의 『계단도경』에 기초한 사찰 전도

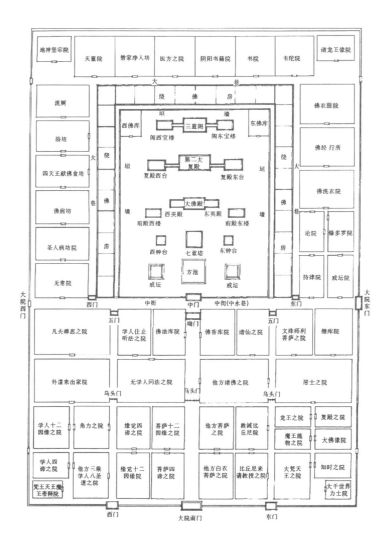

〈그림 3〉『중천축 사위국 기원사 도경』에 기초한 사찰 평면도

번역하면서 치료 공간을 의미하는 병원과 병방은 같이 사용되었으며, 때로는 병방원이라 하여 함께 사용되기도 하였던 것을 알 수 있다.

그런데 병원이라는 치료 공간을 포함한 사찰 구조는 실제 중국 사찰 건축 내에 지속적으로 실현되었던 것으로 보인다. 송 대의 조훈(曹勛, 1098-1174)은 1143년 선림사(仙林寺)를 창건하였는데, 당시 설치한 건물 가운데 '병원(病院)' 공간도 설치하였음을 다음과 같이 밝히고 있다.

◎ (선림사는) 임안 동남쪽에 있는데 예전부터 제일의 도시로 불렸다. …… 소흥 13년(1143) 절을 짓기 시작하였는데, 3개의 문·불전·약사전·법당·불각계단·침실·방장 승당·부엌과 창고·낭무(廊廡)·[25]종루·방앗간·병원·선승(選僧)·욕간과 측간 등 하나라도 갖추어지지 않은 것이 없었다. …… 소흥 30년(1160)에 낙성하였다.[26]

위 자료 ◎에 따르면 선림사는 완공까지 총 17년이 걸렸는데, 조훈은 이를 축하하는 글에서 '하나라도 갖추어지지 않은 것이 없다'라고 할 정도로 사찰에 필요한 모든 공간을 건축하였다. 조훈의 글에 따르면 사찰을 건축할 때 통상 만드는 공간은 매우 다양하였는데, 크게 승려들의 공간과 신도들의 공간, 그리고 두 부류가 공유하는 공간으로 나눌 수 있다. 삼문, 불전, 약사전, 법당, 불각[27] 등은 승려와 신도가 공유하는 공간이지만, 승려가 구족계를 받는 계단(戒壇), 침실, 방장 스님이 사용하는 개인 공간과 일반 승려가 사용하는 승당(僧堂), 그리고 부엌[廚庫]과 방앗간[磨坊]까지 이 모든 공간을 이어주는 회랑, 시간을 알리기 위해 승려들이 북을 치는 종루(鐘樓) 그리고 병원과 승려들의 은밀한 공간이라고 할 수 있는 목욕하는 공간과 측간 등으로 나눌 수 있다. 선승(選僧)은 정인(淨人)이 거주하던 공간과 같은 성격으로서, 아직 구족계를 받지 않은 수련승들이 머무는 곳으로 이들은 병원에 머무르는 승려들을 보살폈던 것으로 보인다. 즉 12세기 송 대 사찰에서도 병자를 위한 병원이라는 공간을 확인해볼 수 있다.

요컨대 667년 도선은 중국 사찰이 모델로 삼아야 하는 이상적인 인도의 사찰 구조를 소개하였는데, 병자를 치료하는 병원도 포함되었다. 병원은 사찰의 서쪽에 식당과 욕실 그리고 화장실 등 승려들의 생활 공간 속에 있었다. 이는 후대 사찰 건축의 모범이 되어서 송 대까지 지속적으로 이어져갔으며, 병원 공간 역시 사찰 건축에서 중요하였던 것을 알 수 있었다.

계율 속의 치료 공간

사찰 내에서 병자를 치료하는 병원은 불교 경전 속에서 그 구체적인 모습을 찾아볼 수 있다. 불교 사찰은 수많은 승려와 신도들이 함께 하는 공간으로서 때로는 수백 명 또는 수천 명이 모이는 곳이다. 또한 승려의 경우 집단생활을 하기 때문에 청결과 위생에 각별히 주의가 필요하였다. 질병을 방지하기 위해 양치나 세수, 목욕에 대한 계율이 일찍부터 발달하였다. 그럼에도 불구하고 질병에 걸리면 담당한 업무를 잠시 멈추고 병원 공간에 머무르면서 약을 복용하고 치료를 받았다. 특히 사분율에 있는 질병 치료 관련 계율을 통해 고대 사찰 내의 병원 생활의 한 단면을 살펴볼 수 있다.

사분율은 비구가 지키는 250계와 비구니가 지키는 348계가 기록된 승려의 근본 계율로서, 사찰생활의 준거틀을 제공하였다.[28] 조위(曹魏, 220-265) 대에 안식국 출신 승려 담제(曇諦)가 사분율에서 추출하여 번역하였던 『갈마(羯磨)』에 따르면, 사찰 내에서 승려가 병이 나서 약을 복용하게 되면 다음과 같은 절차를 밟도록 하였다.

Ⓓ-① 7일약을 받는 글: 먼저 정인(淨人)의 곁에서 약을 받고 나서 그것을 가지고 대비구(大比丘)의 처소에 가서 이렇게 말한다. "장로 스님께서는 일심으로 생각하여 주십시오. 저 비구 아무개는 병이 있는 까닭에 이 7일약을 곁에 두고서 7일 동안 복용하려고 이제 장로의 곁에서 약을 받겠습니다." 이와 같이 세 번 말한다.[29]

Ⓓ-② 진형수약을 받는 글: 먼저 정인의 곁에서 약을 받고 나서 그것을 가지고 대비구의 처소에 가서 이렇게 말한다. "장로 스님께서는 일심으로 생각하여 주십시오. 저 비구 아무개는 병이 있는 까닭에 평생토록 곁에 두고서 복용하는 이 약을 장기간 복용하고자 이제 장로의 곁에서 약을 받겠습니다." 이와 같이 세 번 말한다.[30]

ⓓ-①에서 복용하는 7일약이란『마하승기율』에 의하면 유제품, 유밀, 석밀, 지방 등과 같은 조미료류에 해당하는 것으로서 7일간의 저장을 견딜 수 있는 보존식이다.[31] 평소 채소류 위주의 식생활을 하는 승려가 병이 나면 꿀 그리고 유제품이나 지방과 같은 고단백 및 고지방식을 7일 동안 하는 것이다. 이러한 식이요법은 병자가 병방 또는 병원이라고 불리는 공간에 머무르면서 이루어졌다.

병원에 입소하기까지 일정한 의식이 있었는데, 정인이 제공하는 약을 받아서 장로에게 위와 같은 말을 3번이나 반복해서 한 다음에 입원할 수 있었다. 그런데 병자의 수발을 드는 사람은 병원 바로 옆에 거주 공간이 있는 정인이었다. 즉 정인은 사찰 경내를 깨끗하게 청소할 뿐 아니라 병원 옆에 거주하면서 병자들의 시중을 들었던 것이다.

ⓓ-②의 진형수약이란 하리륵이나 하마륵, 생강이나 후추종류로서 종신토록 복용할 수 있는 것을 의미한다.[32] 7일약을 복용하여도 낫지 않을 경우 진형수약을 복용하였던 것으로 보인다. 당(唐) 대에 오면 이보다 훨씬 다양한 약을 이용하였을 것이다.

선종 사찰의 경우, 율종과 달리『사분율』보다는 백장 회해(百丈懷海, 720-814) 선사에서 유래한『선원청규』에 따라 다음과 같은 절차로 치료가 이루어졌다.

ⓔ-① 예불 참여를 쉬려고 함: 주지인이 약을 먹는데 일상적인 병환이 아니어서 3일을 넘기게 되면 마땅히 별채에서 휴식을 취하되 시자(侍者)로 하여금 수좌와 지사에게 아뢰게 한다. 만일 창고를 맡은 이나 두수(頭首)에게 병이 있으면 모두 공두(供頭) 행자를 시켜 유나에게 아뢰게 하고 휴가를 청하여 연수당(延壽堂)【어떤 곳에서는 성행당(省行堂)이라고 한다】으로 내려가 휴식을 취하도록 한다.【병환이 경미하여 업무를 할 수 있으면 본채에서 휴식을 취한다】병이 지속되면 곧 주지인에게 아뢰어 따로 (업무) 교대를 청한다. …… 무리 중의 형제가 병이 있는 것을 깨달으면 스스로 가거나 혹은 사람을 보내어 당사(堂司)에게 보고하고 휴가를 청하여 쉬도록 한다. 그리고 요주(寮主)에게 보고한 이후 연수당에 들어간다.[33]

ⓔ-② 병이 든 승려가 있으면 그 지방 사람으로 오래도록 함께 수행한 벗은 병자의 평상 앞에 마주하여 향촉과 불상을 배열하고 염송하며 찬불하기를, "물 맑으면 가을 달 비추듯, 간곡히 기도하면 복전(福田)을 낳습니다. 오로지 불보리(佛菩提)만이 있으니 이곳이 참 귀의처입니다. 오늘 아침 병이 있는 비구 모(謀)를 위하여 다생(多生)의 원수를 풀게 하고 누겁의 허물을 참회하나이다. 특히 우러러 청중에 몸 던져 성스러운 이름을 칭송하여 깊은 재앙을 물리치고자 하나이다. 우러러 존중의 힘 빌어 기도 하나이다." 하며 청정법신이신 비로자나불을 열 번 부른다.[34]

위 자료 ⓔ는 송의 자각 종색(慈覺宗賾, 1009?~1092?) 선사가 찬술한『선원청규』로서, 1254년(고려 고종 41)에 경남 남해에 있던 분사대장도감에서 조판한 것이다. 오랫동안 선종 사찰에서 시행되던 규칙이 백장 회해 선사에 의해 정리되었던 것으로, 이후 수차례의 개정이 이루어졌다.

자료 ⓔ는 『사분율』을 주축으로 한 자료 ⓓ의 『갈마』와는 다른 모습을 보여주고 있다. 즉 교종에서는 약을 분배하고 병자를 보살피는 역할을 하였던 정인이 위 자료 ⓔ에서는 밥과 차, 과일 등을 담당하는 공두 행자가 담당하고 있으며, 병원이라는 명칭이 선종 사찰에서는 연수당 또는 성행당으로 바뀌었다.[35]

ⓔ-①은 질병에 걸렸을 때 치료를 받기 위해 연수당에 입실하는 절차가 신분에 따라 어떻게 이루어지는지 잘 설명하고 있다. 사찰의 책임자 주지의 경우는 단독의 별채에서 정양과 치료가 이루어졌지만, 두수나 일반 승려의 경우는 유나 또는 당사와 요주에게 보고한 뒤 연수당에 들어가도록 하였다. ⓔ-②는 병든 승려를 문병할 때 함께 외우는 기도문으로서, 기도 이후에는 비로자나불을 열 번 부르도록 하였다.

자료 ⓔ를 통해 선종 사찰 내에서도 승려들의 질병을 치료하는 공간이 존재하였다는 것을 확인해볼 수 있었다. 즉 선종 사찰 내에 있던 연수당이나 성행당은 기존의 병원에 해당하는 공간이었던 것이다.

간병계와 비전

병자를 간병하는 것은 승려뿐 아니라 불교 신도들에게도 중요하였다. 『범망경』에서는 다음과 같이 8가지 복전 가운데 병을 간호하는 간병 복전이 제1의 복전이라고 하였다.[36]

ⓕ 불자들아, 너희는 모든 병든 사람을 보면 마땅히 부처님과 다름없이 공양해야 하니, 여덟 가지 복전 가운데 첫째가 병든 사람을 간호하는 복전이니라. 부모와 스승과 스님과 제자가 병들어 팔·다리와 6근(根)이 온전치 못하고 여러 가지 병으로 고생한다면 모두 공양하여 잘 낫게 해야 하는데, 보살이 나쁜 마음으로 눈을 부라리고 승방(僧房)에 가지 않으며, 성읍(城邑)·들판·산·숲·도로에서 병든 사람을 보고도 구원하지 않으면, 가벼운 죄를 범하는 것이니라.[37]

위 자료 ⓕ에서 불자들은 부처님을 공양하듯이 병자를 보살펴야 한다고 강조하고 있다. 즉 『범망경』에서는 승방에서 아픈 스님이 있으면 공양하여 잘 낫게 해야 하며, 길 가다가도 병든 사람을 보면 구원해야 한다고 하였다. 이러한 내용은 불경 곳곳에서 강조하고 있다.

승려뿐 아니라 불자라면 가난하고 병든 자를 도와야 한다고 강조하였던 부처의 가르침은 4세기 인도에서 충실하게 지켜지고 있었다. 동진(東晉)의 승려 법현(法顯, 337-422)이 인도[天竺]를 유람한 일을 기록한 다음의 자료가 이를 잘 보여주고 있다.

ⓖ 무릇 중인도에서는 이 나라의 도성(都城)인 파련불읍이 제일 컸다. 성안 사람들은 부유하고 융성하며 다투어 인의(仁義)를 행했다. …… 이 나라의 장자와 거사는 각각 성안에 복덕의약사(福德醫藥舍)를 세우고 있었다. 그리하여 중인도에서 궁핍한 이, 고독한 이, 장애인과 일체의 병자

들은 모두 이 복덕의약사에 와서 여러 가지 것을 공급받았다. 여기서 의사는 병을 진찰하고 음식과 탕약(湯藥)을 주어 안락하게 하고, 차도가 있는 사람은 스스로 돌아가도록 되어 있었다.[38]

위 자료 ⓖ는 법현이 399년 장안을 출발하여 13년 4개월에 걸쳐 인도 여러 나라를 여행하면서 보고 들은 이야기를 기록한 『고승법현전』이다. 그는 당시 갠지스강 남쪽에 있는 중인도 최대 왕국 마가다(Magadha)국의 수도 파련불읍 즉 파탈리푸트라(Pātaliputra)에 머물면서 부유한 장자들과 불교도인 거사들이 가난하고 돌보아줄 가족 없이 병든 이들을 위해 운영하는 복덕의약사에 대해 소개하였다. 이는 사찰이 아닌 민간에서 이루어진 치료 공간이라고 할 수 있다.

법현은 중인도 마가다국을 여행하면서, 부유한 자와 불교도들이 가난하고 병든 이들에게 의사와 음식 그리고 탕약을 제공하여 충분히 치료받을 수 있도록 하였다는 것을 중국에 전하였다. 복덕의약사란 복과 덕을 짓는 의약사란 의미로서 빈민을 위한 자선병원을 의미한다고 볼 수 있다. 장자와 거사들이 운영비를 제공하고 병자들은 대부분 무료로 이용하였을 것이다. 의사가 상주하며 약으로 치료하였다는 것으로 보건대, 오늘날 민간병원의 기원이라고 할 수 있다.

법현이 복덕의약사를 소개한 것은 중국의 부유한 이와 불교도들도 마가다국의 사례를 본받기를 기원하였기 때문일 것이다. 국가에서 미처 보살피지 못하는 사회적 약자들 가운데 가난하며 병든 자를 돌보라는 불교의 가르침은 중국 남북조시대에 큰 영향을 미쳤다. 불교도들이 가난하며 병든 자인 비전(悲田)을 보살피는 것이 상례가 되었기 때문이다.

㉻- ① 위(魏) 영원장군 후막진인(侯莫陳引)은(기원사를 지었다) 본래 한나라 중산정왕(中山靖王)의 아들로서 한이 멸망한 뒤에 비로소 풍국(豊國)을 소유하여 후(侯)로써 성씨를 삼고 드디어 진(陳)이라 하였다. 기원사 등의 절을 지었으며 항상 재(齋)와 강(講)을 영위하였고, 비전(悲田)을 베풀었다.[39]

㉻- ② 정묵이 열반하려 할 적에는 넓은 복전을 덕미에게 위탁했다. 그래서 덕미를 으뜸으로 삼아 행했으니 비전(悲田)과 경전(敬田)을 해마다 한 번씩 행했으며, 또 동이에 가득한 돈은 늦여름에 항상 널리 보시했다.[40]

위 자료 ㉻는 위(魏)의 장군 후막진인과 수말당초의 승려 덕미가 비전을 베푼 사례를 소개한 것이다. ㉻-①의 후막진인은 인도의 기원정사를 본받아 기원사를 만들었으며, 승려들이 주재하는 재(齋)와 강(講)을 열었다. 또한 그는 가난하고 병든 이를 위한 비전을 베풀었다. ㉻-②의 수나라 승려 정묵은 사후 자신의 복전을 제자 덕미에게 부탁하였다. 이에 덕미는 정묵이 남긴 재산으로 비전을 베풀었다는 것을 전하고 있다.

이외에도 당 초기 재주(梓州) 통천사의 승려 혜진(慧震)이 66세의 나이로 죽자, 그의 형제 3인이 돈 50만 전을 희사하여 묘소에서 스님과 비전에게 보시하였다.[41] 당 초기 장안의 보광사(普光寺) 법상(法常)은 자신이 입고 먹는 의복과 음식은 낡고 거칠었으나 해마다 장안에서 비전과 경전(敬田)이라는 두 가지 보시 모임을 열고 사람들을 제한 없이 공양하였다.[42] 즉 당 초기에 승려들 사이에서 가난하고 병든 자들을 위해 먹을 것이나 입을 것을 보시하는 비전 행위는 매우 광범위하게 이루어지고 있었던 것이다.

승려의 치료와 불교의학서

『사분율』의 간병계에 따르면, 승려는 기본적인 의약 지식을 가져야 했으며 부처님의 말씀으로 병자의 심신을 함께 치료해줄 수 있어야 했다.[43] 따라서 이들 병자를 간호하던 승려들 가운데 뛰어난 의승들이 나타나기도 하였다.

8세기 일본의 경우 간병선사 수백여 명이 퇴위한 쇼무 덴노(聖武天皇, 701-756)의 치료에 동원되기도 하였다. 쇼무 덴노의 경우, 750년 병이 나자 왕위를 고켄 덴노(孝謙天皇)에게 물려준 뒤 궁정이 아닌 야쿠시사(藥師寺)로 옮겨 치료를 받았다.[44] 당시 치료에 동원된 간병선사 326명은 756년 쇼무 덴노의 사후 모두 상을 받았다.[45] 쇼무 덴노가 궁정이 아닌 사찰로 옮겨 치료를 받았다는 것은 야쿠시사의 병원 공간이 일본 내에서 가장 우수하였기 때문일 것이다.

승려들이 행하는 치료는 불교의학에 의거하여 시행되었을 것이다. 치료를 담당하였던 승려들은 의서(醫書)를 찬술하기도 하였다. 승려들이 찬술하였던 의서는 남북조시대에 집중적으로 편찬되었던 것으로 보이는데, 『신당서』 예문지에서 소개하고 있는 불교계통의 의서를 정리해보면 〈표 1〉과 같다.

『신당서』 예문지 의서류에 남아 있는 불교계통의 의학서는 총 14종이다. 이 가운데 11종이 인도 의서로 만들어진 것을 한역한 것으로 보이므로 실제 중국 승려가 찬술한 것은 3종에 불과하다. 『수서』 경적지 의서류와 비교해보면, 『석도홍방(釋道洪方)』이 『신당서』에는 빠져 있다. 도홍은 북제(550~577)의 승려였는데, 그가 찬술한 의서는 아마도 당대에는 전해지지 못하였던 것으로 보인다.

『석승광침구경』은 승광(僧匡)이 남북조시기 승려들 사이에서 전수되어온 침구비법들을 정리한 것으로 보인다. 『제약이명』은 인도 의서에 나오는 약명에 대해 서술한 것으로 생각된다. 『석승심약방』은 남조의 승려 심사(深師)가 저술한 의서로, 현전하지는 않지만 후대에 『심사방』으로 통칭되면서 수많은 의서에 인용되어 있다. 조선의 『향약집성방』과 『동의보감』에도 인용되고 있는 것으로 보아, 시공간을 넘어 사용될 정도로 효험이 뛰어난 처방들이 있는 의학서로 파악된다.

대부분의 불교의학서는 남북조시대에 만들어진 것으로 보인다. 불교의학서는 불교 승려들 사이에서 널리 공유되었을 것이다. 이렇게 본다면, 불교 사찰은 질병 치료를 위한 공간뿐아니라 인력과 의술까지 갖추고 있었던 것을 알 수 있다.

〈표 1〉『신당서』권65 예문지 3 의서 중 승려 찬술 의학서

의서 이름	저자	권수	비고
석승광침구경(釋僧匡針灸經)	승광(僧匡)	1권	침구서
석승심약방(釋僧深藥方)	승심(僧深)	30권	심사방으로 통칭
제약이명(諸藥異名)	사문 행구 (沙門行矩)	8권	본초서 계통
마하출호국방(摩訶出胡國方)	마하 호사문 (摩訶 胡沙門)	10권	
용수보살약방(龍樹菩薩藥方)	용수(龍樹)	4권	용수보살의 약방
용수보살화향법(龍樹菩薩和香法)	용수	2권	용수의 향법
용수보살양성방(龍樹菩薩養性方)	용수	1권	용수의 양생법
서역바라선인방(西域波羅仙人方)	미상	3권	
서역명의소집요방(西域名醫所集要方)	미상	4권	
바라문제선약방(婆羅門諸仙藥方)	미상	20권	인도 브라만의 약방
바라문약방(婆羅門藥方)	미상	5권	인도 브라만의 약방
기파소술선인명론방 (耆婆所述仙人命論方)	미상	2권	부처제자 기파의 방서
건타리치귀방(乾陀利治鬼方)	미상	10권	Kandari 지역 방서
신록건타리치귀방(新錄乾陀利治鬼方)	미상	4권	Kandari 지역 방서

당송 대의 비전양병원과 동아시아 빈민 의료기관

지금까지 7세기 중엽 도선의『계단도경』을 통해 이상적인 사찰의 모습에는 병자를 위한 병원이라는 공간이 존재하였으며, 이는 인도 사찰에서 유래하였다는 것을 살펴보았다. 인도 사찰을 모범으로 하여 건립된 중국 사찰에서는 이를 충실히 따르려고 노력하였다. 특히 아픈 병자를 위한 공간은 병원 또는 병방이라고 하여 송 대까지 사찰 내 필수 공간으로 자리매김하였다.

사찰 내의 계율인『사분율』과『선원청규』를 통해 교종과 선종 사찰 내에서 아픈 승려가 어떻게 관리되었는지를 알 수 있었다. 불교의학서를 통해서 사찰 내에서 치료 공간뿐 아니라 병자를 치료하는 의료 인력도 존재하였던 것을 살펴보았다. 사찰은 고대사회에서 병자를 수용하여 치료할 수 있는 민간 내 유일한 곳이었다.

사찰은 병자를 돌볼 수 있는 공간과 인력이 준비되어 있었으므로, 승려뿐 아니라 민간인들의 치료도 담당하였다. 이때 사찰에서 가난하고 병든 자들을 위해 숙식을 제공하는 공간을 비전원(悲田院)이라고 하였으며, 병든 이를 치료해주는 공간을 요병원(療病院) 또는 양병원(養病院)이라고 하였다. 사찰 내 치료 공간이 어떻게 국가기관이 되어 빈민 병원으로 변화하였는지 살펴보기로 한다.

사찰 내에 일반인을 위한 치료기관에 대한 기록은 일본에서 가장 먼저 찾아볼 수 있다. 594년 일본 쇼토쿠(聖德)태자가 현재 오사카 지역인 나니와(難波)에 건립한 시텐노사(四天王寺)에 승려의 숙소이자 설법 도량인 경전원(敬田院), 공중병원 성격인 요병원, 신원을 알 수 없는 자를 수용하는 비전원, 약초를 재배하고 약초를 지어주는 시설인 시약원(施藥院)으로 이루어진 4개의 원을 병설하였다고 한다.[46] 그러나 그 근거 자료가 쇼토쿠태자 사후 300년 뒤 태자신앙이 유행하던 시기에 만들어진 『쇼토쿠태자전력(聖德太子傳曆)』이라서 전설로 취급되고 있다.[47]

그런데 중국 당(唐) 대에 이르러 기존 사찰에서 운영하던 비전원을 이용하여 병들고 가난한 자를 수용하여 돌보는 것이 국가적인 제도로 변모하였다. 이것이 전국적으로 확대된 것은 현종 대로 보인다.

①-① 개원 5년(717) 송경이 아뢰기를, "비전양병(悲田養病)은 장안 이래로부터 설치하여 담당자를 두어 국가가 고아와 곤궁한 자를 불쌍히 여기고 노인을 공경하여 병을 치료하여 편안히 보살피는 데 이르러서는 각기 담당관이 있었습니다."[48]

①-② 개원 22년(734) 경성에서 구걸하는 이가 없도록 하였다.[49]

①-③ 빈자원(貧者院):『사시(事始)』에 이르기를, "개원 22년 경성에서 구걸하는 이가 없도록 관에서 병방을 설치하고 구휼식을 지급하였는데, 비전원에서도 하여 혹 양병원이라고도 하였다."라고 그 시원을 기록하였다.

『당회요』를 살펴보면, 개원 5년 송경과 소정이 아뢰기를, "비전원에서 병을 돌보는 것은 장안(으로 도읍한) 이래로 비전이라 칭하는 곳에 사(使)와 전지(專知) 관리를 두었는데, 불교가 관련하여 이는 승니가 맡아서 하도록 하였습니다. 개원 23년에 여러 사찰에도 설치하였다고 하였습니다."라고 하였다. 장안 중에 처음 설치하였다는 글로 미루어 보건대, 그전부터 있었던 것을 알 수 있다. 『사시』에서 구휼식을 지급한 시원을 여기에서 기원하였다고 하는데 잘못된 것이다. 송조에서도 이로 인하여 승원(僧院)을 복전이라고 하였는데, 지금 또한 비전이라고 한다.[50]

위 자료 ①는 당(唐) 대에 운영되었던 비전양병방(悲田養病坊)에 대한 것이다. 자료 ①-①은 717년(개원 5) 송경의 상소문을 통해 장안이 도읍이 되었던 건국 이래 빈곤한 자와 가족이 없는 고아와 노인을 수용하고 치료를 해주는 비전양병이라는 국가기관이 있었다는 것을 보여준다. 기존의 비전원과 양병원이 결합된 상태였다. 그런데 ①-②는 734년(개원 22)에 현종은 장안 거리를 떠도는 걸인을 없애도록 조칙을 내렸다는 것을 의미한다. 당시 유달리 걸인들이 많았기 때문에 내려진 조치였을 것이다.

①-③은 당시의 상황을 좀 더 일목요연하게 설명하고 있다. 즉 송 대의 고승(髙承)은 『사물기원』에서 빈자원의 기원을 설명하면서 기존에 기원을 설명하던 『사시』의 기록이 잘못되었음을 지적하였다. 그는 『당회요』의 기록을 근거로 장안이 수도가 된 이래로 가난한 자들을 돌보는 빈자원 개념의 국가기

관이 있었으며, 빈자원 운영은 원래 승려들이 맡아서 하는 직임이었다는 것을 밝혔다. 그는 송 대에도 이를 계승하여 사찰 내에 가난한 자를 돌보는 비전이 있다고 하였다. 즉 당초에 이미 국가기관으로서 승려들이 비전양병방을 운영하였다는 것을 알 수 있다. 이러한 제도가 734년 이후 장안뿐 아니라 각지의 사찰로 더욱 확대 운영된 것이다. 아마도 황제가 제액(題額)하고 재정적 지원을 한 사액사찰이 주로 이를 담당하였던 것으로 보인다.

그런데 820년 당 무종이 폐불정책을 시행하면서 전국에 있는 사찰을 폐지하였을 때, 가장 큰 문제가 되었던 것이 바로 사찰에서 운영하였던 비전양병방이었다. 전국 각지의 사찰에서 운영하던 비전양병방을 담당하던 승려들이 강제 환속을 당하자 이를 운영할 주체가 사라지게 되었기 때문이다.

이에 강제 환수된 사찰 전답의 일부를 급하게 지급하여 지속적인 운영을 도모하였는데, 다음의 자료가 그것이다.

ⓙ 회창 5년 11월에 이덕유가 상소하여 이르기를, "가난한 이는 구휼하고 병든 이는 부역을 면제한다는 것은 주례에 나타나 있으며, 의지할 곳 없는 이가 늘 굶주리는 것은 왕제에 있어 왔습니다. 국조에서 비전양병(悲田養病)을 세우고 전담할 이를 두었는데, 개원 5년 송경이 비전은 불교와 관련되어 이것이 승니가 관장하는 직임(職任)이 되었기에 담당관 제도에 맞지 않다고 상소하였지만, 현종께서 허락하지 않으셨습니다. 개원 22년에 경성에 걸인이 없도록 모두 병방에서 거두어 관장하도록 하고 관에서 본전

으로 이자를 거두어 지급하였습니다. 지금 여러 도의 승니들이 모두 환속을 다 하였기에 비전방에는 주관할 사람이 없어졌습니다. 가난하고 병든 이와 사고무친한 이들이 반드시 크게 곤경하게 될까 두렵습니다. 신(臣)들이 헤아려 보건대, 비전은 불교에서 나왔으나 또 고쳐서 양병방으로 하였습니다. (장안과 낙양) 양경(兩京)과 여러 주에 각기 녹사와 (나이 많은) 기로(耆老) 가운데 명망이 있고 믿을 만하여 마을에서 칭송이 있는 한 명을 택하여 이를 담당하도록 하고, 바라건대 양경에서는 사전(寺田) 10경(頃)을 지급하고 큰 주와 진(鎭)에는 전(田) 7경을 지급하고 기타 나머지 주에는 관찰사가 가난하고 병든 이의 많고 적음을 헤아려 전 5경을 지급하여 죽값에 충당하도록 하며, 관전(官錢)에 여유가 있는 주진에는 예치한 본전을 헤아려 이자를 거두도록 하여 임편(稔便)을 가장 우선으로 하십시오."라고 하였다. (이에) 칙명을 내리기를, "비전양병방을 담당하던 승니들이 환속하여 주관할 사람이 없으므로 잔질(殘疾)인 자에게 지급될 것이 없을까 두려우니, 장안과 낙양은 사전을 헤아려 지급하여 구제하고, 여러 주와 부에서는 7경부터 10경까지 각각 본래 두었던 곳에서 기로인 1명을 선발하여 담당하고 죽값에 충당하도록 하라."라고 하였다.[51]

위 자료 ①는 845년 4월부터 8월까지 전국 각지의 불교 사찰을 폐쇄하고 승려들을 모두 환속 조치한 뒤, 사찰 내에 설치하였던 비전양병방의 운영문제에 대한 것이다. 당시의 재상 이덕유(787~849)는 사회적 약자들을 위한 비전양병방이 국초부터 존재하여 관전의 이자로 운영되었음을 밝힌 뒤, 폐불정책으로 사찰 내에 거주하던 이들이 당장 갈 곳이 없어진 상황에 대한 대처법을 제시하였다. 이덕유는 비전양병방을 운영하던 승려가 사라졌으므로, 해당 지역에서 70세 이상 명망 있는 기로인을 선발하여 대신 관장하도록 하는 대안책을 상소하였다. 무종은 이를 받아들여 장안 및 낙양의 두 곳에는 사찰이 가지고 있던 사전에서 해당 비용을 지급하고, 지방에는 원래 보유하고 있던 7경에서 10경까지에 해당하는 소출을 기반으로 하는 관전의 이자를 가지고 각지의 기로인들이 운영을 담당하도록 하였다.

무종은 845년 11월 조칙에서 비전양병방에서 수용하는 대상이 주로 잔질자였음을 밝혔다. 잔질이란 독질과 폐질이 혼자서 거동조차 할 수 없는 중증 장애상태임에 비해 그나마 혼자 일상생활을 영위할 수 있는 부류이다.[52] 잔질자는 국가가 구휼해야 할 대상이었는데, 이를 비전양병방에서 담당해왔던 것이다.

무종은 846년에 사망하므로, 전국 각지에서는 훼손된 사찰을 복구하고 환속한 승려들이 다시 머리 깎고 출가하는 일들이 일어났다. 기로인들이 가져갔던 비전양병방의 운영권이 다시 승려들에게 넘어갔는지는 분명하지 않다. 그러나 717년 송경의 상소문에서 지적하였듯이 승려들이 국가 관부에서 행하는 일을 대신 한다는 점은 관료들에게는 고민거리였을 것이다.

그런데 다음의 자료는 비전양병방이 당의 주요 도시마다 있었으며, 특히 사람들의 왕래가 많은 시장에 설치되었음을 보여준다.

Ⓚ-① 성도(成都)의 걸인 엄칠사는 시커멓고 비루한 천민이었다. 얼굴에는 때가 꼈고 몸에는 악취가 심해 가까이 할 수가 없었다. 말씨도 단정치 않았으나 때때로 올 일을 미리 맞추는 재주가 있었다. 그는 서시(西市)의 비전방에서 살고 있었다. …… (칠사는) 4, 5년 동안 사람들이 앞다투어 도와주었는데 돈과 비단을 얻을 때마다 모두 도관을 수리하는 데 사용하면서, "절을 어찌 수리하겠는가?"라고 하였다. 조만간 절이 훼철될 조짐을 알았기 때문이다. 지금 그는 어디로 갔는지 알 수 없다.[53]

Ⓚ-② 위촉(僞蜀) 대동(大東)의 저자에 양병원(養病院)이 있었는데, 걸인과 가난하고 병든 자가 모두 거주할 수 있었다.[54]

위 자료 Ⓚ-①은 무종의 폐불 시기에 사천성 성도의 엄칠사에 관한 이야기이다. 엄칠사는 시장에서 구걸하는 걸인으로 비루한 천민이었지만 4–5년간 구걸하였던 재물을 모두 도교의 도관을 수리하는 데 썼다. 조만간 사찰들이 모두 파괴될 것을 엄칠사가 미리 알기 때문이라는 것이다. 그런데 그는 성도의 서쪽 시장에 있던 비전방에서 살고 있었다. 승려들이 관장하였던 비전원이지만 사람들이 많이 오가는 시장에 위치하고 있었기에 그 구역을 비전방이라고 불렀던 것으로 보인다.

엄칠사가 지내던 곳을 비전방이라고 하였지만, 현종과 무종 대 자료를 보면 공식적인 명칭은 비전양병방이었다. 가난하고 병든 자들에게 숙식을 제공하며 병을 돌보는 곳이므로, 빈민병원의 성격을 가졌던 것이다. 이는 도선이 언급하였던 사찰 내 이상적인 병원 공간과는 다르다. 약과 침뜸으로 병을 치료하기보다는 병자들을 모아 요양시킨다는 성격이 강하였기 때문에 일찍부터 양병원 또는 양병방이라고 불렸던 것으로 생각된다.

자료 Ⓚ-②의 저자 황휴복은 함평(998-1003) 연간 이전 사람으로, 전촉(前蜀, 907-925) 시기에 있던 일을 소개하였는데, 당시 변방 도시의 상황을 보여준다. Ⓚ-②를 통해 후촉(後蜀)의 수도 대동에 있는 시장 거리에 걸인이나 가난한 자와 병든 이들이 거주하는 공간인 양병원이 있었다는 사실을 알 수 있다. 이 시기에 새로이 건립된 것이 아니라 당(唐) 대에 이미 설치되어 있었을 것이다. 즉 장안이나 낙양뿐 아니라 전국 각지의 대도시에는 비전양병원이 실재 존재하였음을 짐작할 수 있다.

성도의 비전방과 대동의 양병방은 모두 저자 거리에 설치되었으며, 걸인과 가난하거나 병든 자들이 숙식하였다는 점에서 동일한 성격을 가지고 있었다. 당시에는 비전원 또는 양병방이라고 함께 불렸는데, Ⓕ와 Ⓖ의 자료에서 보듯이 공식 명칭은 비전양병방이었을 것이다.

송 대에는 국초부터 개봉부의 동쪽과 서쪽에 복전원을 설치하였는데, 이는 당 대의 비전양병방 제도를 이은 것이었다.[55] 노인과 병든 자, 그리고 고아와 가난한 자들을 대상으로 하였는데, 초기에는 겨우 24인에게 돈과 곡식을 지급할 수 있었다.

영종 대(1032-1067)에 이르러 남쪽과 북쪽에 복전원 두 곳을 더 설치하였는데, 각각 하루에 300명씩 구휼식을 지급할 수 있었다고 한다.[56] 복전원은 승려가 사무를 관장하였는데, 정부에서 판관(判官)과 사상사진(四廂使臣) 등을 파견하여 시찰하도록 하였다.[57] 하루 총 1,200명까지 구휼식을 지급하였다는 것은 복전원이 사고무친하여 스스로 살아갈 수 없는 가난한 자의 병을 치료했다기보다는 굶어 죽는 것을 방지하기 위해 음식을 제공하는 것이 가장 중요한 기능이었던 것으로 보인다.

일본『부상약기(扶桑略記)』에 따르면, 723년 고묘(光明, 701-760)왕후가 황태자비 시절 고후쿠사(興福寺)에 시약원과 비전원을 설치하였다고 한다.[58] 즉 고묘왕후가 왕후관직 내에 시약원을 신설하고 도다이사(東大寺)를 시작으로 70여 개의 고쿠분사(國分寺)를 설치하였는데, 그 경내에 시약원과 비전원을 설치하였다는 것이다.

717년 당에서 시작된 제도가 불과 6년 만에 일본에 수용되었다는 점은 비전원이라는 제도가 그 이전부터 중국에 있었으며, 동아시아에서 불교와 정치권력의 결합이 공고해지면서 일본에서도 이를 수용하였음을 보여준다.

비록 현재 남아 있는 기록은 없으나, 신라에서도 당의 비전원과 양병원제도를 수용하였을 가능성이 크다.『삼국유사』에 나오는 김현감호 설화에서 호랑이에게 물린 상처를 치료하는 약으로서 흥륜사의 된장과 나발소리를 제시한 것은 이러한 의식의 산물일 것이다. 흥륜사는 신라 최초의 사찰로서『삼국유사』에 성덕공주와 선덕여왕의 치병설화가 남아 있는 곳으로 흥륜사 내에 시약원이나 요병원 같은 공간이 존재하였을 가능성이 높다.[59] 현재 남아 있는 자료가 없어서 더 이상의 논의가 어렵지만, 정황상 충분히 가능하다.

고려시대 동서대비원은 1036년(정종 2)에 동대비원을 수리하도록 한 것을 보면[60] 이미 그 이전에 설치되었던 것을 알 수 있다.[61] 고려의 동서대비원은 당의 비전양병방 제도를 수용한 제도로서 신라의 경험이 내재되었을 것이다. 그런데 동서대비원 가운데 서대비원은 개경의 서쪽 보국사 옆에 있었다.[62] '대비원'이라는 용어에서 당의 사례처럼 사찰에서 운영하던 빈민 의료의 모습을 짐작할 수 있다. 즉 당 현종 대 비전방을 운영하는 사찰에 재정적 지원만 하다가 점차 승려 대신 국가 관료가 이를 전담하게 되었듯이, 대비원이 처음 설치되었을 때는 보국사에서 운영하였다가 점차 정식 관원이 설치되고 국가 기관화가 되었던 것으로 보인다.

병원과 의원

그렇다면 유럽의 hospital 또는 infirmary에 해당하는 한자어 번역을 '병원'이라고 한 것은 어디에서 기원하였을까? 이는 16세기 중엽 포르투갈 제수이트 선교사들이 동아시아에 오면서 시작되었다.

1557년 포르투갈의 예수회 소속 의료선교사였던 루이스 데 알메이다(Luis de Almeida)는 후나이(府內: 현재 오이타현 오이타시)에 서양식 병원을 세웠는데, 이는 일본 최초의 병원으로 알려져 있다. 알메이다는 포르투갈의 해외거점에 있던 인도 고야에서 8년간 향신료 무역에 종사하며 자산을 축적하였는데, 외과의사이기도 하였다. 그는 분고노쿠니(豊後國)의 영주 오토모 소린(大友宗麟)의 허가를 받아 후나이병원(府內病院)을 설립하였는데, 내과 환자와 나병 환자를 위한 병동으로 나누었다고 한다.[63]

도요토미 히데요시가 일본을 통일한 이후 일본 내에서 병원의 설립이 이어졌다. 1585년 고니시 유키나가(小西行長)가 사카이 지역에 나병원(癩病院)을 설립하였으며 1591년에는 나가사키 지쿠고정에 성 나자로 병원 즉 나병원이 설립되었다. 당시 나병원이란 나병 환자만을 위한 것이 아니라 성인 나자로를 상징하는 병원을 의미하기도 하였다.[64] 이처럼 유럽에서 온 의료선교사들은 일본에서 가난한 사람들을 위한 진료기관을 건립하면서 '병원'이라는 용어를 자연스럽게 사용하였다.

그런데 병원이란 용어는 제수이트 교단의 선교사로서 중국에 파견되었던 줄리오 알레니(Giulio Aleni, 艾儒畧 또는 意大利文, 1582-1649)가 1623년에 편찬하였던『직방외기(職方外紀)』권2에서도 찾아볼 수 있다.

ⓛ 또 병원이란 것이 있으니 큰 성에서는 많아 그 수가 10여 곳에 이른다. 중하원은 중하의 사람들이 거처하며 대인원은 귀인들이 거처한다. 귀인과 나그네, 국왕의 명을 받드는 사신 같은 사람들이 질병을 만나면 이 원(院)에 들어온다. 원은 일반 집들보다 배나 아름다운데, 필요한 약물은 모

두 우두머리가 관장한다. 미리 이름난 의사들을 갖추어 날마다 병자를 진료한다. 옷과 이부자리 장막 등과 간호하고 돌보는 사람들이 여럿 있다. (환자는) 병이 나으면 떠나는데, 가난한 사람들에게는 양식과 여비를 지급한다. 이는 국왕과 대가(大家)들이 설립하는데 혹 성안의 사람들이 모두 힘을 모아 만들기도 한다. 달마다 돌아가며 한 명의 대귀족이 그 일을 총괄하는데, 약물과 음식은 모두 친히 스스로 점검하고 살핀다.[65]

위 자료에서 유럽의 병원을 소개하는 줄리오 알레니는 제수이트 교단의 선교사로서 1613년 중국에 와서 36년간 선교하다 1649년 복건성에서 사망하였다. 그는 유럽의 지리학적 지식과 문물을 중국에 소개하기 위해 『직방외기』를 저술하였던 것으로 파악된다. 위 자료를 통해 알레니가 유럽의 대도시 모습을 소개하면서 국왕과 귀족의 후원하에 운영되는 의료기관을 '병원'이라고 묘사하였던 사실을 알 수 있다.

알레니에 따르면, 귀인은 대인원을 이용하고 중하인은 중하원을 이용한다고 계층에 따라 의료기관이 다른 것을 소개하였다. 그는 병원의 개념으로서 환자를 치료하는 의사가 있으며, 약을 공급하고, 공간적으로는 일반 집보다 배나 좋다는 점을 지적하였다. 이는 17세기 유럽의 hospital 제도를 중국에 소개한 것이다. 서양 중세의 병원이란 환자들을 모아 숙식을 제공하며 치료하는 곳이다. 따라서 왕공귀족보다는 주로 중하계층들이 병원을 이용하였다. 즉 병원이란 중세 기독교문화가 가진 상징으로서 작동하였다. 그런데 가난한 자를 돌보는 중하원의 경우, 5세기 초 중국의 승려 법현이 소개하였던 인도 마가다국의 복덕의약사와 유사하다. 불교와 기독교는 부유하며 신심이 깊은 자들에게 자선의 일환으로 병원을 운영하도록 한 것이다.

위 자료 ⓛ은 알레니가 유럽의 hospital에 해당하는 건물을 설명하면서 병원이라고 번역한 것을 잘 보여준다. 그가 병원이라고 번역한 것은 이미 포르투갈의 제수이트 선교사들이 일본에서 병원을 건립하였기 때문일 것이다. 김영수에 따르면, 일본에서 병원이라는 용어는 1787년에 출판된 모리시마 주료(森嶋中良)의 저서인 『홍모잡화(紅毛雜話)』 1권에 처음 등장한다고 한다. 즉 이 책의 '병원' 항목에서 "명에는 가스토후이스(gasthuis, ガストホイス)라는 집이 있어, 명나라 사람들은 이를 병원이라고 번역한다. …… 외국에서 오는 사객(使客)과 나라 안의 병자는 귀천(貴賤) 없이 이곳에 머무르며, 의사, 간호인, 침구 등이 마련되어 있다."라고 병원을 설명하였다고 한다.[66]

이와 비슷한 시기 조선에서도 1777년(정조 1) 청에 사절단의 일행으로 다녀온 이갑(李坤, 1737-1795)이 유럽의 병원을 다음과 같이 소개하였다.

ⓜ 서양국(西洋國)은 서남 바다 가운데 있어 중국에서 가장 서쪽이 되므로 대서(大西)라고 한다. 중국까지의 이정(里程)을 계산하면 9만 리가 되는데, 배로 6만여 리를 가서 소서천축국(小西天竺國)에 이르러 육지에 올라 배를 바꿔 타고 2, 3개월을 더 가야 바야흐로 중국에 이른다. …… 대서(大

西) 여러 나라가 모두 양병원(養病院)을 설치하고 있는데 여기에는 또한 3종이 있다. 병에는 고칠 수 있는 것과 고치지 못할 것이 있으며 또 고칠 수 없는 동시에 전염까지 하는 병이 있는데, 이 세 종류를 각각 경우를 나누어 병에 따라 구호(救護)한다.[67]

위 자료 Ⓜ은 이갑이 청에서 보고 들은 것을 정리한 내용으로서, 유럽의 hospital을 양병원으로 소개한 것이다. 알레니의 『직방외기』에 근거한 내용으로 추정되는데, 알레니가 병원이라고 번역한 것에 비해, 그는 양병원이라고 소개하였다. 아마도 그가 중국인에게 직접 들었던 내용으로서 당시 중국인들은 여전히 종래 사용해왔던 양병원이라는 용어에 더 익숙하였다는 것을 보여준다.

일본에서도 일반인을 위한 진료기관에는 양생소 또는 요양소라고 이름하였다. 네덜란드의 해군 군의였던 폼페(J. I. C. Pompe van Meerdervoort)가 막부의 초청으로 일본에 온 뒤, 1861년 나가사키에 서양의학으로 진료하는 본격적인 서양식 병원인 나가사키양생소를 설립하였다. 그런데 1868년 보신전쟁이 발발하자 영국인 의사 윌리스가 요코하마에 임시 군진병원을 개설하였다. 1869년 오사카에 '나니와 임시 병원'이 개설되고 고베에 고베병원이 창설되면서 점차 병원이라는 용어가 hospital의 공식 번역 용어로 정착해나갔던 것으로 보인다.[68] 김영수에 따르면, 1862년 일본 사절단이 서구의 공공기관을 관찰하는 과정에서 병원이라는 용어가 사용되었고, 그 시기를 전후하여 사전에도 병원이라는 단어가 수록되었다고 한다. 메이지 신정부의 의료위생정책을 수행하는 과정에서 병원이라는 용어는 의료시설을 지칭하는 공식적인 용어가 되었는데, 1874년 「의제」가 반포되면서 병원에 관한 조항이 마련되면서 점차 병원이라는 용어가 정착되었다는 것이다. 이처럼 병원은 메이지 정부의 법률에 의해 개념 규정이 이루어졌지만, 병원과 함께 쓰이던 의원은 개념이 명확하지 않은 채로 병원과 동일한 의미로 사용되거나 진료소와 더불어 병원의 하위개념으로 사용되었다.[69]

그런데 같은 시기에 일본을 시찰하고 다녀온 조선의 관리는 일본의 병원을 다음과 같이 서술하였다.

> Ⓝ 또 요병원(療病院)에 갔더니, 의장(醫長: 의사) 10인이 학도 300~400명을 가르치며, 병자(病者) 또한 몇백 인인데, 이불을 덮고 누워 있는가 하면, 어떤 자는 상(床)에 기대어 앉아 있기도 하다. 또 나무를 깎아서 만든 반신인형(半身人形)이 있는데, 장부(臟腑: 오장육부)와 힘줄[筋絡]을 다 갖추어, 마치 옛 동인(銅人: 한의학에서 경혈을 표시하여 만든 구리 인형)의 모양을 닮았다. 또 보니, 뼈를 긁고 살을 베며, 목구멍을 통하고 방광을 조사하는 기구들이 쇠로 만들어져 있다. 또 들으니, 시신(尸身)을 가지고 해부하여 그 장부를 직접 보고서 병인(病因)을 찾아낸다고 하니 시체는 임자가 없는 것이거나 아니면 사서 구한다고 한다. 놀랍고 괴이함을 차마 말할 수 없다.[70]

위 자료 Ⓝ은 1881년(고종 18) 일본에 파견되었던 신사유람단(紳士遊覽團)의 일원 이헌영이 자신이 담당한 분야에 대한 보고서이다. 일본의 「의제」가 반포된 지 7년 이후인데 병원이 아니라 '요병원'이라고 표현하고 있다. 이헌영이 시찰한 병원이 어느 곳인지 명확하지 않지만, 학도가 수백 명 있다는 것으로 보아 의학교에 부속병원을 가지고 있던 의학교였던 것으로 보인다. 당시 그는 오사카에 머물고 있었으므로, 1873년에 설립되었던 오사카대학 의학부의 전신이었던 오사카부병원이었을 가능성이 크다.[71]

이에 반해 중국에서는 상급 의료기관으로서는 의원이라는 용어가 더 보편적으로 사용되었다. 의료를 담당하던 국가기관을 수당 대에는 태의서(太醫署)라고 하였다가 송 대에 태의국(太醫局)으로 변경하였는데, 금대 이후 태의원이라고 불렀다.[72] 중국에서 병원이란 가난하고 병든 자들이 숙식을 하며 치료받는 곳이었다. 따라서 중국에서는 서양의학에 의거한 hospital을 병원이라고 하지 않고 태의원에서 유래한 '의원'이라고 통칭하였던 것으로 보인다.

조선의 경우, 중앙의료에는 내의원이 있었으며, 지방마다 의원이 설치되었다. 조선 역시 병원보다는 의원이 더 익숙한 용어였다. 그런데 1885년 1월 17일 알렌(Horace N. Allen, 1858-1932)은 한국 최초의 서양식 근대 병원인 제중원(濟衆院)을 건설하기 위해 조선 정부에 병원 건립 제안서인 「조선정부경중건설병원절론(朝鮮政府京中建設病院節論)」을 제출하였다.[73] 의료선교사였던 알렌은 일본에서 이미 보편화되었던 병원이라는 용어를 사용하였지만, 조선 정부에서 최종적으로 선택한 것은 제중원이었다. 이에 비해 1879년 9월 존 맥켄지(John Kenneth Mackenzie, 1850-1888)가 리훙장의 지원을 받아 설립한 의료기관 명칭은 시의원(施醫院)이었다.[74] 19세기 후반까지 조선 사회에서 병원은 낯선 용어였던 것이다. 이와 같이 근대에 서양의료기관이 동아시아에 유입되면서 그 명칭에 대해서는 상당 기간 혼란을 거쳐야 했다.

나가며

지금까지 동아시아 사회에서 병원의 기원과 그 변화하는 모습에 대해 살펴보았다. 병원이란 말은 불교 경전을 중국어로 번역하는 과정에서 탄생하였다. 667년 도선이 인도의 사찰 공간을 소개하면서 사찰에 설치되었던 치료 공간을 '병원'으로 번역하였던 것에서 시작하였다.

도선은 현장의 『서역기』에서 인용한 것이라고 하였는데, 이는 인도의 경전이 한역되는 과정에서 나타났다. 따라서 '병원'이라는 용어는 도선이 처음 발명한 것이 아니었을 것이다. 그런데 불교 경전을 번역하는 과정에서 병원은 때로 병방이라고도 번역되었다. 도선 자신이 『계단도경』과 중인도의 기원정사를 소개하는 두 가지 글에서 '병원' 또는 '병방원'이라고 혼용하여 사용하였다. 이에 반해 한 세대 이후의 의정(635-713)은 이를 '병방'이라고 번역하였다.

　승려의 질병을 치료하던 병원 공간은 사찰의 서쪽에 식당과 욕실, 화장실 등과 함께 설치되었다. 도선이 소개하였던 이상적인 사찰의 모습은 이후 사찰 건축에서 대부분 채택되었음을 1160년에 완성되었던 임안 소재 선림사의 모습에서 확인해 볼 수 있었다. 사찰 내에는 의료 공간만 있었던 것이 아니라 간병계율에 따라 아픈 자를 보살피는 간병승들이 있었다. 또한 치료에 일가견이 있는 승려들이 나타나 의승으로 불렸으며, 불가에서 내려오는 치료법을 담은 의학서를 편찬하기도 하였다. 공공의료기관이 발달하지 않았던 고대사회에서 사찰은 치료 공간과 인력을 보유한 중요한 의료기관이 되었다.

　5세기 초 중국 동진의 승려 법현은 자신이 인도를 여행하면서 보고 들은 것을 기록한 글에서 부유한 중인도 마가다국에서 부자 불교도들이 가난하고 병든 이들을 위해 운영하는 '복덕의약사'라는 빈민 병원을 소개하였다. 법현은 복덕의약사에서 의사들이 약으로 병자들을 나을 때까지 치료한다고 전하였다. 불경에서는 가난하고 병든 자를 부처님 섬기듯이 보살펴야 한다고 강조하였기 때문에, 중국 남북조 이래 승려와 불교도들 사이에 가난하고 병든 비전을 보살피는 일들이 칭송되었다.

　고대 중국 사찰 내의 병원은 아픈 승려를 위한 공간이었다. 승려나 불교도 사이에 가난하며 아픈 자를 구제하는 비전은 복덕을 짓는 중요한 행위였다. 따라서 빈민 의료가 행해지는 공간은 비전원으로 불렸는데, 이것이 빈민 치료기관으로 제도화된 것은 당 대에 이르러서였다.

특히 현종은 길거리에 있는 병든 부랑자를 위하여 비전양
병방을 설치하도록 하고 이를 승려들에게 위임하였다. 즉 사찰
에서 가난하고 병든 자들을 구제하는 비전원이 국가의 구휼정
책과 결합하여 그 댓가로 사전(寺田)을 지급받게 됨에 따라, 승
려가 국가 관리의 직임을 겸하는 이중적인 모습을 가지게 되
었다. 장안과 낙양 두 곳에 설치되었던 비전양병방은 곧 전국
의 대도시마다 설치되었다. 이러한 비전양병방 제도는 인근 국
가로 전파되었는데, 8세기 일본의 비전원 제도와 11세기 고려
동서대비원 제도의 기원을 여기에서 찾을 수 있다.

16세기 일본에 서양 의료선교사가 들어와 유럽의 hospital
과 같은 치료기관을 설립할 때 기존 불교에서 사용되던 병원이
라는 용어를 사용하면서, 이후 일본 내에 건립되었던 일반민을
위한 치료기관을 병원이라고 명명하였다.

1623년 제수이트 교단의 선교사로서 중국에 파견되었던
줄리오 알레니는 서구의 문물을 소개하였던 『직방외기』에서
유럽의 hospital을 병원이라고 번역하였다. 이는 당송 이래로 가
난하고 아픈 병자를 위해 비전양병원이라는 제도가 있었기 때
문이었다. 즉 16, 17세기 동아시아에서 포교활동을 하던 제수
이트 선교사들은 불교 사찰에서 운영하던 병원과 중세 유럽의
hospital은 서로 일맥상통하다고 생각하였던 것이다.

1777년 청에 다녀온 이갑은 서양의 hospital을 요병원이라
고 소개하였다. 이갑은 서양에는 치료가 가능한 자와 불가능한
자, 전염병에 걸린 자 등을 수용하는 세 종류의 요병원이 있다

고 하였다.

당송 대를 거치면서 사찰 내 승려를 치료하는 공간은 무상원·열반당, 또는 연수원·성행당 등의 명칭으로 변화하였으며, 가난하고 병든 자를 치료하는 공간은 비전원 또는 비전양병방으로 불렸다. 이로 인해 병원이라는 용어에는 병들고 가난한 자들이 숙식하는 곳이라는 관념이 오래도록 남아 있었기 때문에, 상급 의료기관을 병원이라고 부르기까지 상당한 시간이 걸렸던 것으로 보인다.

현재 중국에서는 최상급의 진료기관을 의원이라고 하는데, 명청 대에 태의원이라는 국가의료기관이 왕공 관료들의 진료를 담당해왔기 때문이다. 그러나 전근대 신분사회에서 의사보다 신분이 높은 환자의 경우 의사가 환자의 집으로 왕진하여 치료를 하였다. 따라서 전근대 의원에는 환자가 숙식하는 기능은 없었다.

조선시대 중앙에는 내의원, 그리고 지방에는 '의원'을 국가에서 운영하였기 때문에, 의원이라는 용어가 더욱 익숙하였다. 현재 우리가 병원으로 사용하는 것은 일본의 식민지 경험 때문이며, 해방 이후 일본의 의료법 영향을 지속적으로 받았던 연유가 결정적이었다고 할 수 있다.

4

부처를 섬기듯
병든 자를 살펴라

치유 공간으로서 한국 고대 사찰

이현숙

들어가며

한국 전근대사회에서 사찰은 치유[1] 공간으로서 역할도 하였다. 전근대사회에서 질병을 치료하는 공간은 대부분 사적 공간이었다. 병원은 근대의 산물로서, 전근대사회에서 환자가 병든 이를 모아놓은 특정한 공간에 머물면서 치료를 받는 경우는 드물었다. 그러나 전근대 동아시아 사회에서 만성질환으로 장기적이며 집중적인 치료가 필요한 경우, 사찰에서 치료를 받는 경우를 종종 발견할 수 있다.[2] 특히 고려 귀족의 경우, 중병에 걸리면 사찰에 가서 치료를 받다가 운명하는 것이 관례였던 것으로 보인다.[3]

일찍부터 불교 승려는 다섯 가지를 공부해야 하는데, 그 가운데 질병 치료에 관한 의방명(醫方明)도 있었다.[4] 고대의 불교 승려라면 오늘날의 외과와 내과 및 소아과에 해당하는 분야의 치료법과 노인 양생법을 알아야 하며, 귀신이 들린 사람 즉 정신적 문제가 있는 병자들도 다룰 줄 알아야 했다. 따라서 승려 가운데 질병 치료에 뛰어난 자는 의승(醫僧)이라고 하였으며, 일찍부터 동아시아에 불교가 전파되면서 인도의 베다의학 및 진한시대의 중국의학이 결합되어 위진남북조시대에 불교의학이 발달하게 되었다.[5] 고구려와 백제 그리고 신라에 불교가 들어오면서 아마도 불교의학 역시 같이 수용되었을 것이다. 신라시대 의서로서 유일하게 전하는 『신라법사방』은 신라의 불교의학이 얼마나 사회적으로 큰 영향을 미쳤는지 잘 보여주는 사례라고 할 수 있다.[6]

신라의 원효(元曉, 617-686)와 승장(勝莊, ?-?)과 같은 고승들이 주석을 달았던 『금강명경』에는 불교의학에 대한 기본 지식들이 담겨 있기도 하다.[7] 중국 불교의학의 영향하에 성장한 신라의 불교의학에는 인도 베다의학과 중국의학이 내재되어 있었다.[8] 특히 신라 승려의 주석을 분석한 연구에 따르면, 이들은 중국의 최신 불교의학 정보를 거의 동시기에 습득하였다고 한다.[9]

불경 내에는 약재의 수집 저장 활용에 대한 규칙이 상세히 기록되어 있고, 승가에서 허용되는 의료 절차와 허용되지 않은 의료 절차에 대해서도 언급되어 있다. 특히 『십송율』, 『사분율(四分律)』, 『마하승기율』에는 사찰에서 지켜야 하는 규율로서 목욕과 양치, 대소변 보는 법, 손 닦는 법 등 오늘날의 위생에 해당하는 것을 강조하고 있다.[10] 그 가운데 『사분율』은 소승계 율문이나 신라 사찰 내에서 중요한 계율이었다고 한다.[11]

　그런데『사분율』에는 병자를 보살피는 간병을 강조하고 있다. 이는 간병이 승려 생활에서 중요하였음을 보여준다. 간병계(看病戒)로 인해 신라 승려에게 병자를 어떻게 돌보아야 하는지 질병 치유에 대한 지식이 더욱 중요해졌을 것이다. 전문 의사가 절대적으로 부족하던 한국 고대사회에서 승려는 치유 능력을 가진 집단이 되었다.『삼국유사』를 위시하여 승려의 치병 사례가 많이 전하는 것은 이러한 사실에 연유하였을 것으로 보인다.

　이 글은 동아시아 사회에서 사찰이 서양 중세의 기독교 수도원과 같이 질병을 치료하는 공간으로도 이용되었다는 인식 하에, 한국 고대 사찰이 치유의 공간으로 자리매김하였던 것을 고찰하고자 하였다. 자료의 한계로 인해 신라의 흥륜사를 중심으로 논의를 전개할 수밖에 없었지만, 병자에 대한 치유 기능은 흥륜사뿐만이 아니라 승려가 거주하는 사찰이라면 당연하게 요구되었던 것으로 보인다. 신라 최초의 사찰이었던 흥륜사와 신라 하대에 창건되어 왕실과 긴밀한 관계를 가졌던 해인사의 경우, 두 사찰 모두 신라 왕실의 공주와 왕비의 질병을 치료해준 인연으로 창건되었다는 설화가 전해진다. 이는 사찰의 치유 기능이 중요하였다는 점을 보여준다.

치유 공간으로서의 사찰

사찰 생활과 『사분율』

신라 사회에서 대중이 모일 수 있는 공간을 보유한 곳은 사찰이 대표적이다. 각종 불교의례를 집행하기 위해 사찰은 넓은 공간이 필요하며, 승려들이 집단생활을 하기 때문에 개인의 주거지와는 달리 공간 역시 클 수밖에 없다. 왕래하거나 거주하는 사람들이 많기 때문에 사찰 내에서 지켜야 하는 계율이 일찍부터 발달하였는데, 그 가운데 『사분율』은 비구가 지키는 250계와 비구니가 지키는 348계가 기록된 승려의 근본 계율로서, 사찰의 생활의 준거틀을 제공하였다. 현전하는 신라 승려의 주석서 명칭을 분석해본 결과에 따르면, 『범망경(梵網經)』과 『사분율』에 관한 것이 대부분이라고 한다.[12]

그런데 신라 승려가 서술한 『사분율』 관련 주석서가 많다는 것은 그만큼 사분율이 신라 승려에게 중요하였다는 의미이다. 현전하는 신라승의 사분율 주석서 이름은 13개에 달한다. 이를 정리해보면 〈표 1〉과 같다.[13]

특히 진골 출신이었던 자장(慈藏)은 당에 유학한 지 7년 뒤 643년에 신라로 돌아와 사찰 내에 반월설계(半月說戒) 제도를 도입하였다.[14] 이는 계율을 어겼는지를 점검한 후 참회하고 계본(戒本)을 암송하는 의식이다. 즉 자장은 당에서 귀국한 뒤 사찰 내에 사주(寺主)와 상좌(上座)를 의미하는 강관(綱管)을 설치하고 신라 사찰 내에서 원래는 보름에 한 번씩 승려들에게 계

〈표 1〉 책 이름이 전하는 신라 승려의 『사분율』 주석서

저술 시기(추정)	승려 이름	책 이름과 권수
602년 이후(진평왕 대)	지명(智明)	『사분율갈마기』 1권
7세기 중반	지인(智仁)	『사분율육권초기』 1권
643년 이후(선덕여왕 대)	원승(圓勝)	『사분율갈마기』 2권 『사분율목차기』 1권
643-658년(선덕여왕 및 진덕여왕, 무열왕 대)	자장(慈藏)	『사분율갈마기』 1권 『사분율목차기』 1권
654-686년 (문무왕 및 신문왕 대)	원효(元曉)	『사분율갈마소』 4권 『사분율소과』 3권 『사분율종기』 8권 『사분율제연기』 8권 『율부종요』 1권
681년 이후(신문왕 대)	경흥(憬興)	『사분율갈마기』 1권 『사분율십비니요기』 3권
692년 이후(효소왕 대)	명효(明晶)	『사분율결문』 2권

율을 어겼는지 참회하도록 하는 반월설계 즉 포살을 시행하였다.[15] 이는 자장의 귀국 이후 신라 사찰 내에서 사분율을 지키는 것이 매우 중요했음을 의미한다. 즉 자장이 신라로 돌아와 승권(僧權)을 장악한 이후, 신라 승려에게 사분율을 제대로 지키는 것이 매우 중요하게 되었던 것이다. 이로 인해 사분율에 대한 보다 상세한 보충 설명이 필요하게 됨에 따라, 자장과 원효를 위시하여 신라 승려들이 사분율에 대한 주석서를 많이 남기게 된 것이다.

그런데 『사분율』에는 승려가 지켜야 할 여러 덕목으로서 간병 역시 강조하고 있다. 이에 따르면, 석가(釋迦)는 아픈 승려를 간병하는 것은 석가세존 자신을 공양하는 것과 같다고 하였다.[16] 또한 병자를 간병한 뒤 의발을 가지려면 다음의 다섯 가지를 행한 경우라야 가능하다고 하였다.

첫째, 병자가 먹을 수 있는 것과 없는 것을 잘 가려서 음식을 준 경우

둘째, 병자의 소변이나 침 뱉기 같은 더러운 것을 싫어하지 않은 경우

셋째, 자비심으로 병자를 간병하고, 의식(衣食) 등 보수를 바라지 않은 경우

넷째, 탕약 등을 조리하여 병자가 차도가 있거나 죽은 경우

다섯째, 병자에게 설법하여 환희심을 가지게 한 경우[17]

『사분율』의 간병계에 따르면, 승려는 기본적인 의약 지식을 가져야 했으며 부처님의 말씀으로 병자의 심신을 함께 치료해줄 수 있어야 했다. 석가가 말한 병자란 병이 든 동료 승려를

의미한다. 『사분니갈마』에서 다음과 같이 보다 상세한 내용을 찾아볼 수 있다.[18]

Ⓐ 부처께서 말씀하시기를, 이와 같이 소소하게 간병하고 병자의 의발을 가져서는 안 된다. 간병인은 병자가 누구에게 부촉을 했는지 안 했는지, 누가 병자에게 물건을 빚졌는지, 병자가 누구에게 물건을 빚졌는지에 대해서 물어보아야 한다. 간병한 사람에게 다섯 가지 법이 있었다면 마땅히 간병인에게 (병자의) 물건을 주어야 한다. 첫째 환자가 먹을 수 있는지 없는지 알아서 먹을 수 있으면 준 경우이다. 둘째 병자의 대소변과 침과 구토물을 싫어하지 않은 경우이다. 셋째 자비스럽고 불쌍히 여기는 마음이 있었으며, (간병한 비구니 자신이) 입거나 먹기 위해서가 아닌 경우이다. 넷째 탕약을 제대로 조절해서 병이 낫거나 죽은 경우이다. 다섯째 병자를 위하여 설법하여 환자로 하여금 기쁘게 만들고 자신의 선법(善法)을 증진시킨 경우이다. 이 다섯 가지 경우가 있었다면 (간병한 비구니는) 마땅히 병자의 옷과 물건을 가질 수 있다. 발우 등의 물건은 있는 그대로 상으로 주지만, 없는 경우에는 다른 것을 가져다가 대신 줄 수는 없다. 마땅히 이와 같이 상으로 준다.[19]

위 자료 Ⓐ는 간병한 비구니가 병이 든 비구니가 사용하지 못하는 의발을 가질 권리가 있는 경우는 제대로 간병한 경우에만 해당된다는 내용으로서, 『사분율』의 것을 그대로 인용하여 설명하였다. 자료 Ⓐ는 고려팔만대장경에 있는 것으로, 고려시대에도 중요하게 지켜졌던 것으로 보인다.[20]

이처럼 불교 승려에게 간병이 중요하였던 것은 불교가 한
반도에 수용된 이래 나타난 현상이었을 것으로 보인다. 아마도
사찰이 본격적인 치유 공간으로서 중요한 역할을 하게 된 시기
는 선덕여왕 대에 자장에 의해 간병 계율이 강조되었던 때였으
며, 그 기원은 더욱 오래되었다고 할 수 있다. 즉 승려를 간병하
는 계율로 인해 불교 승려의 치유 대상은 사찰 내의 승려뿐 아
니라 점차 재가 신도까지 확대될 수밖에 없었기 때문이다. 사
찰은 자연스럽게 치유의 장소가 되었으며, 승려는 치유자가 되
었던 것이다.

사찰의 질병 치유 기능

사찰과 승니령

신라 사찰은 왕경에서 가장 먼저 형성되었다. 중고기에 불
교를 공인한 뒤 처음으로 창건한 흥륜사를 위시하여 왕경에 사
찰들이 속속 만들어졌다. 이러한 사찰은 국가적인 행사를 거행
하며 지방의 사찰과 승려를 관장하는 국가 사찰과 왕실과 귀족
의 후원으로 만들어져 이들의 원당(願堂) 역할을 하는 사찰로
대별할 수 있다.[21]

그런데 833년에 편찬된 일본 『영의해』의 승니령에 따르
면, 승니가 사원에 있지 않고 별도로 도량을 세워 무리를 모아
교화하는 것을 금하였다.[22] 승려는 항상 사원에 정주(定住)하면
서 삼보(三寶)를 지켜야 하지만 질병에 걸린 경우는 예외로 하

였다. 다음의 자료가 이를 잘 보여준다.

> ⑧ [덴무 덴노(天武天皇) 8년 겨울 10월] 이달에 칙명을 내리기를, "모든 승
> 니는 늘 절 안에 거주하고 삼보를 수호하도록 하라. 그러나 혹 늙거나 병
> 이 들어 오랫동안 좁은 방에 누워 있어 노환으로 고생하는 경우, 거동이
> 불편하고 청정한 땅을 더럽히는 것이다. 지금 이후 각 친족과 독실한 신자
> 에게 부탁하여 한두 개의 사옥을 빈 땅에 세워서 노인을 돌보고 병자에게
> 약을 주도록 하라."라고 하였다.[23]

위 자료 ⑧는 679년 덴무 덴노가 승니에게 승려의 거주 공
간을 사찰로 제한한 조칙이다. 승려가 사찰 이외의 공간에 거
주할 수 있는 것은 병들거나 노환인 경우로서, 친족이나 신자
들이 별도의 공간을 만들어 병들거나 노환인 승려들을 돌보도
록 한 것이다.

승려가 사찰 내에서만 거주해야 하는 것은 7세기 후반 일
본에만 있었던 법률은 아니다. 한중일 동아시아 삼국 모두에
실시된 법으로서 승려의 소재지는 철저하게 파악되었다. 이는
다음과 같이 신라 하대의 승려 지증 도헌(824-882)의 사례에서
도 알 수 있다.

> ⓒ 함통 8년(867, 경문왕 7) 정해에 단월인 (단의장) 옹주가 여금(茹金) 등을
> 시켜 가람의 토지와 노비 문서를 건네주며 승려의 전사(傳舍)로 삼게 하고
> 영원히 바뀌는 일이 없게 하였다. 대사가 이 일을 계기로 생각하기를, '왕

녀도 법희(法喜)에 이바지하고자 해서 이와 같이 희사(喜捨)하였는데, 불손(佛孫)이 선열(禪悅)을 맛보면서 어찌 그냥 있을 수 있겠는가. 나의 집안이 가난하지 않은데 친당(親黨)도 모두 죽고 없으니, 길 가는 행인의 손에 떨어지게 하기보다 차라리 불문(佛門) 제자의 배를 채워 주는 것이 낫겠다.'라고 한 뒤, 마침내 건부(乾符) 6년(879, 헌강왕 5)에 장(莊) 12구(區) 전(田) 500결을 희사하여 사원에 소속되게 하였다. 누가 밥주머니라고 기록하였던가. 죽 먹는 일을 솥에다 새길 수도 있을 것이다. 이렇게 해서 민천(民天)이 있게 된 덕분에 불토(佛土)를 기약할 수가 있게 되었다. 하지만 나의 토지라고 하더라도 왕의 땅에 속해 있기 때문에, 처음에 왕손인 한찬(韓粲) 김계종(金繼宗)과 집사시랑(執事侍郞) 김팔원(金八元)과 김함희(金咸熙) 및 정법사대통(政法司大統) 석현량(釋玄亮)에게 질의하였던 것인데, 구고(九皋)에 학 울음소리가 천리 밖에까지 울려 퍼지자, 증(贈) 태부 헌강대왕이 이를 가상하게 여겨 윤허하고는, 그해 9월에 남천군통승(南川郡統僧) 훈필(訓弼)로 하여금 별서(別墅)를 표시하고 정장(正場)을 구획하게 하였다.[24]

위 자료 ⓒ는 지증 도헌이 단의장옹주의 재정적 지원에 더하여 자신의 개인 재산을 사찰 소유로 전환시킴으로써 879년 현계산 안락사의 규모를 키운 이야기를 전하고 있다. 이 자료는 집사부와 정법사의 승인이 필요한 일이었음을 잘 보여준다. 안락사로 이거하는 것 역시 국가의 허가를 받아야 하는 일이었다.[25]

다른 사찰로 이주하려면, 삼강(三綱)이 모두 서명한 뒤 실제 이주하였는지 조사하여 관에 보고하도록 하였다. 해당 거주지의 담당관은 승려가 항상 산에 있음을 확인해야 한다고 하였다.[26] 또한 승니가 사망하면 이를 삼강에서 매달 담당 관사에 보고하도록 하였다.[27]

『영의해』는 양로령을 주석한 것인데, 양로령은 701년에 찬정된 대보령에서 유래하였다. 그런데 대보령을 찬정할 당시 신라에 유학하였던 일본 승려들이 대거 참여하였기에,[28] 신라 율령의 영향도 받았던 것으로 보인다.[29] 신라의 경우, 무열왕 때당의 율령을 대폭 수용하였는데, 681년 문무왕은 자신의 사후실정에 맞지 않는 것은 대폭 변개하라고 유조를 남겼다.[30] 이에따라 신라는 일본에 앞서 율령에 대한 연구들이 많이 행해졌을것으로 보이는데, 일본의 대보율령이 당과 다른 조항은 신라의영향이 있었을 것으로 파악된다. 따라서 승려와 관련된 승니령역시 신라에도 있었다고 여겨진다. 신라와 일본에서 국가 차원으로 설립한 사찰은 하나의 관사 역할도 하였다.

『영의해』 승니령 제8조에 따르면, 승니가 일이 있어 의론해야 할 경우, 담당 관사를 거치지 않고 바로 표계(表啓)를 올리도록 하였다.[31] 그 주석인 고기(古記)에 따르면, 담당 관사보다상급기관인 태정관이나 동궁을 뜻한다고 하여, 태정관과 동궁에 직접 승니가 표계를 올릴 수 있었다.[32] 지증 도헌이 안락사에 자신의 개인 자산을 헌납하는 일을 집사부의 장관인 중시(中侍)와 시랑에 아뢰었다는 것은 이 조항에 의거한 것으로 여겨진다.

비구와 비구니가 다른 공간에 거주하도록 엄격하게 분리되었지만, 죽을병이 든 사람을 간병하거나 문안하는 경우는 예외로 하였다.[33] 그런데 승니령에서는 승니가 질병 치료를 하는 것에 대해 엄격한 기준이 있었다. 즉 승니가 길흉을 복상(卜相)하거나 무당이 하는 무술(巫術)로 병을 고치려는 자는 모두 환속시키도록 하고, 불법에 의하여 주(呪)로써 질병을 구하는 것은 금지하지 않았다.[34] 즉 승니가 무당의 굿과 같은 주술적인 행위를 하는 것은 금지되었지만, 불경의 다라니나 주문을 외우는 것은 불교의 치병의식으로 간주되었던 것이다. 이러한 조항은 승니가 질병 치료하는 경우가 많았기 때문으로 파악된다.

요컨대 사찰 생활은 계율에 의해 엄격하게 통제되었다. 승려가 사찰을 벗어날 수 있는 예외는 병들거나 노환인 경우였다. 승니령과 승려 관련 기타 조칙들은 불교를 국가 통제하에 두고자 하였던 수당의 율령을 신라와 일본이 수용한 결과였다. 무당이 주술로 질병을 치료하는 것은 불법이었지만 승려는 불경의 다라니를 외워 질병을 치료할 수 있도록 허용되었다.

승려의 간병계

사분율의 간병계는 아픈 동료 승려에게만 해당되는 것이 아니었다. 최고 권력자인 국왕이 아픈 경우에도 승려가 간병하는 사례들이 종종 있었다. 고대의 자료가 많이 남아 있는 일본의 경우를 살펴보면, 다음과 같다.

Ⓓ-① (천평승보 2년 2월) 무진일에 덴노가 대군궁(大郡宮)에서 약사사궁 (藥師寺宮)으로 옮겼다.[35]

Ⓓ-② (천평승보 3년 8월) 임신일에 조서를 내리기를, "요즘 태상천황이 잠 자리가 편치 못하다. 이에 49일 동안 49명의 어진 승려를 신약사사(新藥 師寺)로 공손히 모셔서 속명(續命)의 법을 따라서 설재(設齋)하고 행도(行 道)하게 하라. 성스러운 옥체가 평안을 되찾고 보배로운 목숨이 오래 이어 가기를 바란다. 불경에서 말하기를, '고통받는 갖가지 중생을 구제하는 자 는 병에서 벗어나고 생명도 연장될 것이다.'라고 하였다. 가르침에 따라 천 하에 대사(大赦)한다. 다만 팔학(八虐)을 범한 자와 고의로 살인한 자, 사사 로이 동전을 주전한 자, 강도와 절도 및 일반적인 사면의 범위에 들지 못 하는 자는 사면하지 않는다."라고 하였다.[36]

Ⓓ-③ (천평승보 8년 3월) 병자일에 칙명을 내리기를, "선사 법영(法榮)은 성품이 청결하고 계율을 지키는 것이 으뜸이며 간병을 매우 잘했다. 이 로 인해서 먼 변방에서 청해 의약을 돕도록 했다. 태상천황이 효험을 얻 은 것이 여러 번이었으므로 누구보다도 두터이 신뢰해 다른 의원을 쓰지 않았다. 그런데 흐르는 물을 머무르게 하기 어려운 것처럼 천자가 붕어(崩 御)하셨다. …… 선사가 태어난 군에 세금을 면제해 오래도록 역(役)이 없 게 하라."라고 하였다.[37]

Ⓓ-④ (천평승보 8년 3월) 정축일에 칙명을 내리기를, "선대 황제폐하를 받 들기 위해 초청되어 간병했던 선사 326인은 그 호(戶)의 과역(課役)을 면

하게 하라. 단 양변(良辯)·자훈(慈訓)·안관(安寬) 세 법사는 모두 아버지
어머니 양쪽 집안까지 면제해라. 그리고 그 기한은 승려가 죽을 때까지로
하라. ……"라고 하였다.[38]

위 자료 ⑩는 756년 일본 쇼무 덴노의 투병생활의 한 단면
을 보여준다. ⑩-①은 불교국가에서 최고 권력자가 질병에 걸
리자, 기존에 거주하던 궁에서 야쿠시사(藥師寺)로 옮겼다는 사
실을 보여준다. 왜 질병에 걸리자 사찰로 이거하였을까? 당시
사찰이 질병 치유의 중심 역할을 하였기 때문이다.

⑩-②는 최고 집권자가 질병에 걸리면 시행하는 의례적인
일들을 보여주고 있다. 즉 전국의 고승을 초대하여 왕의 질병
치유를 부처님께 기도하는 재(齋)를 올리고, 선업(善業)을 쌓기
위해 형벌로 고통받는 자들을 사면해주는 것이다.

⑩-③는 쇼무 덴노가 오랜 투병 끝에 사망한 뒤 그동안 간
병하느라 수고하였던 승려들에게 포상하는 내용이다. 먼 변방
에서 왔다는 법영 선사는 간병의 업적으로 인해 고향 마을 전
체가 과역을 면제받았다. 변방에서 왔다는 것은 일본 토착민이
아니라는 의미로 파악된다.

⑩-④에 따르면, 당시 간병에 참여하였던 승려들은 모두
326명으로서 이들 모두 가족의 과역을 면제받았다. 특별히 공
이 많았던 양변(良辯)·자훈(慈訓)·안관(安寬) 등 3인은 아버지와
어머니 가족까지 모두 과역을 면제해주었다. 과역 면제 기간은
해당 승려가 죽을 때였다. 당시 왕궁에 어의들이 있었는데

도 승려의 간병을 받았던 것이다. 간병에 참여한 승려는 수백 명에 달하는 대규모였다.

그런데 승려는 일반인들의 질병 치료에도 어의와 같이 파견되었다. 다음의 자료가 이를 잘 보여준다.

ⓔ (천평승보 8년 3월) 임자일에 의사(醫師)와 선사(禪師), 관인(官人) 각 1인을 좌우경(左右京)과 4기내(畿內)에 보내어 질병에 걸린 무리를 도와 치료해주었다.[39]

위 자료 ⓔ를 통해 756년 쇼무 덴노가 질병으로 죽음에 이르는 동안 왕경과 그 부근 지역에도 병자를 치료할 수 있는 의료 인력과 보조 관리를 파견하였다는 사실을 알 수 있다. 쇼무 덴노뿐만 아니라 당시에 질병에 걸린 자들이 많았다는 의미이다. 파견된 의료인에는 의사뿐 아니라 선사도 포함되었다. 함께 파견된 관인은 해당 지역의 관청과 중앙에서 파견된 의료인을 연결하는 임무를 가진 인물이었을 것이다.

위 자료 ⓔ로 미루어 보건대, 고대사회에서 승려는 왕공귀족뿐 아니라 일반민까지 치료해줄 수 있는 고급 의료 인력이었던 것을 알 수 있다. 국왕과 같은 경우는 왕궁에서 치료를 받지만, 일반 대중들은 사찰에 와서 치료를 받았을 것이다.

그런데 쇼무 덴노가 죽기 4년 전이었던 752년에 신라 사절단이 일본을 방문하여 대대적인 교역을 하였는데, 그 거래 품목을 기록한 『매신라물해(買新羅物解)』에는 약물이 많았다. 또한 쇼무 덴노가 사용하던 수많은 약물은 그가 죽은 뒤 고묘왕후(光明王后)가 도다이사(東大寺)에 헌납하여 현재 쇼소인(正倉院)에 상당수의 약물과 헌납 약물 목록인 종종약장(種種藥帳)이 전하고 있다. 여기에 신라산 약물이 많이 기재되어 있다. 이는 쇼무 덴노의 투병생활에 신라 의약의 영향이 많이 투영되었을 것을 의미한다.

신라 선덕여왕의 질병 설화에 따르면, 선덕여왕이 질병에 걸리자 흥륜사의 법척이 와서 치료를 하였다. 법척의 치료가 효과가 없자 밀본법사가 와서 고쳤다고 한다.[40] 승려 간에 누가 더 질병 치료에 효험이 있는가 대결이 펼쳐졌던 당시의 상황을 설화로 표현한 것으로 파악된다. 즉 신라의 경우도 일본과 마찬가지로 국왕이 질병에 걸리면 승려들이 와서 간병을 하였던 것이다.

현재 신라의 승니령이 남아 있지 않은 상황에서 일본 양로령의 승니령 가운데 구체적으로 어떠한 것이 같고 어떠한 것이 다른지 논의할 수 없지만, 국가가 사찰과 승려를 관장하고자 한 것은 동아시아 고대 불교국가의 공통점이었다고 할 수 있다. 그 가운데 승려가 불교식 치병 의례를 통해 질병을 치료하는 행위는 국가적으로 공인되었다는 것을 승니령을 통해 알 수 있었다. 또한 국왕의 치료도 어의보다 승려에 의지하는 경우가 종종 있었음을 확인할 수 있었다.

신라 흥륜사와 질병 치료

전염병과 사찰

신라 중고기에는 왕이 죽은 뒤 왕비가 사찰에 거주하는 경우가 있었다. 진흥왕의 왕비 사도부인은 진흥왕 사후 영흥사에 머물다가 생을 마쳤다.[41] 김유신의 부인 지소 역시 남편 사후 여승이 되었다고 하니,[42] 사찰에 머물렀을 것이다. 하대의 진성여왕 역시 897년 왕위를 효공왕에게 선양한 뒤 해인사에 거처하다 세상을 떠났다고 한다.[43] 이처럼 혼자 된 여왕이나 왕비및 귀족 부인들이 비구니가 되어 사찰에 머무른 경우는 남아있는 기록보다 그 사례가 더욱 많았을 것으로 보인다.[44] 이들대부분은 사찰에서 운명하였을 것이며, 치병 역시 사찰에서 이루어졌을 것이다.

승려의 치료조차 받기 어려운 일반민의 경우, 부처님의 가호에 의지하여 질병이 낫기를 기도할 수밖에 없었다. 심신을치유하는 공간으로서의 사찰을 잘 보여주는 사례로서 다음의자료를 들 수 있다.

Ⓕ 경덕왕 때 한기리(漢岐里)의 여인 희명(希明)의 아이가 태어난 지 5년이
지나자 문득 눈이 멀었다. 하루는 그 어머니가 아이를 안고 분황사(芬皇
寺) 왼쪽 전각의 북쪽 벽에 그린 천수대비(千手大悲) 앞에 나아가서 아이
로 하여금 노래를 불러 빌게 하니 마침내 눈이 밝아졌다.[45]

위 자료 ⑪는 경덕왕 대의 일로서 다섯 살 된 아이가 갑자기 눈이 멀었는데 그 어머니가 분황사의 천수관음에게 기도하여 나았다는 설화이다. 간절한 기도를 통해 질병 치유할 수 있었는데, 사찰 공간이 그 기능을 하였다는 것을 알 수 있다.

경덕왕 대는 성덕왕 대에 이어 당에서 전파되었던 두창이 유행하였던 시기이다. 일본도 735년 두창이 유행하여 3년 만에 나라 지역 인구의 반이 사망하였는데, 그 진원지로서 신라 사절단이 지목되기도 하였다. 『속일본기(續日本紀)』에서는 735년 역병에 대해 발진 상태가 완두콩만하다고 하여 '완두창'이라고 분명히 기록하였다.[46] 민간에서 상창(裳瘡)이라고 한 것은 한 아이가 완두창에 걸리면 치마가 쓸고 간 듯이 온 마을 사람들이 같은 병에 걸린다는 것을 표현한 말이라고 한다.[47] 발진성 질환 가운데 그 크기가 제일 큰 것은 두창이다. 두창의 발진은 전신에 나타나는데 심하면 입안에까지 발생한다.[48] 신라는 일본보다 앞선 시기에 두창이 유행하였던 것으로 파악되는데, 가장 극성기는 성덕왕과 경덕왕 대였던 것으로 보인다. 고구려·백제·신라와 당, 그리고 일본 및 말갈, 돌궐 등 동아시아 대부분의 종족들이 참여하였던 신라통일전쟁(660-678) 이후 동아시아는 역병의 시대를 맞이했다고 파악되는데, 7-8세기 두창을 위시한 역병 발생 내용을 정리해보면 다음의 〈표 2〉와 같다.[49]

당에서 신라로 전파되었다고 추정되는 두창은 성덕왕 대와 경덕왕 대에 치성하였던 것으로 보인다. 두창에 대한 면역력이 없기 때문에 신라와 일본은 사망률이 높았던 것으로 추정

〈표 2〉 7-8세기 당·신라·일본의 역병 발생 비교표

연도	당	신라	일본
655년 (당 고종 6)	3월, 초주(楚州)에 역질(疫疾)		
671년 (신라 문무왕 11)		신라군에 역질 유행 (실제 발생은 660년)	
682년 (당 고종 32)	겨울, 대역(大疫). 죽은 자가 길거리 에 서로 베고 있을 정도로 즐비		
707년 (당 중종 복위 3)	여름, 장안(長安) 에서 산동(山東)· 하북(河北)까지 역 질. 사망자(死亡者) 수천 명		
708년 (당 중종 복위 4)	하남(河南)·산동 에 역질. 천여 명 사망		
714년 (신라 성덕왕 13)		여름에 가물고 질역(疾疫) 에 걸린 사람이 많음	

연도	당	신라	일본
735년 [일본 쇼무 덴노, 덴표(天平) 7]			여름·가을, 완두창 (豌豆瘡) 발생, 요사 자(夭死者) 많음, 신라(新羅)에서 전래 (傳來)
737년 (일본 쇼무 덴노 덴표 9)			봄, 축자(筑紫)에서 발생, 전국에 역창 (疫瘡)
747년 (신라 경덕왕 6)		가을 한(旱), 겨울 무설(無 雪), 기근이 들고 역병(疫 病) 발생[10도(道) 안무사 (按撫使)]	
755년 (신라 경덕왕 14)		농사가 흉년이라 백성들 이 굶주리게 되었는데 역 려(疫癘)까지 겹침, 향덕이 어머니 병을 자신 의 넓적다리 살을 베어먹 여 치료함	

된다.[50] 경덕왕 대와 비교하여 애장왕 대 2군 7현이 사라질 정도로 신라의 인구가 급감하였다.[51]

755년 경덕왕은 분황사에 약사여래 철불상을 주조하였는데, 들어간 철의 무게가 306,700근에 달하는 거불이었다.[52] 이시기 약사여래상이 집중적으로 조성되는 것은 주목할만하다.[53] 통일 이후 약사여래상이 집중적으로 만들어졌다는 점은 약사여래신앙이 매우 활발하였다는 것을 의미하며, 역으로 약사여래신앙이 필요한 사회였다는 것을 뜻한다.

당시의 의약 수준으로 제대로 된 두창 치료를 할 수 없었다. 따라서 승려들 역시 두창을 치료해줄 수는 없었을 것이다. 다만 해열제를 사용하여 이들의 증상을 완화시키거나 진물이 나는 상태를 다양한 약초물로 닦아주는 정도는 할 수 있었을 것이다.

경문왕의 '임금님 귀는 당나귀 귀' 설화에서 요사스러운 말을 하는 대나무숲을 베고 산수유를 심었다는 이야기는 두창 치료를 위해 약초밭을 조성한 것이 투영된 것으로 생각한다. 즉 『향약집성방』에 따르면, 산수유는 정력제일 뿐 아니라 산수유를 짓이긴 즙으로 얼굴을 닦으면 얼굴의 창을 치료한다고 한다.[54]

요컨대 사찰은 일찍부터 치유 장소로서 기능하였다. 신라에 조성되었던 사찰도 질병 치료를 기도하는 공간뿐 아니라 질병 치료를 받는 장소로서 기능하였다. 특히 약사불은 치병에 특히 더 효험이 있는 부처로 알려졌기에, 두창으로 추정되는 역병이 유행하던 경덕왕 대에는 분황사에 거대 약사불상을 조성하여 치유를 간구하는 기도 공간으로서 기능하도록 하였다. 이 시기는 약사신앙이 유행하여 약사여래불 조성이 전국적으로 이루어졌는데, 이는 당시 신라가 약사여래에게 질병 치유를 간구하는 사회로서 특히 전염병이 만연하였던 사회였음을 알 수 있었다.

흥륜사와 주술 치유

신라 선덕여왕 5년(636)에 여왕이 병이 났는데 치료와 기도로도 낫지를 않아 불법으로 치료하고자 황룡사에서 『인왕경』을 강독하는 백고좌를 설치하고 승려 100인에게 출가를 허락하였다.[55] 『삼국유사』는 보다 상세한 설화 형태로 이를 전하고 있다. 즉 흥륜사의 승려 법척이 와서 오래도록 치료를 하였지만 효험이 없자 주위의 추천을 받아 밀본법사가 왕궁에 왔다. 그는 침전 밖에서 『약사경』을 읽으니, 품 안에 있던 육환장이 저절로 날아가 방안에 있던 늙은 여우와 법척을 찔러 내쫓아 여왕의 병을 치료하였다고 한다.[56]

이 설화는 신라 최초의 사찰이었던 흥륜사 승려가 오랫동안 국왕의 치료에 관여하였다는 것을 시사하며, 그 주도권이 밀교 승려에게 넘어갔음을 의미하는 자료로 이해되었다. 즉 토착 무의와 크게 다르지 않은 법척은 배격되고 『약사경』 신앙에 근거한 밀본법사의 치병술이 수용된 것을 상징적으로 보여준다.[57] 그런데 흥륜사는 이후에도 여전히 국왕이나 귀족의

질병 치료에 관여하였던 것으로 보인다. 다음의 자료가 그것
이다.

　◎ 승상 김양도가 어린아이일 때 갑자기 입이 붙고 몸이 굳어져서 말을 못
하고 움직이지도 못했다. 매양 한 큰 귀신이 작은 귀신을 이끌고 와서 집
안의 모든 음식을 다 맛보는 것을 보았다. 무당이 와서 제사를 지내면 곧
무리가 모여서 다투어 희롱하였다. 양도가 비록 물러가라 명령하고자 하
여도 입이 말을 할 수 없었다. 부친이 법류사(法流寺)의 이름이 일실된 중
에게 와서 경전을 전독하게 청하니 큰 귀신이 작은 귀신에게 명하여서 철
퇴로 중의 머리를 쳐서 땅에 거꾸러져 피를 토하고 죽었다. 며칠 후에 사
자를 보내 밀본을 맞아오게 하니 사자가 돌아와 말하기를 "밀본법사가 제
청을 받아들여 장차 올 것입니다."라고 하니 귀신들이 그것을 듣고 모두
얼굴빛이 변하였다. 작은 귀신이 말하기를 "법사가 오면 장차 이롭지 못할
것이니 피하는 것이 어떻겠습니까?"라고 하자 큰 귀신이 거만을 부리면서
"어찌 해가 있겠는가."라고 하였다. 조금 후에 사방의 대력신(大力神)이 모
두 쇠 갑옷과 긴 창을 지니고 와서 귀신들을 잡아 묶어 갔다. 다음으로 무
수한 천신(天神)이 둘러싸고 기다렸고, 잠시 후 밀본이 와서 경전을 펴기
를 기다리지도 않았는데 그 병이 이제 완치되어 말이 통하고 몸이 풀려서
사건을 온전히 설명하였다. 양도가 이로 인하여 불교를 독실하게 신봉하
여 일생 동안 태만함이 없었고, 흥륜사(興輪寺) 금당의 주존인 미륵존상과
좌우 보살을 소상으로 만들고 아울러 그 당에 금색 벽화를 채웠다. 밀본은
일찍이 금곡사(金谷寺)에 머물렀다.[58]

위 자료 ⓖ에 따르면, 신라의 장군이자 문장가였던 김양도 (?-670)가 어린 시절 말을 못하는 병에 걸렸을 때, 법류사의 중을 초청하였으나 병귀에게 오히려 죽임을 당하였다. 밀본법사를 초청하자 사방의 대력신이 병귀를 잡아가 완치될 수 있었기에 흥륜사에 불상과 벽화를 보시하였다는 이야기를 전하고 있다. 설화의 경우 황당무계한 이야기 속에 담겨 있는 의미를 찾아서 이용한다면 역사적 사실을 방증하는 자료로 이용할 수 있다. 김양도 집안에서 아이의 질병이 치료가 된 뒤 흥륜사에 불상을 조성하고 벽화를 그릴 수 있는 돈을 시주하였다는 점이 주목할 만하다. 이는 치료의 주체인 밀본법사가 흥륜사에 주석하였기 때문이며 밀본법사가 일찍이 금곡사에 있었다는 것은 이후 흥륜사로 이거하였다는 의미가 생략된 것으로 보인다.

위 설화를 통해 흥륜사는 선덕여왕의 치병 이래로 밀본법사로 대표되는 밀교계 승려들이 장악하였음을 짐작할 수 있는데, 이러한 전통은 신라 하대까지 이어진 것으로 파악된다. 다음의 자료가 이를 알려준다.

ⓗ 그해 초겨울에 등루를 세우고 나서 11월 4일에 이르러 공산(公山) 동사(桐寺)의 홍순(弘順) 대덕(大德)을 초청하여 좌주(座主)로 삼고 재(齋)를 베풀어 축하하고 찬양하였다. 이때 태연(泰然) 대덕과 영달(靈達) 선대덕(禪大德)과 경적(景寂) 선대덕과 지념(持念) 대덕과 연선(緣善) 대덕과 흥륜사(興輪寺)의 융선(融善)주사(呪師)와 같은 고승들이 모두 참여하여 법회를 장엄하게 하였다.[59]

자료 ㉫는 효공왕 12년(908) 겨울 10월에 국가의 경사를 기원하고 병란의 혼란을 없애기 위해 호국의영도장(護國義營都將)인 중아찬(重閼粲) 이재(異才)가 수창군 남쪽 고개에 팔각등루(八角燈樓)를 세운 것을 기념하는 최치원의 글이다. 이에 따르면, 낙성을 축하하는 재(齋)를 베풀었는데, 이때 참석자 가운데 흥륜사의 융선주사라는 인물도 참가하였다. 참석한 승려 대부분이 대덕과 선대덕인데 흥륜사에서는 주사(呪師)라는 직함을 가진 자가 참가하였다. 그런데 주(呪)라는 용어는 다라니 대신 사용되기도 하였다.[60] 따라서 융선주사는 흥륜사에 소속되어 다라니와 진언 등 주문(呪文)을 담당하는 승려로 파악되므로, 흥륜사에는 진성여왕 이후 중앙권력이 약화될 이후에도 여전히 주술적인 것을 담당하는 승려가 존재하였던 것을 알 수 있다. 주사의 직임에는 다라니와 주문, 진언 등을 외우면서 치병의식을 하는 것도 포함되었을 것으로 보인다.

신라 승려들이 치병의식에 사용하였던 주문의 일례로서 『신라법사방』의 복약송을 살펴볼 수 있다.

ⓘ『신라법사방』에서는 다음과 같이 말했다. 약을 복용할 때는 다음과 같이 모두 주문을 외운다. "동방에 계신 약사유리광불과 약왕보살, 약상보살 및 기파 의왕 설산동자에게 귀의하오니, 영약을 베풀어 환자를 치료해 사기가 소멸되어 없어지고, 착한 신이 도와줘 오장이 평화롭게 되고, 육부가 순조롭게 되며, 70만 맥이 저절로 통하고 펴지며, 팔다리의 사지가 강건해지고 수명이 연장되며, 언제든지 (가거나 머무르거나 앉거나 눕거나) 제천

㈜天)이 보호하여 주소서. 사바하!" 동쪽을 향해 한 번 외우고는 바로 약을 복용한다.[61]

위 자료 ①는 984년 일본의 단바노 야스요리(丹波康賴, 911-995)가 편찬한 의학서『의심방』내에서 인용한『신라법사방』의 복약송으로, 약을 먹을 때 외우는 주문이다. 이에 따르면, 동쪽을 향해 치병 능력자인 약사불-약왕보살-약상보살-기파 의왕-설산 동자 등을 순서대로 부르며 약을 먹고 병을 낫게 해달라는 소원을 비는 내용이다.[62]

『신라법사방』은 언제 만들어진 방서인지 확실히 알 수 없지만, 대개 경덕왕(재위 742-764) 무렵의 8세기 중반으로 추정되고 있다.[63] 자료 ①를 통해 약사여래와 약왕보살 및 약상보살 등에 의지하는 신라 약사신앙의 한 단면을 살펴볼 수 있다.

908년 수창군의 팔각등루 낙성재에 참가하였던 흥륜사의 융선주사는 치병뿐 아니라 인간을 괴롭히는 각종 재해를 위한 다양한 주문과 진언을 구사할 수 있는 인물이었을 것이다. 그런데 주문을 외워서 질병을 치료하도록 하는 것은 약을 쓸 수 없는 가난한 서민들을 위한 치병방법이었다.

원래 불가에서는 주문을 외우거나 점치는 일 등을 경계하고 하지 못하게 하였다. 중국 수(隋) 대의 승려 천태(天台) 지의(智顗, 538-597)가 서술한『마하지관(摩訶止觀)』에 따르면, "[주무(呪巫)는] 출가한 사람이 사용할 바가 되지 않는다. 근본적으로 배우지 말아야 한다. 배운 사람은 모두 속히 버려라. 만약에 사용하여 이름을 구하고 이득을 얻어 이속을 시끄럽게 움직임은 악마의 환영이니, 속히 버려라, 속히 버려라."[64]라고 하였다.

이처럼 불가에서는 버려야 할 사술인 주문을 이용하여 질병을 치료하는 주사가 지속적으로 존재할 수 있었던 원인은 가장 저렴한 비용으로 치료를 할 수 있었기 때문으로 파악된다. 주문을 외워 환자를 안심시키는 것은 주문을 할 줄 아는 승려만 있으면 된다. 따라서 약이나 침을 쓰지 않으므로, 특별한 의학 지식이 없어도 된다. 즉 주사 양성에 드는 비용 또한 의승을 양성하는 것에 비해 훨씬 저렴하였기 때문에, 국가에서는 승려의 주무(呪巫) 행위를 금지하지 않았으며, 사찰 내에서도 주사의 양성이 지속적으로 이루어졌던 것이다.

『삼국유사』에 전하는 여러 향가들 가운데 주문의 성격을 띠는 것이 많은 이유도 의약이 발달하지 못한 상태에서 민간에서 비용을 들이지 않고 할 수 있는 방식이 바로 주문과 같은 노래를 부르는 것이었다고 여겨진다. 부처의 주치의인 기파랑을 찬양하는 찬기파랑가도 이러한 주술적인 성격을 가진 노래였을 것이다.[65]

신라 하대의 흥륜사

흥륜사는 하대에도 신라 왕경에서 질병 치료의 중심지 역할을 하였다는 것은 『삼국유사』 권5의 김현감호 설화를 통해서 짐작할 수 있다.

이에 따르면, 신라 풍속에 매년 2월 8일부터 15일까지 서라벌의 남녀가 흥륜사의 탑을 도는 복회를 행하는 풍습이 있었다. 원성왕 때 김현이 밤늦도록 탑돌이를 하다가 한 처녀를 만나 서로 정을 통하였는데, 그 오빠 셋은 악행을 일삼던 호랑이였다. 하늘이 이들의 악행을 벌주려고 하자 호랑이 처녀는 김현에게 자신이 그 벌을 대신 받겠노라며, 호랑이로 변해 서라벌 시내를 뛰어다니며 사람을 해치면 김현이 나서서 활로 자신을 죽여 출세하도록 하였다는 이야기다.[66] 이 설화는 신라 하대에 만들어졌을 것으로 보이는데, 여기에 내재된 의미 분석을 통해 역사적 상황을 유추해볼 수 있다. 김현감호 설화에서 주목해볼 점은 호랑이에 물린 상처를 치료하는 방법이다.

ⓙ 다음 날 과연 사나운 호랑이가 성안에 들어왔는데, 사나움이 심하여 감히 당할 수 없었다. 원성왕이 그것을 듣고 명령을 내려 이르기를 "호랑이를 감당하는 사람에게 2급의 작(爵)을 주겠다."고 하였다. 김현이 대궐에 나아가 "소신이 할 수 있습니다."라고 아뢰니 이에 왕이 먼저 관작을 주고서 그를 격려하였다. 김현이 칼을 쥐고 숲속으로 들어갔는데, 이보다 먼저 호랑이는 변하여 낭자(娘子)가 되어 반갑게 웃으면서 말했다. "어젯밤에 낭군과 함께 마음속 깊이 맺던 일을 오직 그대는 잊지 마십시오. 오늘 내 발톱에 상처를 입은 사람들은 모두 흥륜사의 장(醬)을 바르고 그 절의 나발(螺鉢) 소리를 들으면 곧 나을 것입니다." 이에 김현의 찬 칼을 취해 스스로 목을 찔러 쓰러지니 바로 호랑이였다. 김현이 숲을 나와 부탁하며 말하기를 "지금 이 호랑이는 쉽게 잡았다."라고 하였다. 그 연유는 숨겨 새어나가게 하지 않고 단지 그 말에 따라서 치료하였더니, 상처가 모두 나았다.

지금 민가에서도 또한 그 방법을 쓴다.[67]

위 자료 ⑪에 따르면 호랑이로 변한 낭자가 호랑이에 물린 상처는 흥륜사의 장(醬)을 바르고 나발소리를 들으면 곧 낫는다고 알려주었다. 『삼국유사』를 편찬한 일연은 아직도 민가에서 이 처방을 사용한다고 하였다. 흥륜사의 나발은 심신 안정에 효과는 있겠지만, 창상을 직접 치료하기는 어렵다. 그렇다면 고려시대 민가에서도 상처 치료에 사용한다는 장은 무엇을 의미할까? 현전하는 한국의학서 가운데 가장 오래된 『향약구급방』에 제시된 장 이용 치료법을 살펴봄으로써 실마리를 찾아보면 다음과 같다.

⑪-① 회를 먹고 소화가 되지 않을 때는 생강을 찧어서 즙을 조금 내어서 물에 타서 복용한다. 또 파·마늘·생강·겨자를 된장으로 제[韲: 음은 제이며 회(膾)의 즙이다]를 만들어 작은 잔으로 한 잔 정도를 마시면 곧 소화된다.[68]

⑪-② 어린아이의 임질은 석림과 같으니, 숫소[牡牛]의 음경 끝의 털을 태워 가루로 만들어[69] 장즙(醬汁)으로 한번 복용하는데, 한 도규(刀圭)이다. (한 도규란 콩만 하다)

『향약구급방』은 고려 대장도감에서 간행되었기에 13세기 중엽에 편찬된 것으로 파악하고 있다. 장을 이용하는 처방이 적용되는 질병 증상은 생선회를 먹고 체했을 때, 그리고 어린 아이가 소변을 보지 못하는 경우였다. 따라서 호랑이에게 물린 상처를 치료하는 것과는 거리가 있다. 그런데 『향약구급방』에 는 종기를 치료하는 처방으로 메주를 제시한 사례가 있다.

ⓒ 또 발배 옹종이 터졌거나 터지지 않았거나 메줏덩이 3되에 물을 넣고 푹 찧어 걸쭉하게 하여 삼 푼 두께의 떡을 만들어 종기 위에 얹고 여러 번 뜸을 뜬다. 뜸의 온도를 뜨겁게 하는데 너무 뜨거운 열로 근육을 상하지 않게 한다. 뜨거워 통증이 있으면 급히 바꿔준다. 환부는 당연히 작아지고 나을 것이다. 하루에 두 번 뜸을 뜨며, 뜸을 많이 뜨면 빨리 낫는다. 만일 창구멍에서 먼저 진물이 나오면 나은 것이니, 구멍을 떡으로 덮지 말라.[70]

미생물학자인 이영남에 의하면, 메주를 물에 불려 상처 에 붙이면 메주에 곰팡이가 생성되어 항생 효과가 생긴다고 한다.[71] 따라서 흥륜사의 장을 보다 광범위하게 해석하면 고려 후기 민간에서 창상에 장을 사용한다는 일연의 기록은 사실에 근거한 것으로 여겨진다. 실상 1950-1960년대 약국이 없는 두 메산골에서는 다친 상처에 된장을 바르는 민간요법을 쓰기도 하였다. 따라서 흥륜사의 장이 치료제로 사용되었다는 설화는 흥륜사가 질병을 치료하는 장소였던 것이 투영된 이야기로 이 해할 수 있을 것이다.

요컨대 흥륜사는 신라의 사찰 가운데 치병과 관련하여 가 장 많은 이야기가 전해 내려오는 곳이다. 이는 밀본법사가 『약사경』으로 선덕여왕을 치료하여 흥륜사를 접수한 이래 치병과 관련된 활동을 하는 사찰로 자리매김한 것으로 보인다. 흥륜사의 전통은 신라 하대 원성왕 대 치병 기사에서도 확인해볼 수 있었다. 흥륜사의 장이 치료제로서 사용되었다는 설화는 흥륜사가 가지는 특별한 치유 공간으로서의 역할이 반영된 이야기로 파악된다. 이는 신라 말까지 흥륜사에 주사라는 직임이 있었던 것에서도 짐작할 수 있다.

나가며

불교 사찰은 왕공귀족만을 위한 치료뿐 아니라 가난한 자의 구휼과 치료도 하였다. 특히 불교에서 비전(悲田)이라는 용어는 병들고 가난한 자를 공양하는 것을 의미한다. 불교 경전에서는 비전 행위를 강조하였기에, 사찰은 가난하고 병든 자들의 마지막 버팀목 역할을 하기도 하였다.

신라는 선덕여왕 대 자장이 당 유학에서 돌아와 사찰 내 승려의 생활에서 사분율을 중시하였다. 사분율의 간병계는 승려들이 아픈 이를 돌보아야만 하는 의무를 제시하였다. 위로는 국왕과 귀족부터 아래로는 기층민에 이르기까지 그 대상이 되었다. 황룡사의 터는 2만여 평에 달한다고 한다. 이처럼 대규모 사찰이 지속적으로 건립되면서 신라인들이 모일 수 있는 대형 공간이 만들어졌다. 전근대사회에서 사찰은 아픈 이들이 정양

할 수 있는 공간을 제공할 수 있는 거의 유일한 곳이었다.

승려들은 의방명을 수행하기 위해 의학 지식도 습득하였는데, 당시 사회에서 의학 지식이 많은 집단이었다. 어의들이 있었지만 일본의 쇼무 덴노가 300여 명에 달하는 간병선사의 치료를 받았다는 점에서 불교의학과 의승들이 가지고 있던 의학 수준이 당시 어의보다 높았음을 짐작할 수 있다. 신라의 경우도 크게 다르지 않았을 것이다. 무엇보다 최신 중국 당의학을 습득한 어의들의 숫자에 비해 의승들의 숫자가 압도적이었을 것이기 때문이다. 이들은 가난한 자들을 위해서는 주문을 외워 마음의 안식을 제공하고 먹을거리를 제공해줌으로써 사회 기층민까지 아우를 수 있었다. 이처럼 사찰이 병들고 가난한 자를 모아 공식적인 빈민 병원의 역할을 하기 시작한 것은 당(唐) 대에 이르러서였다.

중국의 불교 사찰에서 가난하고 병든 자를 보살피는 장소라는 비전원이 국가기관이 된 것은 당 초기부터였으나, 전국적으로 확산된 것은 현종 때였다. 이러한 제도가 신라와 일본에도 전해져서 고려시대 동서대비원의 기원이 되었던 것이다.

이 글은 신라의 사찰이 치유 공간으로서의 면모를 살펴보는데 치중하였기에, 사찰 내의 한 공간이던 병원 또는 병방, 그리고 비전원이 국가기관화되는 과정을 미처 살피지 못하였다.

고려시대 동서대비원의 시원적인 모습을 흥륜사에서 찾아보고자 한 것은 질병 치료와 관련된 흥륜사 관련 자료가 많이 남아 있기 때문이었다. 흥륜사의 장이 민간설화 속에서 치료제로 인식될만큼, 신라 사회에서 흥륜사의 치병 기능은 중요하였다. 이 글에서는 애장왕의 왕후 등창을 치료하였던 순응과 이정의 해인사 창건에 관해 미처 다루지 못했지만, 흥륜사뿐 아니라 신라 사찰들 가운데 창건에 치병 설화를 가진 사례들이 있는 것은 사찰이 치병 공간으로 자리매김한 것을 반영한다. 일본의 시약원이나 대비원 사례에서 보건대, 신라의 대형 사찰 내 특정 공간에 질병 치료를 위한 대비원이나 시약원 이름을 가진 건물이 존재하였으며, 여기에는 당의 비전양병방처럼 승려가 관료 직임을 맡아 녹봉을 받게 되어 국가기관의 역할도 함께 하였을 것으로 보인다.

동서양 모두 병원은 가난한 자의 치료 공간에서 시작하였다. 병원이란 기숙을 하면서 치료를 받는 공간을 의미한다. 사찰 내 치유 공간이 발전하여 국가적 지원하에 가난한 자들이 기숙하며 병을 치료하는 공간으로 본격적으로 변모한 것은 고려에서 동서대비원을 설치하면서라고 하겠다.

5

저렴하지만 위험한
역병 치료

조선시대 한증 요법의 운영과 변천

김성수

들어가며

세종 대는 조선시대 의료 정비의 절정기였다고 해도 과언이 아니다. 『향약집성방(鄕藥集成方)』과 『의방유취(醫方類聚)』의 편찬을 통해서 보듯이 학문적인 면에서 발전이 크게 이루어졌다. 한편 의료를 전담하는 기구들이 점차로 정비되었으며, 의과(醫科)의 과목들이 정해지고, 교육의 내용들이 확정되는 등 다양한 면에서 의료제도가 정착되었다.[1]

그리고 치료에 필요한 약재를 확보하기 위하여 여러 정책이 마련된 점도 중요하다. 향약의 이용을 극대화하기 위한 조치로 『향약채취월령(鄕藥採取月令)』, 『향약집성방』이 편찬되었다. 중국산 약재와 비교하여 향약의 약성(藥性)을 검토하였고, 지리지(地理志)의 편찬과 공납제(貢納制) 정비를 실행하여 안정적으로 전국의 약재를 조달할 수 있는 장치들을 만들었다.[2] 이때 향약의 담론이 조선 초기에 부각되었던 이유는 의료 혜택이 국가 구성원인 일반 백성 모두에게까지 미쳐야 한다는 의식 때문이었다. 의료는 성리학적 인정론(仁政論)을 실현하는 주된 통로였다.

이러한 가운데 눈길을 끄는 것이 바로 한증 요법이다. 뜨거운 증기를 이용하여 치료 효과를 기대하는 방법으로, 그 원형은 아마도 목욕과 온천(溫泉)의 이용에서 시작되었을 것이다. 다만 목욕을 위해서는 충분한 물과 연료가 확보되어야 하는 문제가 있었고, 온천은 지역적인 환경에 구속되기 때문에 이용에 있어서 불편한 점이 많았다. 그와 같은 한계를 극복하는 한편 비슷한 의학적 효과를 기대할 수 있도록 고안된 것이 바로 한증소(汗蒸所)였다. 초창기 의학사 연구자 김두종이 한증소를 주목한 이유는 새로운 치료법의 개발이라는 측면에서 찾을 수 있다.[3]

전통의학에서 주로 이용하고 있는 약물과 침구 치료는 그 근원이 오래되었을 뿐 아니라 현재까지도 널리 이용되는 방법이다. 그러나 역사의 전개 과정에서 의학의 경향이 변화하거나 사회적 환경이 달라짐에 따라 사라지거나 혹은 그 성격이 변질된 치료법도 나타난다. 인조 대에 이형익(李馨益)에 의해서 행해진 번침술(燔鍼術)이나,[4] 조선 후기까지 이용되었던 우각구법(牛角灸法)은 이제는 사라진 치료법이다.[5] 반면 한증 요법은 그것들과는 달리 처음에는 의학적 치료로 이용되다가 현재에는 그 성격이 변화된 경우라고 할 수 있다.

이 글의 문제의식은 한증 요법이 세종 대에 집중적으로 이용되다가 어느 순간 정부의 기록에서 사라진 이유가 무엇인지에 대한 의문에서 시작한다. 그리고 그 이유가 의학 이론에 대한 검토가 확대되고 약재 이용을 둘러싼 의료 상황이 변화함에 기인하고 있음을 밝힘으로써 조선시대 의료의 한 단면을 그려 보고자 한다.

조선 초기 거듭된 향약정책에도 불구하고 질병 치료 대책은 여전히 부족하였다. 이에 보다 손쉽게 이용할 수 있고 값싼 치료법으로서, 특히 빈발하였던 전염병 대책의 하나로 한증이 부각되었다고 생각한다. 활인원 중심의 의학적 요법이었던 한증은 새로운 의학 이론의 수용 과정에서 위험성이 재인식됨에 따라 국가적 지원은 점차 축소되었다. 그러나 한증은 활인원이라는 의료시설을 벗어나 민간의료의 관점에서 계속 이용되어 현재에까지 이어지고 있다.

조선 전기 물리적 발한 치료

온천의 유행

동아시아 전통의학에서 주로 이용하는 치료법인 탕약과 침구의 기원은 매우 오래전으로 거슬러 올라간다.[6] 그 이외에 치료를 위해서 다양한 방법들이 강구되었는데, 주술이 동원되기도 하였으며,[7] 『동의보감』에서 의안(醫案)으로 소개된 심리적인 요법도 이용되었다.[8] 물리적 요법으로는 좌훈(坐熏)도 있었지만, 무엇보다 널리 유행하였던 것이 바로 목욕과 온천욕이다.

목욕이나 온천욕의 기원은 정확히 알 수 없지만, 고려 말 조선 초에 널리 사용되고 있었다. 단순히 물로 몸을 씻는다는 청결의 의미 이외에 질병의 치료 혹은 의약의 보조 수단으로 이용되었음은 아래의 사례에서 찾아볼 수 있다.

> 월령(月令)을 살펴보면 인사(人事) 가운데 귀중하게 여긴 것은 요절(夭折) 함을 대비하는 일이었다. 영위(榮衛)를 잘 흐르게 하여 건강[大和]을 유지 하게 하는 데에 의약(醫藥)의 공(功)이 있다. 탕욕(湯浴)도 도움이 된다고 하 지만 어찌 의약보다 더 하겠는가. …… 이에 건물을 세워 이름 붙이기를 약 원(藥院)이라고 하였으니, 바로 이루어졌다. 동쪽 건물은 3칸으로 탕욕을 할 수 있게 하였고, 서쪽 건물도 3칸으로 약[藥餌]을 제공하도록 하였다.[9]

홍백정(洪栢亭)[10]이 안동(安東)에 부사로 부임하여 약원을 건립한 사실을 우왕(禑王) 3년 이색(李穡)이 서술한 것이다. 약원 이 고려의 지방 의료기관인 약점(藥店)인지는 알 수 없으나, 주 목할 것은 목욕을 할 수 있는 별도의 시설이 마련되어 있었다 는 점이다. 약원의 구성 요소로 탕욕(湯浴)시설이 포함되었으므 로, 목욕이 치료의 한 방편으로 이용되었다고 하겠다. 그러나 목욕을 치료의 수단으로 이해한 이론적 설명이나 구체적인 방 법 등에 대해서는 확인할 수 없다.

위의 목욕 요법이 인위적 방법이었다면, 자연 약수나 온천을 이용하는 목욕법도 있었다. 약수는 자연적으로 용출되는 초수(椒水)나 약성(藥性)이 있는 물을 사용하며,[11] 온천은 탕욕과 약수욕(혹은 냉천욕)이 결합된 형태라고 할 수 있다. 특히 온천욕은 조선 초기부터 국왕을 비롯하여 조관(朝官), 일반인들이 널리 이용하였다. 태조와 태종은 온천욕을 위해 평주(平州 혹은 平山)나 이천(利川)에 종종 행차하였다.

특히 의학에 식견이 있었던 태종은 자신의 풍병(風病)을 치료하는 데 온천의 효능을 시험하고자 하였다. 그러나 온천욕으로 질병을 고칠 수 있는지 확신하지는 못했다. 의서에서 그 근거를 찾아보기 어려웠기 때문이다.[12] 온천욕을 권한 의원의 의견에 찬성한 조말생(趙末生)도 풍병의 원인이 근심에 있으니 목욕이 효과가 있을 것이라고 주장하는 정도였다.[13] 그럼에도 병을 고친 사례가 있다는 기대감에 의원을 비롯한 많은 식자들이 동조하였다. 온천을 이용하는 대열에 조관들도 참여하였는데, 질병이 있으면 휴가를 내고 온천에 가서 치료를 구하는 사례가 종종 있었다.[14]

온천을 적극적으로 이용하고 개발하려 노력한 사람은 세종이었다. 자신의 질병도 문제였지만, 세종은 온천 개발이 위민(爲民) 정치의 하나라고 표현했다.

이조에 전지하기를, "온수(溫水)가 여러 가지 질병을 치료하는 데 자못 신비로운 효험이 있으므로, 내가 이를 구하는 것은 실로 백성을 위하는 것이요, 옛사람들이 신선을 구하는 뜻과는 다르다."[15]

온천의 개발을 통해 질병에 시달리는 백성들을 효과적으로 치료할 수 있으리라는 기대감이 있었던 듯하다. 세종은 재위 20년(1438) 이후로 온천을 발견(개발)하는 일에 적극적으로 나섰고, 특히 한양 근교에 온천이 있는지 유독 관심을 두었다. 왜냐하면 국왕이나 왕실에서 온천에 행차할 때마다 백성들에게 미치는 폐해가 상당했기 때문이다. 거리가 멀면 왕래에 불편할 뿐 아니라, 수많은 수행원을 대접해야 하는 백성들의 부담도 증가한다. 그리하여 온천을 찾기 위한 여러 가지 장려책을 내놓았지만, 기대한 만큼의 성과를 거두지는 못했다.

세종은 온천을 발견하여 신고하면 효과를 검토하고 효험이 좋은 경우 읍호(邑號)를 승격하며 개인에게는 포상하는 등의 조치를 취하겠다고 약속하였다.[16] 그러나 조선 사회는 철저히 신분제에 근거한 국역체제로 작동되었다. 따라서 온천의 발견은 소재지의 백성들에게 부담으로 작용하였기 때문에 협조를 얻기 어려웠다.[17] 그럼에도 온천을 찾기 위한 노력의 결실은 상당했던 듯, 『세종실록지리지』에서 총 29곳의 행정 구역에 온천이 기재될 정도였다.[18]

이처럼 세종이 온천 발굴에 노력을 기울인 데에는 애민(愛民)이라는 정치적 수사도 있었지만, 자신의 질병 치료라는 개인적인 이유도 있었다. 세종은 당뇨병으로 볼 수 있는 소갈(消渴)을 앓고 있었으며, 눈병과 임질(淋疾)로도 고통을 받았다.[19] 치료의 성과가 드러나지 않는 상태에서 온천은 마지막 가능성이었던 듯 여러 차례 온천에 행차하였다. 그러나 기대한 결과를 거두지 못하자, 세종은 온천의 효과에 대해 회의적으로 변하였다.

세종이 승하하고 문종이 즉위한 이후 대신·종친들의 온천 왕래 폐단을 금지하기 위한 조치를 논의하는 가운데, 문종은 의미심장한 말을 남겼다.

> 세종께서 일찍이 그 폐단(온천에 가는 대신들을 접대하는 폐단)을 알고 하교(下敎)하시기를, "다른 물로써 탕욕하여 땀을 흘린다면 온천에 목욕하는 것과 다름이 없다. 다만 온천이 조금 안온(安穩)할 뿐이다."라고 하시고, 드디어 법을 세워 이를 금지하였다.[20]

세종이 '땀을 흘린다'는 전제 아래 온천과 탕욕 사이에 별반 차이가 없다고 말했다는 것이다.[21] 땀을 낼 수 있는지가 치료의 성패 요인으로 중요시될 뿐이었다. 따라서 멀리 온천을 이용하기보다는 효과적으로 땀을 낼 수 있는 방법을 강구하는 편이 적절하였다. 적어도 발한(發汗)이라는 관점에서 온천보다는 탕욕이 효율적이었고, 게다가 한증은 땔나무만 있으면 충분하다는 장점이 있었다.

세종 대의 한증소 운영

탕욕과 온천이 물리적 치료법으로 널리 이용되는 상황에서, 세종 대에 새롭게 주목을 받아 운영되었던 것이 한증이었다. 한증은 뜨거운 증기 혹은 열기로 땀을 내게 하는 치료법으로, 장중경(張仲景)이 『상한론(傷寒論)』에서 제시한 한·토·하의 치료 원칙 가운데 하나로 시작되었다고 할 수 있다. 다만 발한제(發汗劑)가 포함된 탕약을 이용하지 않고, 뜨거운 열기를 이용한 물리적 치료법이라는 점에서 다를 뿐이었다.

한증의 기원은 정확하지 않지만, 중국에서는 당(唐)대의 의사인 손사막(孫思邈)이 저술한 『천금방(千金方)』에서 처음 등장하는 것으로 보인다.[22] 조선의 의서에 기록된 바로는 세종 15년(1433) 편찬된 『향약집성방』이 처음이라고 할 수 있다.[23] 그러나 그보다 이른 시기부터 한증이 이용되고 있었음을 세종 4년(1422)의 다음 기사에서 알 수 있다.

> 예조에 전지(傳旨)하였다. "병든 사람이 한증소에 와서, 처음에는 땀을 내서 병을 치료하고자 하지만 그로 인하여 사망한 경우가 흔히 있다. 좋은 것인지 나쁜 것인지를 널리 물어보아, 한증에 과연 이익이 없다면 폐지시킬 것이다. 만일 병 치료에 이로움이 있다면, 좋은 의원을 선택하여 매일 가서 보도록 하라. 환자가 오면 병의 증세를 진단하여, 땀낼 병이면 땀을 내게 하고, 병이 심하고 기운이 약한 자는 그만두게 하라."[24]

즉 세종 4년 이전부터 한증소가 운용되고 있었음은 확실하다. 그런데 환자를 치료하리라는 기대와는 달리 사망자가 발생하는 일이 빈발하였다. 이에 한증 효과의 여부와 한증으로 인한 부작용을 정확히 파악하여 한증소의 존폐(存廢)를 판단하겠다고 세종이 명령한 것이다. 다만 효과가 있더라도 의원을 파견하여 환자의 증세에 따라 한증 실시를 검토하도록 하였다.

세종의 명령이 있고 한 달쯤 후, 한증소에 의원을 배치하여 한증 요법의 금기나 주의 사항을 가리는 후속 조치가 내려졌다. 예조에서 한증소 설치 장소와 개수, 의원의 배정 방법, 처벌 조항 등을 구체적으로 건의하였고, 세종은 그대로 따랐다.

> 예조에서 아뢰었다. "동서활인원과 서울 안에 있는 한증소에서 승인(僧人)이 병의 증상(證狀)은 묻지 않고 모두 땀을 내게 하여, 왕왕 사람을 죽이는 데까지 이르게 하니, 이제 한증소를 문밖에 한 곳과 서울 안에 한 곳을 두고, 전의감(典醫監), 혜민국(惠民局), 제생원(濟生院)의 의원을 한 곳에 두 사람씩 차정(差定)하여, 그 병의 증세를 진찰시켜 땀을 낼만한 사람에게는 땀을 내게 하되, 그들이 상세히 살피지 않고 사람을 상해시키면 의원과 승인을 모두 논죄하게 하소서." 이를 그대로 따르고, 동서활인원과 서울 안의 한증소는 전처럼 두도록 명령하였다.[25]

예조의 건의에 따라 한증 실시로 발생한 인명 손상의 책임을 파견된 의원이나 한증승(汗蒸僧)에게 부과토록 하였다. 한 달여 전에 내려진 방침에 따라 한증의 효과를 보다 면밀하게 파악하기 위한 조처였다. 그런데 당시 한증소가 설치된 곳이 한양 안과 동·서문 밖에 있었던 동서활인원이었음도 파악된다. 활인원은 대민 의료기관의 하나인 혜민서와 달리 환자 혹은 기민(饑民)을 수용·치료하는 역할을 하였다. 정도전(鄭道傳)이 기획한 혜민전약(惠民典藥)의 규정에 따르면 혜민서는 약재만 판매하였고 환자를 수용하지 않았으므로, 규모는 대체로 일정하였다.[26] 반면 활인원은 전염병 발생 여부나 환자의 다소 (多少)에 따라 규모의 정비가 필요하였다. 정부에서는 한증소 운영도 감안하면서 동서활인원에 재정 지원을 계속해서 유지하는 한편 시설의 확대·정비를 꾀하였다.

한증소 운영을 지원하기 위한 조처 중의 하나는 보(寶)의 설치였다. 세종 9년(1427) 한증소에서 일하던 대선사(大禪師) 천우(天祐), 을유(乙乳)는 한증이 인정(仁政)의 하나이며,[27] 치료 효과가 있음을 들어 한증소 이용자의 부담 경감책을 제안하였다. 그들은 세종 5년(1423) 명호(明昊)의 건의에 따라 설치가 결정된 탕욕과 한증소 설치 사업을 명호의 사후에 계승한 인물들이었다.

저희들은 그 일(한증)을 계속하기 위하여 널리 시주를 받아 연전(年前)에 욕실(浴室)을 증설하였는데, 한증으로 병을 고친 자가 계속하여 끊이지 아니합니다. 그러나 가난한 병자는 땔나무를 준비하기 어려울 뿐 아니라, 쑤어 먹을 죽과 소금, 간장 따위도 마련하기가 쉽지 않습니다. 저희가 비록 안타깝고 민망하오나 공급할 길이 없습니다. 엎드려 바라옵건대 성상께서 쌀 50섬과 무명 50필만 주시면 그것으로 밑천 삼아 이식만을 가지고 쓰면서 본래 밑천은 다시 나라에 반납하고 영구히 보를 세워 그것으로 병자들을 구제하는 것이 소승들의 지극한 소원이옵니다.[28]

기본적으로 국가에서는 한증소를 만들고 이용 환자들의 상태를 파악하기 위해 의원을 파견하는 일을 맡았으며, 한증을 위한 제반 비용은 환자들이 부담했다. 그런데 한증소를 이용하는 인원이 계속해서 증가하였지만, 불을 피기 위한 땔나무와 한증 이후 영양을 보충하기 위한 음식물을 환자가 직접 부담하는 문제가 있었다. 그 해결을 위해 보의 설치를 건의하였고 세종의 허락을 받았다.

이후로도 이용자 증가에 따라 동활인원에는 존비(尊卑)와 남녀를 구분하기 위해 한증실을 세 곳 더 짓고,[29] 서활인원에 땔나무를 지원하는 조치가 취해짐으로써 환자들의 부담이 점차 경감되었다.[30] 그러나 활인원을 중심으로 재정 지원이 늘어나고 한증소 설치가 확대될 가능성이 제기되면서, 정부에서는 그 확대에 제동을 걸었다. 세종 27년(1445) 묵사(墨寺)[31]에서 한증소 정비를 위한 지원을 요청하자, 예조에서 한증과 목욕 요법이 효과가 없음을 들면서 오히려 철폐를 주장하였다.

> 의정부에서 예조의 정문에 의거하여 상신(上申)하였다. "지금 묵사의 중 [僧]이 병자가 한증하고 목욕하는 기구를 수리할 것을 청하였으나, 동서활 인원이 이미 설치되어 질병을 다스리고, 묵사는 여염(閭閻)에 끼어 있어 중들이 살기에 적당하지 아니하고, 또 한증과 목욕이 본래 특이한 효험이 없사오니, 청하옵건대 묵사를 헐어버리고 한증과 목욕하는 기구 및 입보 (立寶)한 미포(米布)는 동서활인원의 노비에게 나누어주고, 형조로 하여금 재목과 기와를 조처하여 왜관(倭館)을 수리하게 하소서." 왕이 그대로 따 랐다.[32]

예조에서 부정적인 의견을 제시한 이유는 크게 세 가지였다. 첫째 활인원에서 운영하고 있는 한증소만으로도 충분하며, 둘째 중이 도성 내에서 사는 것이 합당치 않고, 셋째 한증의 효과가 크지 않다는 점이었다. 앞서 한증으로 병을 고친 사람들이 줄을 이었다는 평을 얻어 지원이 확대되다가, 20여 년이 흐른 이후 효능에 강한 의문이 제기되면서 제동이 걸렸다.

그렇다고 한증소 자체가 완전히 폐지된 것은 아니었다. 문종 원년(1451)에는 서활인원의 요청에 따라 홍제원(洪濟院) 소재 석불(石佛)에 바쳐진 물품을 한증소에서 일하는 군인(軍人)들에게 제공하는 일이 논의되었다.[33] 그리고 성종 때에는 왕실에서 한증소를 이용한 짧은 기사가 등장한다.[34] 다만 이후로는 한증소 운영과 관련한 기사를 더 이상 찾을 수 없는데, 이는 의료정책에서 한증소가 차지하는 역할이 점차 축소되었기 때문이라고 생각된다.

한증의 성행 요인과 운용법

전염병 대책과 한증 요법

세종 27년 한증 요법의 효과에 대한 부정적인 의견이 강하게 제시되기 전까지 한증소의 운영을 위한 지원은 확대되고 있었다. 효능에 대한 의학적 검토와 상관없이 치료의 효과가 경험적으로 주장되었기 때문에 가능했다. 그리고 약재를 사용하기 어려운 일반 백성들에게 의료의 이름으로 치료 수단을 제공한 것도 분명하다.

그렇지만 한증소가 국가 의료정책의 일부로서 주목받고 지원을 얻었던 데에는 보다 근본적인 요인이 있었을 것이다. 그 연유를 밝혀줄 자료를 찾기 어렵지만, 한증소가 설치된 곳과 관련하여 생각할 필요가 있다. 처음부터 한증소는 정확한 지역을 알 수 없는 한양 안쪽에 한 곳, 동서활인원에 각각 한 곳씩 설치되었다. 또한 한증소의 운영은 철저히 활인원과 관계하여 이루어지고 있었다. 그리고 세종 27년 묵사의 한증소를 철폐할 때 예조에서 제기한 세 가지 사유 가운데 첫 번째가 '동서활인원에 (한증소가) 있어서 질병을 (충분히) 치료하고 있다는 점'이었다.

따라서 한증소와 활인원 사이에 밀접한 관계가 있다고 추정할 수 있다. 그런데 활인원의 주요 기능이 전염병 치료였으므로, 한증 요법이 전염병 치료와 직간접으로 연결될 수 있다. 당시 자주 발병하였던 온역(瘟疫)의 치료법을 『향약집성방』에서는 '상한문'에 붙여 설명하고 있었으며, 한증의 방법에 대한 설명도 함께 포함되어 있었다. 한증을 온역의 치료법으로 단정하기 어렵지만, 적어도 상한 치료법의 하나로서 온역에 응용될 가능성이 높았다.[35]

세종 대에는 원년(1419)부터 시작해서 온역을 비롯한 전염병이 여러 차례 유행하여, 한증소가 처음 언급된 세종 4년 8월 이전까지 매년 전염병이 발생하여 피해를 주고 있었다. 세종 원년에는 각도에 역질(疫疾)이 성행하였고,[36] 세종 2년(1420) 3월에는 경외(京外)에 역병이 돌아 백성들을 적극적으로 치료하도록 명령을 내리기도 하였다.[37] 특히 세종 3년(1421) 겨울부터 세종 4년 봄까지 도성의 건축이 예정되면서 역병 발생의 우려가 크게 일었다.

> 서활인원 제조(西活人院提調) 한상덕(韓尙德)이 아뢰었다. "내년 봄에 성을 쌓을 군사가 많이 모이면 반드시 역려(疫癘)가 있을 것입니다. 태조께서 나라를 세운 초기에 비로소 도성(都城)을 쌓자 역려가 크게 일어났는데, 화엄종(華嚴宗)의 중 탄선(坦宣)이 여질(癘疾)을 두려워하지 않고 마음을 다하여 구휼하였습니다. 지금 탄선이 경상도 신령(新寧)에 있사오니, 역마(驛馬)로써 불러올려서 그로 하여금 구호하기를 원합니다." 왕이 그대로 따랐다.[38]

세종 3년 12월, 한상덕은 도성의 건축으로 사람들이 운집하면 결국 역병을 초래할 것임을 사전에 경고하였다. 또한 대책의 하나로 과거 역병 치료에 활약했던 탄선을 등용하자고 건의하였다. 그러나 사전 준비를 했음에도 며칠 후 한양에 역병이 유행하였다.[39] 정부에서는 보다 본격적인 전염병 대책으로 구료소(救療所) 네 곳을 도성의 동·서에 각각 설치하였다. 혜민국 제조였던 한상덕의 진료 감독 아래 의원 60명이 동원되었으며, 또한 탄선이 중 300명을 거느리고 이를 도왔다.[40]

하지만 이러한 대책에도 불구하고 봄이 되자 서울과 지방

에서 다시 큰 역병이 돌아 많은 사람이 죽었다.[41] 그리고 같은
해 8월 한증소 운영을 알려주는 첫 기사가 등장한다.[42] 구료소
의 배치와 함께 한증소가 동서활인원 안에 설치되었음을 고려
할 때, 둘 사이에 밀접한 관계가 있을 가능성이 높다. 즉 전염병
구료기관인 활인원을 중심으로 구료소와 한증소가 인접하여
운영된 것이다.

한편 전염병이 지방에서 발생하면 대책의 일환으로 의원
을 파견하고 치료 약물을 내려주기도 하였다. 가령 세종 원년
5월 전염병이 발생했을 때에는 각도의 감사에게 몇 가지 치료
약을 보내어 구료토록 지시하였다.

> 왕이 말하였다. "이제 들으니, 각도에 역질이 성행한다고 한다. 수령에게
> 교유하여, 구료(救療)에 힘쓰지 않으면, 요사(夭死)하게 될 것이다. 내가 심
> 히 민망히 여겨서 향소산(香蘇散), 십신탕(十神湯), 승마갈근탕(升麻葛根
> 湯), 소시호탕(小柴胡湯) 등의 약을 여러 도의 감사에게 하사하니, 본 처방
> 에 의하여 구료하라."[43]

세종은 향소산·십신탕·승마갈근탕 등을 제조토록 하여
감사들에게 나눠주었다. 그리고 같은 약들을 이용한 치료는 세
종 6년(1424) 전염병 발생 때에도 다시 나타난다.[44] 차이가 있다
면 세종 원년에는 중앙에서 약을 제조하여 내려보냈지만, 세
종 6년에는 처방만을 알려주고 직접 제작하여 이용토록 한 점
이다.

그런데 세종 16년(1434) 발생한 역병을 구제하기 위해 내린 처방은 세종 원년과 세종 6년의 경우와는 다른 양상을 보여준다. 이때 세종은 지방관들에게 역병 구료를 당부하면서, 약물 대신 의서들을 검토하여 유용한 처방을 정리해서 알려주었다. 『태평성혜방(太平聖惠方)』, 『천금방』, 『경험양방(經驗良方)』의 전염 예방법과 간단한 치료법이었다. 예컨대『태평성혜방』을 전거로 두시(豆豉)와 복룡간(伏龍肝)을 아이의 소변에 달여서 복용하는 예방법, 도지엽(桃枝葉), 백지(白芷), 백엽(柏葉)을 가루 내어서 목욕하는 치료법 등이었다. 특히『천금방』과『경험양방』전거의 전염병 예방법은 매우 간단한 단방(單方)이었다. 우물 안에 3일간 넣어둔 붉은 팥을 먹거나, 솔잎 가루를 술에 타서 복용하고, 우물에 넣어둔 콩을 먹는 식이었다. 그리고 동쪽으로 자란 복숭아나무 가지를 넣어 끓인 물로 목욕하거나, 세수 직후 코안에 참기름을 바르고, 종이 심지를 콧구멍에 넣어 재채기하는 방법이었다.[45]

세종 원년에 직접 내려주고 다시 세종 6년에 알려준 향소산 등은 모두 완성된 복방(複方)이었다. 게다가 수입에 의존하는 감초(甘草)가 모두 포함되었으며, 십신탕의 경우에는 발한제인 마황(麻黃)도 필요하였다.[46] 반면 세종 16년 당시의 처방은 주로 단방이면서 철저히 중국의 약재를 배제하였고, 의원의 진찰이 사실상 필요하지 않았다. 세종 16년의 조치가 예방 요법 위주였다고는 하지만, 이전과는 매우 다른 양상이었음을 알 수 있다.

대응의 방식이 달라진 이유는 무엇보다 약재 수급 상황과 밀접한 관련이 있었다. 특히 감초나 마황이 중국에서 수입해야만 하는 약재였다는 점을 고려한다면, 전염병 빈발에 따라 이 용량이 증가하면서 국가 보유량에 문제가 발생하였을 가능성이 높다. 세종 원년과 다르게 세종 6년에 처방만을 알려준 이유도 그 때문이었을 것이다. 특히 세종 16년 전염병 대책은 그러한 추정의 신빙성을 더욱 높여준다. 세종은 이미 1년 전 역병 발생의 가능성이 높다고 판단하여 활인원과 전의감, 혜민국, 제생원 등으로 하여금 치료법을 미리 살피고 약재를 준비토록 하였다.[47] 두 달 뒤 당약(唐藥)이 다 떨어졌음을 파악하고 무역할 방안을 논의하였고,[48] 다시 한 달 후에 상호군 허지혜(許之惠)를 북경으로 파견하여 약재를 무역하였다.[49] 그럼에도 역병 창궐 시에 국가에서 제공한 것은 단방 위주의 예방법뿐이었다.

오한발열(惡寒發熱)을 특징으로 하는 상한(傷寒)과 유사 증상을 동반하는 전염병[瘟疫]을 치료할 때 사용되는 발한제나 해표제(解表劑)를 대신할 치료법의 강구가 필요하였다. 세종 4년 전염병 발생 대책으로 구료소 설치와 함께 한증 이용과 관련된 기사가 처음 등장하였다는 사실에서, 전염병 치료의 한 가능성으로 한증소가 부각되었다고 생각한다. 물론 향약재를 개발·이용하는 방법도 있겠지만,[50] 계속된 전염병으로 인해 발생할 수 있는 약재 부족의 대책으로 한증소를 이용하는 것 역시 매우 효율적이라고 할 수 있기 때문이다.

한증의 방법

한증의 구체적인 방법을 알려주는 가장 이른 시기의 자료는 『향약집성방』이다. 『향약집성방』에서는 『천금방』이 아니라 『태평성혜방』을 인용하여 소개·설명하고 있다. 『태평성혜방』의 내용이 더 구체적이고 개량된 형태였기 때문일 것이다. 그런데 『태평성혜방』이 이미 고려에 전해졌음에도 『향약집성방』 이전의 의서에는 발견되지 않는다. 정종 때에 편찬된 『향약제생집성방(鄕藥濟生集成方)』의 경우 상한 부분이 빠진 채로 전해지고 있어서 한증이 소개되었는지 알 수 없다.[51]

『향약집성방』에서 소개하고 있는 구체적인 한증 요법은 『태평성혜방』을 그대로 인용한 것이다.[52]

> 땀을 내기 위해서 땅 위에 불을 오래 피우고는, 불을 치워 버리고 물을 조금 뿌린 다음 누에똥[蠶沙], 복숭아나무 잎[桃葉], 측백나무 잎[柏葉], 쌀겨[糠], 밀짚[麥稭] 등을 땅 위에 2-3촌의 두께로 깐다. 그 위에 자리를 펴고는 이불을 덮고 땀이 날 때까지 눕는데 너무 뜨겁지 않게 조절하면서 온몸에 땀이 푹 나도록 하는 것이 좋다. 꽤 지나서도 땀이 계속 나면 몸에 분을 발라 땀이 지나치게 나지 않게 한다.[53]

이에 따르면 땅을 뜨겁게 달군 이후에 자리를 깐 다음, 환자가 누우면 이불을 덮어 땀이 나게 하는 방식이었다. 그리고 약재를 자리 아래에 일정 두께로 깔아서 효과를 더하도록 하였다. 이는 손사막이 동료인 장묘(張苗)에게서 듣고 기록한 방

법을 개량한 것으로, 그는 애초에 복숭아나무 잎만을 사용하였다.[54]

손사막의 방법이나 『태평성혜방』의 한증법은 필요에 따라 일시적인 장소에 불을 피워서 한시적으로 이용하는 형태였다. 때문에 이불을 덮어 열기가 빠져나가지 않도록 조치하였다. 발한제 복용과 함께 보조적인 조치로 이불을 덮어 땀이 나도록 촉진하는 것은 일반적인 방법이었다. 『향약집성방』에 소개된 상한의 처방 가운데, 총백탕(葱白湯)이나 백룡환(白龍丸), 우엉뿌리 등의 설명에서 이불을 덮으라고 하였다.[55] 그러나 한증소에서는 건물을 마련하여 항시적으로 이용하였다는 점이 달랐다.

현재까지 한증소 구조를 설명한 기록은 발견되지 않았다. 그러나 서울에 남아 있었던 한증소를 조사한 김두종의 연구에 따르면 4-5평 정도의 내부 규모를 갖는 돔 형태였다고 한다. 돌을 쌓고 외벽에는 진흙을 발라서 마감하였으며, 돔보다 대략 6척 높은 배기실이 있어 불을 땔 수 있게 하였다.[56] 구조는 한증소마다의 사정에 따라 약간씩 다를 수 있겠지만, 기본적으로는 대동소이했을 것이다.[57] 그리고 같은 한증이라고 불렸지만, 운영 방식에서 약간의 차이들도 있었다. 손사막이 제시한 방법은 물의 사용을 최소화했던 반면에 뒤에서 살필 최충성의 사례는 증기를 이용한 것으로 보이기 때문이다.

한증 이용에서 가장 조심해야 할 일은 땀을 내도 무방한 증상인지 판별하는 것이었다. 세종은 의원을 파견하여 이를 면밀히 검토하도록 하였으며, 『향약집성방』에서는 『태평성혜방』

을 인용하여 상세히 설명하였다. 상한(傷寒), 특히 태양병(太陽病), 표증(表證)인 경우의 치료 항목에서 봄과 여름에 사용하는 것이 좋으며, 손발까지 축축할 정도로만 땀을 내야 하고 병이 나으면 그만두어야 한다고 말한다.[58] 땀을 지나치게 흘리면 양기(陽氣)가 다하여 오히려 환자가 허약해지기 때문이다.

『향약집성방』에서는 이어서 땀을 내서는 안 되는 증상도 차례로 설명한다. 금기시된 것은 대체로 병이 인체의 바깥에 있지 않고 안으로 침투한 경우였다. 이외에도 맥이 더디거나 미약한 경우 등도 해당되는데, 이런 경우는 양기(陽氣)나 혈기(血氣)가 부족하기 때문이었다. 그 밖에도 오장(五臟)에 열이 몰려 있거나, 설사할 때 등 다양한 이유가 있었다.[59]

이와 같은 금기 사항은 한증소 운영 초기부터 충분히 인식되지 못했던 것으로 보인다. 왜냐하면 세종 4년의 기사와 같이 한증으로 오히려 사망하는 사례가 빈번히 발생했기 때문이다. 물론 처음에는 한증승이 운영을 담당했다는 이유도 있겠지만, 발한의 위험성을 알려주는 『태평성혜방』이 조선 초기부터 이용되었다는 점을 고려하면 납득하기 어려운 문제이다. 정종 때 편찬된 『향약제생집성방』은 『천금방』을 비롯하여 『태평성혜방』, 『성제총록(聖濟總錄)』 등을 바탕으로 한 의서였다. 만약 『향약제생집성방』에서 발한의 위험을 경고했다면, 그에 적절한 조치가 취해졌을 것이기 때문이다.

그렇게 본다면 『향약제생집성방』 편찬 이전까지 한증이 널리 이용되지 않았던 듯하다. 그러나 한증이 점차로 보급되고

세종 4년 한증의 효과를 검증하는 조치가 강화되면서,『향약집
성방』을 편찬하는 시점에서 한증의 방법과 발한 요법의 금기
등이 더욱 구체적으로 명문화된 것으로 보인다. 그럼에도 한증
요법이 유행하면서 새로운 부작용이 나타났다. 의원이 파견되
었던 국가 운영의 한증소와는 달리, 의서의 금기 사항을 정확
히 파악하지 못한 상태에서 개인적으로 한증을 이용하면서 발
생한 문제였다. 이어서 살펴볼 최충성(崔忠成, 1458-1491)의 사
례는 한증 요법의 위험성을 잘 보여준다.

한증의 위험성

최충성의 사례

한증은 발한 요법으로 주목받으면서도 한편으로 그 위험
성도 의서를 통해 점차로 부각되었다. 의학적 고려가 없는 상
태에서 이용하는 한증의 위험은 최충성의 사례에서 극명하게
나타난다. 최충성은 사용(司勇) 최별(崔潎)의 아들로, 김굉필(金
宏弼), 정여창(鄭汝昌)의 문인이며 김안국(金安國), 남효온(南孝溫)
과는 동문(同門)이었던 인물이었다.[60] 무엇보다 그는 질병을 치
료하기 위하여 한증실을 직접 마련하여 이용하고서 실패담으
로「증실기(蒸室記)」를 남겼고, 이는 한증 이용 실태와 당대인의
이해를 살펴볼 수 있는 흥미로운 사례이다.

한증을 이용하게 된 병력(病歷)은 그의 나이 32세 무렵인

성종 20년(1489)에서부터 시작되었다. 그는 질병에 걸린 원인을 학업으로 전국을 다니다가 결국 기력이 쇠진하고 풍한(風寒)을 피하지 못했기 때문이라고 이해하고 있었다. 그런 까닭에 20대 중반 이후 자신의 유랑을 상세하게 기록하였다. 그가 거쳐 간 곳은 성종 14년(1483) 월출산(전남), 성종 15년(1484) 용암산(경기), 성종 16년(1485) 삼각산·백악산(한양)과 천마산·성거산(개성), 성종 17년(1486) 서석산(광주), 성종 18년(1487) 지리산이었다. 특히 성종 19년(1488)에는 지리산에서 영남으로, 다시 영월(강원)과 완산(전북), 옥천(충북), 운산(충남), 창평(전남), 김제(전북) 등을 돌아다녔다.[61]

이러한 피로 때문인지 발병 이후 그의 증세는 계속해서 악화되었다. 성종 20년 해수(咳嗽)에서 시작된 증상은 중풍으로 사지가 구부러지지 않으며 오관(五關)[62]이 막히고 정신이 혼미할 지경까지 이르렀다. 형인 최대성(崔大成)의 구료 덕분에 잠시 차도가 있었지만, 다음 해 봄이 되자 다시 발병하여 말을 더듬고 시력도 나빠졌다. 지팡이에 의지해야 겨우 걸음을 옮길 정도였다.[63] 그 때문에 전라도 관찰사에게 도움을 청하기도 하였고,[64] 치료에 도움이 되리라는 기대에 직접 한증소를 만들어 이용하였다. 그러나 효과를 보지는 못하고, 결국 34세로 짧은 생애를 마감하였다.

그가 한증을 택한 이유는 약을 구매할 경제적 능력이 부족했고, 무엇보다 한증이 빠른 효과가 있다고 사람들이 말해주었기 때문이었다.

온 지역에 많은 약들이 있지만, 여력이 없었다. 그러던 차에 사람들이 한증을 하면 바로 효과를 볼 수 있다고 말했고, 나는 믿을 만하다고 여겼다. 이에 한증실 두 칸을 세웠다. 한 칸은 휴식을 취하는 곳이고, 한 칸이 한증실이었다. 사방을 두껍게 벽을 발라서 바늘이 들어갈 틈도 없게 하고, 돌을 쌓아 구들을 만들고 모래와 돌로 틈을 메웠는데 서너 명은 앉을 만하였다. 땔나무를 많이 넣어 열이 높아지도록 하고는 아궁이 입구를 막아, 뜨거운 기운이 새나가지 않도록 하였다. 창포(菖蒲), 창이(蒼耳), 길경(桔梗), 생쑥[生艾]을 구들 위에 쌓아두고는, 물동이를 한쪽으로 기울여 물을 흘려보낸다. 바로 옷을 벗고 그 안으로 들어가면, 증기가 연무와 같이 위로 올라갔다가 물방울로 응결되었다. 그와 함께 땀이 빗물처럼 흐르고 턱 아래로 떨어지는데 마치 갑작스런 폭우로 처마에서 물이 떨어지는 듯하였다. 열기가 밖에서 치솟으니 호흡하여 숨쉬기를 마음대로 할 수 없어서, 반드시 수건으로 입을 가린 이후에야 숨을 쉴 수가 있다.[65]

그는 한증실의 열기가 빠져나가지 않도록 주의하면서 건축하였는데, 아궁이에 불을 때서 온도를 높이는 방식으로 기본적인 구조는 김두종의 연구에서 소개된 형태와 유사하다. 다만 『향약집성방』에서 소개된 방식과 다르게 한쪽에서 물을 흘려보내 증기를 발생시키는 방식으로 운용하였다. 한증실 건축과 운영에서 당시의 유행을 따랐다고 한다면, 습식 사우나와 비슷한 이러한 방식이 조선에서 일반적인 형태였을 것으로 보인다.

한증실의 온도는 정확히 알 수 없지만, 상당히 높았음은 분명하다. 그의 말에 따르면 함께 이용한 사람들 가운데 인내

심이 강한 사람은 밥 먹을 정도의 시간을 버텼고, 약한 사람은 백 보를 걸을 정도의 시간이며, 심한 경우에는 잠깐도 참기 어려웠다고 한다. 그리고 그 자신도 한유(韓愈)가 지은 「원도(原道)」 1편을 외울 정도의 시간으로 정했지만, 참기 어려우면 빨리 외우고 나왔다고 할 정도였다.[66]

한증할 때에는 효과를 높이기 위해서 창포, 창이와 같은 약재들을 이용하였다.『향약집성방』에 따르면 창포는 풍한(風寒)으로 인한 마비[痺症]와 해역(咳逆)의 증상 등을 치료하고 오장을 보호한다고 한다.[67] 창이는 풍한으로 인한 두통이나 전신의 저림[周痺], 사지의 경련[拘攣] 등을 치료하고 눈도 밝아진다고 하였으며,[68] 길경은 풍한으로 인한 열증(熱症)이나 마비, 인후통을 치료하고 오장을 고르게 하고 혈기를 보호한다고 하였다.[69]

그런데 그가 사용한 약재들은『향약집성방』에서 한증 때 필요하다고 소개한 '누에똥, 복숭아나무 잎, 측백나무 잎, 쌀겨, 밀짚'과는 다르다. 오히려 자신이 앓았던 증상과 매우 밀접한 관련이 있다는 점을 생각해볼 때, 의도적으로 증상에 맞춰 약재들을 이용하였다고 할 수 있다. 그렇다면 단순히 땀을 내는 것에만 치중하였던『향약집성방』의 한증법과는 달리 증상에 따라 약재를 이용함으로써 발한 이외의 부수적 효과를 기대한 것으로 판단할 수 있다.

한증을 마치고 나오면 염탕(鹽湯)으로 몸을 씻고 옷을 두껍게 하고서는, 양치를 하고 죽을 먹고 나서 오랫동안 쉬었다가 다시 들어가기를 반복하였다. 양기의 소모가 상당하기 때문이었다. 이를 하루에 4, 5차례 반복하였고, 9일 동안 계속해서 한증을 하였다.[70] 그러나 병은 낫지 않고 오히려 더욱 심해졌다. 그 이유를 그는 나중에서야 알았다.

> (9일 동안 한증한) 이래, 날로 병이 심해지고, 기운도 날로 불편해서 오히려 병이 심해졌다. 단지 질병을 더욱 심하게 할 뿐이었으니, 이른바 무익할 뿐만 아니라 해롭다고 한 것이었다. 내가 일찍이 의서를 보니, 토(吐)·한(汗)·하(下) 세 가지 방법이 온 천하의 병을 치료하는 원칙이라고 하였다. 한증은 땀을 내게 하는 것인데, 땀을 내서 치료할 수 있는 것은 갑작스레 풍한(風寒)에 상해서 냉기가 피부 사이에 있어 깊이 들어가지 않았을 때이지, 내 병과 같은 경우를 말한 것이 아니었다. 오호라. 삼대[三世]가 의사가 아니면 그 약을 먹지 않으며, 계강자(季康子)가 약을 줌에 공자(孔子)께서 약을 드시지 않았다. 고인께서 질병을 삼갔음이 이와 같은데, 지금 나는 처음부터 조심하지 않아서 이렇게 병을 불러왔다.[71]

땀을 내서 치료하는 방법은 질병이 초기 상태였을 때 가능한 것이며, 자신처럼 병이 이미 진행되었을 때에는 함부로 행해서는 안 됨을 나중에서야 깨달은 것이다. 실제로 장중경이 『상한론』에서 한·토·하 삼법(三法)을 사용하였던 원칙도 그와 같았다. 병이 가장 얕은 상황일 때 한법을 사용하고, 그다음부터는 토법과 하법을 차례로 이용하였다. 결국 맞지 않는 치료로 인해 병세는 더욱 악화되었고, 뒤늦게 치료를 조심해야 했음을 후회했다.

그의 표현대로 배꼽을 물어뜯을 정도로 후회스러웠지만, 땔나무를 하는 아이[樵童]와 시골 사람[野夫]의 말을 쉽게 믿은 자신의 탓으로 돌렸다.[72] 최충성이 자신의 증상에 맞는 약재를 선별하여 이용하는 주도면밀함을 보였지만, 의서가 경고한 바를 미처 알지 못한 이유는 알 수 없다. 그렇지만 이를 통해 한증의 효과가 초동과 야부들도 익히 알 정도로 널리 유포되어 있었음을 분명하게 파악할 수 있다. 그리고 이는 조선 후기 민간요법의 하나로 정착할 수 있는 배경이 되기도 하였다.

의서의 새로운 경고

조선 초기, 특히 세종 대에 한증 요법이 널리 이용된 것과는 달리 이후로는 한증을 적극적으로 이용한 사례를 찾아보기 어렵다. 정책적으로 금지한 것도 아니었지만, 이런 현상이 나타난 데에는 이유가 있을 것이다. 첫 번째 가능성은 약재를 확보하는 길이 수월해짐으로써 한증을 이용할 필요가 줄어들었기 때문일 것이다.

한증을 정책적으로 지원하는 한편 유해성을 검토하도록 지시한 세종은 당재(唐材)를 대체하기 위한 향약 개발에 끊임없이 노력하였다. 세종 13년(1431) 편찬된『향약채취월령』에 이어『향약집성방』을 편찬하였고,『세종실록지리지』의 완성을 통해 약재의 산지 또한 상세하게 정리하였다. 그러나 세종 16년 전염병 발생의 경우를 볼 때, 그 한계 역시 분명히 나타난다. 이후로도 향약 권장책이 계속되었지만,[73] 약재 보급이 충분해져서 한증 유행에 영향을 주었다고 보기는 어렵다.

물론 발한에 사용되는 대표적인 약재 중 하나인 마황이 세종 29년(1447) 조선에서 발견되고, 육종책이 추진되었음도 주목할 수 있다.[74] 발한제인 마황 이외에도 온역의 치료에 반드시 필요했던 감초 역시 재배 시도가 진행되었다.[75] 그러나 이들은 한증에 대한 정책이 부정적인 방향으로 선회한 이후였다. 그리고 약재 육종 노력에도 불구하고 중국산을 완전히 대체하기도 어려웠다. 그나마『동의보감』의 단계에 이르러서야 감초와 함께 마황이 강원·경상도 지역에서 재배되고 유통될 정도였다.[76] 따라서 16세기까지 수요에 비해 공급이 부족할 수밖에 없었고, 이들 약재의 가격은 높게 책정되어 일반 백성들이 이용하기는 어려웠다. 앞서 최충성이 한증 이용의 계기로 빠른 효과와 함께 경제적 이유를 꼽았던 이유이다.

두 번째로 생각할 수 있는 요인은 한증이 갖고 있는 위험성이었다.『향약집성방』에서도 발한의 위험성을 경계하고 있었지만, 중국으로부터 들어온 최신의 의학을 정리하였던『의방유취』에 이르면 두드러진 변화가 나타난다. 땀을 내서는 안 되는 증상을 단순히 나열하던『향약집성방』과 달리『의방유취』에서는 한증의 유용성과 함께 생명을 단축한다고 강하게 경고하는 대목이 등장하였다.

『의방유취』는 세종 27년 10월에 편찬이 완료되었는데,[77] 묵사의 한증시설 정비를 위한 지원 요청을 거절하기 열흘 전이었다. 그렇다면『의방유취』를 편찬하는 과정에서 한증의 위험성이 새로이 인식되어, 묵사의 요청에 '특효가 없다.'는 거절 이유를 제시하였을 가능성도 있다.『의방유취』에서 제시한 위험성은 금원사대가 중의 한 사람인 주진형(朱震亨)의 제자로서 명의 의사인 유순[劉純, 자 종후(宗厚)]이 지은『옥기미의(玉機微義)』를 인용한 부분에서 극도로 표현된다. 유종후가 음식 · 노권상(勞倦傷) · 잡병 등으로 인한 경우 표허(表虛)의 증상에 섣부르게 마황탕을 써서 땀을 내면 더욱 악화된다는 동원 이고(李杲)의 말을 인용하면서 개진한 의견이었다.

> 내가 살펴보니, 장중경이 상한을 설명하면서 땀을 내지 말아야 할 30여 조목의 예를 들었다. 한 가지 증상에 세 가지 금기가 있는 때도 있으니, 한열(寒熱)이 왕래하면서 혈기가 허약한 경우다. 잡병이야 더 말할 것이 있겠는가? 그러므로 잘못하면 병이 거슬러서 화(禍)가 아주 빨리 이른다. 이른바 한번 잘못해도 치료 기일이 늦어진다고 하는데, 다시 잘못하면 틀림없이 생명을 단축할 것이다.[78]

유종후뿐만 아니라 주진형, 이고의 의학 이론은『향약집성방』편찬 이후『의방유취』를 통해 본격적으로 소개된다. 그렇다면『의방유취』편찬을 위해 중국의 선진 의학을 정리하는 과정에서 한증에 대한 인식이 새로워졌다고 볼 수 있다. 그리고 실제 오용된 한증의 위험은 세종 4년의 기사 이외에 최충성의 사례에서도 드러난다.

한증이 위험하다는 인식을 더욱 고착시킨 것은 『동의보
감』이었다. 『동의보감』 잡병편에는 치료 방법을 설명하는 가운
데, 발한의 방법과 함께 '땀을 급하게 내면 수명이 짧아진다[促
汗夭壽]'는 소제목으로 강한 경고를 덧붙였다. 발한은 병기가
인체의 표피에 있는 표증(表證)일 때에만 가능하며,[79] 기본적으
로 약을 이용해야 한다고 말한다.[80] 그리고 한증을 두고는 "병
이 몹시 위급할 때 쓰는 것이므로 조심해야 하고, 두 번은 쓰지
말아야 한다. 왜냐하면 수명이 짧아질 수 있기 때문이다."라고
경고한다.[81] 땀을 과하게 흘리게 되면 망양증(亡陽證)이 되고,[82]
망양증은 인체의 신기(腎氣)를 부족하게 만든다.[83] 신기가 인체
원기(元氣)의 근원인 까닭에 땀을 자주 내게 하면 수명이 줄어
들게 되는 부작용이 생긴다는 것이다. 그 대표적인 사례가 중
국에서 있었다.

상한병에 땀을 내려면 표리(表裏)와 허실(虛實)을 살펴서 적당한 시일에
해야 한다. 만일 순차적으로 하지 않으면 잠시 편안하다고 하더라도 오장
(五臟)을 상하게 하며 수명을 단축하게 하니, 어찌 좋은 치료라고 하겠는
가? 옛날 남조의 범운(范雲)이 진무제(陳武帝)의 속관(屬官)으로 있었는데,
상한병에 걸려 왕이 주는 영예를 받지 못할까 염려하여 서문백(徐文伯)을
청하여 땀을 빨리 내줄 것을 간청하였다. 문백이 말하기를 "지금 당장 낫
게 하는 것은 아주 쉽지만, 2년 후에 죽을 것이 염려된다."고 하였다. 범운
이 "아침에 도를 깨달으면 저녁에 죽어도 좋다고 하였는데, 어찌 2년 후의
일을 가지고 두려워하겠는가?"라고 말하자, 문백은 곧 방을 덥힌 다음 복

숭아 잎을 펴고 범운을 그 위에 눕혔다. 얼마쯤 있다가 땀이 푹 난 다음 온 분을 몸에 뿌려 주니 다음 날 병이 나았다. 범운이 매우 기뻐하였다. 문백 이 기뻐할 것이 아니라고 하더니, 과연 2년 만에 범운이 죽었다.[84]

남조의 유명한 의사였던 서문백, 즉 서지재(徐之才)가 범운 의 간곡한 요청을 이기지 못하여 한증을 이용하여 치료하였지 만, 서지재의 경고대로 2년 만에 범운이 사망에 이른다는 고사 였다.『동의보감』의 이 경고는 조선의 의학계에 크게 영향을 미 쳤다.『동의보감』이 조선 후기에 널리 유행하여 의사를 비롯하 여 의학에 관심은 둔 식자들에게 필독서로 이해되던 상황이었 기 때문이다.

마침내 범운의 고사가 말해주듯이 한증을 이용한 발한의 방법은 매우 위험한 치료로 인식되기에 이르렀다. 가령 유만 주(兪晩柱, 1755-1788)가 준제(峻劑)의 사용을 경계하면서, 범운 과 서지재의 일화를『동의보감』전거로 자신의 일기인『흠영(欽 英)』에 기록한 이유도 그 때문이었다.[85] 그러나 한증의 위험성 은 약을 구매하여 이용할 수 있는 사람들에게만 통용되었다. 약의 사용이 어려운 일반 백성들에게 한증은 치료법의 하나로 꾸준히 애용되었다.

조선 후기 민간요법으로의 정착

한증 요법의 위험성이『동의보감』을 통해 제고되었지만, 한증 요법이 완전히 사라진 것은 아니었다. 특기할 사실은 조선 후기까지 서북 지역에서 꾸준히 남아 있었으며, 주로 약을 이용하기 어려운 하층민들이 이용하였다는 점이다. 가장 먼저 소개할 것은 정약용이 『흠흠신서(欽欽新書)』에서 기록한 평안도 지역의 한증막이다. 정조 22년(1798) 정약용이 곡산부사로 재임했을 당시, 황해도 신천(信川)에 사는 최특적(崔特赤)에게 구타를 당했던 사노(私奴) 섭상(葉尙)이 치료차 한증막을 이용했다가 죽은 사건을 조사하는 과정에서 그 실태가 드러난다.

> 서북에는 한증(汗蒸)의 방법이 있는데, 땅을 파서 움집을 만들고 돌을 깔아 마루를 만들고 아궁이[煖炕]를 내서 땔나무를 태워 쇠붙이를 달구듯이 불을 지핀다. 흙으로 만든 집을 단단히 밀폐하여 구멍이 하나도 있지 않게 한다. 이내 병자를 들여보내 땀을 내게 하는데, 기운이 답답하고 땀이 흥건할 때 움집을 나와 바로 얼음물로 들어가면 정신과 기운이 상쾌해지고 병이 씻은 듯이 사라진다. 노약자 가운데 죽는 사람이 많지만, 그것 때문이라고 여기지 않는다. 이는 대개 예맥(穢貊)의 풍속으로, 우리나라에 들어왔다.[86]

섭상이 구타를 당했다면 찰과상이나 출혈 등으로 기혈(氣血)이 허약한 상태였을 것이다. 의서에서 말한 대로라면 당연히 한증을 해서는 안 되었지만, 결국 참변을 당하였다. 마찬가지로 노약자 가운데 한증으로 죽는 경우도 많았다고 한다. 즉 한증의 위험성을 경고한 의학적 관점과는 상관없이 민간에서 운용되고 있었다. 그 이유는 무엇보다 그들이 다른 치료를 받기 어려운 하층민이었기 때문이다.

정약용의 묘사에서 그리 멀지 않은 순조 2년(1802) 이인행 (李仁行)이 이가환(李家煥)의 무리로 탄핵당하여, 위원(현재 자강 도, 압록강 인근 지역)으로 유배를 가서 남긴 기록에서 평안도 지 역의 한증막이 묘사되어 있다.

> 성내에 한증(汗甑)이 있다. 흙을 쌓아서 방을 만들고, 바람이 통하지 못하게 한다. 네모난 문을 하나 만들어 겨우 사람이 출입할 수 있도록 한다. 그 가 운데에 불을 땐 다음 치워버린다. 병자가 풀을 깔고 옷을 벗고 앉는다. 땀 을 흠뻑 흘리면 머리를 가볍게 하고, 기운이 되살아나도록 할 수 있다. 손 발이 저리고 위축된 사람은 바로 부드러워졌다고 하고, 배가 더부룩하고 변을 보지 못하던 사람은 막힌 기운이 열리고 통하게 되었다고 말한다.[87]

이인행이 시루[甑]라고 표현할 정도로 한증의 열기는 뜨거 웠다. 그런데 사람들이 고통스러워하면서도 날마다 가는 이유 가 그에게는 의문이었다. 이유는 다름 아닌 1문(文)만 내면 여 러 질병을 고칠 수 있기 때문이었다. 섭상이 다른 치료를 받지 못하고 한증을 선택했던 이유이기도 했다.[88] 저렴한 가격을 내 세운 것이기는 하지만, 한증이 상업적으로 운영되었다는 점에 서 상업화가 급속하게 전개되는 조선 후기 사회의 한 단면도 보여준다.

한편 위에서 제시된 병증을 검토하면 사지의 저림이나 경 련, 기운이 울체되어 나타나는 창만(脹滿) 등이 포함되었다. 이들은 한증에 적절한 증상들이었기 때문에 민간요법으로 이해되었다고 하더라도 의학적 고려가 전혀 없었다고 할 수 없다. 그 밖에 어떠한 증상일 때 한증을 이용하였는지 더 자세히 제시되어 있지 않지만, 그 고장 사람들이 한증을 단방으로 여길 정도로 자주 이용하여 침이나 뜸을 하는 경우가 드물었다고 설명한다.

무엇보다 이인행은 위원 지역민들의 한증 애용을 매우 이례적으로 이해하였다. 그래서 변경이 주는 위험함에 상시 노출되어 있던 까닭에 이들이 겁이 없기 때문이라거나,[89] 태어날 때 받은 기운이 달라서 뜨거운 불에 가까이하는 것도 꺼리지 않는다고 생각했다.[90] 이러한 점을 보면 이인행이 다른 곳에서 한증을 접한 적이 없었거나, 유만주가 한증을 경계했던 것처럼 위험하다고 인식한 측면이 있다고 생각한다.

정약용과 이인행의 언급에 따르면 서북 지역에서 한증은 일상적으로 행해지고 있었고, 저렴한 치료 수단으로 이해되었다. 그와 같은 풍습은 홍경모(洪敬謨)가 순조 19년(1819) 함경북도 안변 부사(安邊府使)로 부임하였을 때 지은 읍지인『학성지(鶴城志)』에서도 나타난다. 저자의 질문에 학성의 어떤 선비가 답하는 구성의 글에서, 그 지역에 한증막과 유사한 형태가 있음이 언급된다. "곳곳에 움집을 만들어 장작을 태워 뜨겁게 하는데, 병이 약간 있는 사람들이 항상 그 가운데 들어가 땀을 내는데, 관서의 한증막과 같았다."고 전한다.[91] 그런데 이를 두고 평안도 지역의 한증막과 유사하다고 하는 것을 보면, 조선 후기 사람들에게 한증은 평안도 지역의 특징으로 널리 인식되었음을 알 수 있다.

조선 후기 평안도를 제외한 다른 지역에서도 한증을 이용하였는지 여부는 불분명하다. 이와 관련하여 1930년 한증막을 조사한 이선근의 보고는 매우 흥미로운 사실을 알려준다. 개성과 같이 한증이 유행하는 곳에서는 집안에 한증소가 축조되어 있는데, 안악(安岳)도 개성처럼 집안에 있었다. 한편 황해도 재령(載寧)에는 울타리 안에 있고, 평안남북도에서는 산곡(山谷)이나 천변(川邊)에 조성한다고 하였다. 그리고 남쪽 지방에서는 다른 지방처럼 특정 지역에 설치하는 것이 아니라 임의로 한증막을 짓는다고 하였다.[92] 20세기 초반 한반도 각지에서 한증이 널리 이용되었음은 분명하다. 다만 19세기까지 서북에서만 유행하던 것이 전국적으로 보급된 것인지, 아니면 다른 지역에서도 꾸준히 이용되어 왔는지는 확인하기 어렵다.

나가며

조선 전기 의학의 발전상을 설명할 때, 세종 대는 매우 중요한 의미를 갖는다. 국가 중심의 의료기구가 점차로 완비되어 가고 있었으며, 관련한 여러 제도들도 정비되고 있었기 때문이다. 무엇보다『향약집성방』과『의방유취』의 편찬에서 보이는 학문적 축적은 후대에 가장 큰 영향을 미쳤다. 그러나 의료를 실행하기 위한 장치로서 향약의 검증 및 약재 조사, 육종 등에 기울인 노력 역시 빼놓을 수 없다. 특히 세종은 실제적이며 민간에서 실행할 수 있는 효과적 치료법에도 관심을 기울였는데, 그 가운데 하나가 한증이었다.

오한과 발열을 동반하는 상한이나 전염병의 일차적 치료인 발한을 위해서는 약재가 필요했다. 그러나 마황과 같은 대표적 발한제는 국내에서 공급하기 어려웠고, 전염병이 빈발하는 상황에서 저비용이며 효과적인 치료 방법으로 한증이 주목받았다. 그래서 동서활인원 주변에 한증소를 설치하고 다양한 국가적 지원책을 마련하여 한증의 효과를 기대하였다.

향약재 개발을 꾸준히 권장하고 마황과 감초 같은 약재들을 국산화하기 위하여 노력하였지만, 약재의 공급 상황이 급격히 개선되기는 어려웠다. 여전히 한증의 필요성은 강하게 존재하였지만, 그 위험성이 새롭게 부각되면서 정책적 지원은 더 이상 확대되지 못했다. 『의방유취』 편찬 과정 중에 한증은 위험한 치료라는 사실을 새롭게 인식하였기 때문이다. 특히 『동의보감』에서는 한증이란 불가피한 선택이며 수명을 단축한다고 강하게 경고하였다.

그러나 한증은 조선 후기에도 여전히 이용되었다. 무엇보다 한증이 갖고 있었던 장점, 즉 저렴한 비용 때문이었다. 준열한 약재의 이용을 꺼리는 조선 후기의 의학적 경향 속에서도, 약재의 사용이 어려운 계층을 중심으로 한증은 민간요법의 하나로 서북 지역을 중심으로 꾸준히 명맥을 이어 나갔다.

6

20세기 초
한의원 개량론

서양의학의 확대와 한의계의 대응

김성수

들어가며

1882년 혜민서가 혁파되고, 혜민서와 활인서가 담당하였던 역할이 광혜원(제중원)으로 옮겨졌다. 그렇다고 해서 의료 전반을 광혜원을 통해 해결할 수는 없었다. 무엇보다 광혜원은 병원으로 기능하였기 때문에, 혜민서에서 병자에게 약을 매매하였던 역할은 대체 가능했지만, 이외의 다른 의료시책 특히 활인서에서 주로 맡았던 빈민과 전염병의 대책은 사실상 전무하였다고 할 수 있었다. 전염병은 19세기 후반에도 여전히 조선의 큰 사회문제였고, 신문지면 등을 통해 위생에 철저해야한다는 논의가 점차로 퍼져나갔다. 기존의 양생론을 대체하여 근대적 위생론이 정착할 수 있는 계기가 마련되고 있었다.

이와 아울러 알렌의 활동과 적극적 제안으로 최초의 근대식 서양병원인 제중원이 처음으로 개설되었다. 적극적인 선교 의료활동 속에서 제중원이 확대 운영되면서, 실제 서양의료가 조선에 사는 사람들에게 소개되었다. 뒤를 이어 선교 단체를 중심으로 전국 각처에 병원이 설치·운영되었고, 일본 제국주의에 의해 대한의원과 각지에 자혜의원(慈惠醫院)이 차례로 설립되었다. 이처럼 위생론의 정착과 서양식 병원의 확대는 조선의 의료계 지형을 크게 변화시켰지만, 여전히 기존의 의원과 약방의 운영 역시 광범위하게 존재하였다.

특히 일본 제국주의에 의한 조선 강점과 함께 의료정책 역시 서양의학 중심으로 마련되면서, 조선 전역에서 활동하던 전통의학 의사인 한의사들은 새로운 사회적 환경에 적응해야 했다. 제도적으로는 이른바 한의학 말살정책이 시행되었고, 의료 현장에서는 서양식 병원이 더욱 증대되었다. 물론 병원의 확대에도 불구하고 여전히 인력과 병원은 부족하였고, 이는 한의사들이 계속해서 활동할 근거가 되었다지만 어떠한 형태로든 변화가 요청되었다. 그 노력은 한의학 중심의 단체를 만들어 조직화를 꾀하거나, 의학교 설립을 시도하는 것 등으로 표출되었다. 이외에 한의학의 학문적 성숙성을 이끌어내기 위해서, 일본이나 중국에서 새로이 유통되는 한의학 지식을 소개하기도 하고, 통신 강습을 기초로 한의학 강습소 운영에도 힘을 기울인다.[1]

이 글에서는 20세기 초반을 중심으로 한의사들의 변화 노력을 병원이라는 진료 장소에서 찾고자 한다. 진료 장소는 의사(의생)들이 임상을 실천하는 공간이기도 하지만, 동시에 자신의 지위를 드러내는 매개물이기도 하였다. 앞서 한의학교육이나 학술운동이 한의사(의생) 내부의 문제라고 한다면, 병원은 의사들의 공간이면서 동시에 진료를 받는 환자들을 위한 자리라는 점에서 외부의 시선을 무시할 수 없는 공간이다. 게다가 도시화 내지는 근대화가 가속화되는 일제강점기의 시대상에서 한의원의 변화 역시 이에 발맞출 수밖에 없으며, 그 변화는 한의학 이론의 변화와는 별개로 진행되는 근대화의 문제이기도 하였다.

대한의원을 비롯하여 서양병원의 등장과 이들 병원의 공간을 다루는 연구들이 주목했던 점은 바로 근대라고 하는 시선이 병원에 어떻게 투영되었는가의 문제였다. 그러나 당시 의학계의 상당 부분을 차지하고 있었던 한의원에 대한 관심은 전혀 없었다고 말할 수 있다. 물론 한의학의 특성상 서양병원처럼 복잡하고 체계화된 병원이 필요 없었을지도 모른다. 그러나 이는 한의학을 여전히 전근대적이며 근대화될 수 없다고 인식하는 저변을 극복하기 위해 노력한 20세기 전반의 한의사들의 노력을 충분히 이해하지 못한 처사이다.

자본의 부족과 병원으로 기능하기 어려운 법적 조항에도 불구하고, 한의사들은 어떠한 방식으로든 이를 대처하고자 하였다. 적극적이고 대규모적인 투자를 기대하기 어려웠지만, 최소한 실행 가능한 방안을 고려하면서 한의원에 대한 개량을 추진하고자 하였다. 이는 한의원뿐만 아니라, 한의사들에 대한 인식을 제고하기 위한 방편이기도 하였다. 이러한 관점에 따라 20세기 전반 일제강점에 의해 입지가 축소되던 한의계의 상황을 타개하기 위한 노력을 한의원이라는 공간을 통해서 살펴보고자 한다.

서양의학 확대와 한의의 쇠퇴

위생의식과 서양의학 확대

조선 사회에 가장 큰 영향을 미쳤던 질병은 전염병으로, 기근과 함께 주로 찾아오면서 많은 피해를 미치고 있었다. 조선 초기부터 온역(溫疫)을 비롯하여 두창(痘瘡)·마진(痲疹) 등 다양한 전염병이 빈발하였고, 국가적 노력에도 불구하고 그 피해의 규모는 매우 컸다. 한의학적 연구와 치료가 병행되었지만, 그것만으로 전염병을 극복하기는 사실상 어려웠다. 치료가 어려운 전염병에 대한 가장 효과적인 대책은 발생 이전에 피하는 것이었고, 동요하는 백성들의 민심을 수습하기 위한 제사를 지내는 정도에 그쳤다. 이러한 사정은 19세기에 들어서도 마찬가지여서,[2] 국가·사회적으로 중요하게 인식되었지만 전염병을 극복하기 위한 별다른 조치는 사실상 불가능했다.

그런데 1876년 개항으로 외국과 교역이 시작되면서, 국외의 전염병까지 동시에 전파되었다. 1879년 6월 부산을 통해서 전래된 콜레라는 개항의 영향으로 발생한 최초의 전염병 전파 사례였다.[3] 이때 동래부사였던 윤치화가 부산 주재 일본국관리관이었던 마에다 겐키치(前田獻吉)의 조언에 따라 절영도에 소독소와 피병원을 설립하였다. 그리고 바뀐 동래부사 심동신도 마에다 겐키치의 말에 따라 무역을 잠시 정지하고, 물건들을 저장할 창고를 절영도에 설치하였다. 그러나 부산을 통해서 전파된 콜레라는 한 달여 만에 한양을 비롯한 여라 지역에서도 유행하였고, 대책이 전무한 상태에서 여제를 지내는 것으로 귀결되었다.[4]

콜레라는 1886년에 이르러 다시 전국에 유행하였다. 처음에는 경상도 남단에서 시작되어, 전라도를 거쳐 한양과 경기에도 퍼져나갔다. 전염병은 사그라질 기세가 없었고, 전염병이 퍼져나감을 알려주고 있던 신문사에도 영향을 미쳤다. 일주일에 한 번씩 간행되었던『한성주보』역시 전염병 환자가 속출함에 따라 결호가 발생하게 되었고, 결국에는 면수를 줄이고 각 면의 행수를 줄이는 방식으로 이를 타개하고자 하였다.[5] 전염병은 일상의 모습들을 바꿔놓고 있었고, 주변에서 발생한 환자들은 질병에 대한 두려움과 함께 이를 극복하기 위한 대책에 관심을 기울이게끔 했다.

한양을 중심으로 전염병을 예방하기 위하여 환경위생을 강화하는 조치가 1896년 본격화되었다. 개화파가 주도하는『독립신문』을 중심으로 콜레라의 근원인 식수의 개선과 공중위생의 강화를 주장하는 논설이 계속되었으며, 그에 따르는 조치들이 하나둘 마련되기 시작했다.[6] 이러한 위생행정의 진척 정도는 '문명개화'라는 이름 아래 미화되었고, 문명개화를 위해서는 경찰력의 동원도 필수적이라고 이해되었다.[7] 위생이 문명의 척도가 되면서, 위생은 다양한 방면에서 정책의 정당성을 부여하는 하나의 논리로 작용하였다.

그런데 사회적 위생을 증진하기 위해서는 국가적인 행정 체계가 절실히 필요하였다. 1894년 갑오개혁에서는 내무아문에 위생국이 마련되어 전염병 예방사무를 관리하도록 하였고, 또한 경무청관제에서는 전염병 예방, 소독 등을 경무관의 소관 업무로 정하였다. 그리고 1895년 3월에는 '칙령53호'에서 위생국에 위생과를 두고, 전염병·지방병의 예방과 종두, 그리고 일체 공중위생에 관한 사항 등을 담당하도록 하였다. 이때 국가가 담당해야 하는 위생의 범위는 개인위생과 공중위생 전 부분에 걸치지만, 무엇보다 주목받은 것은 위생을 담당할 인력의 배출이었다.[8]

마침내 학부의 건의에 의해 의학교가 설치되고, 의학교의 설립과 제반 규정을 정한 총 13개조의 「의학교 관제」도 제정되었다. 의학교의 설립을 통해 대한제국에서는 서양의학과 전통 한의학의 병존을 기획하였지만, 아무래도 무게의 중심 추는 서양의학으로 기울고 있었다. 그렇지만 1899년 설치된 광제원에 한의사들을 배치한 데서 드러나듯 한의학을 계속 유지하고자 하였고 한의사 역시 의사로 인정받고 있었다. 그러나 1905년 통감부의 설치와 1910년 한일합병으로 이러한 방향은 크게 변화하게 되었다.

메이지유신을 계기로 근대화를 추진하였던 일본은 기존의 전통의학을 부정하고 서양의학 일변도의 의료체계를 수립해가고 있었다. 그들이 추진한 근대화에는 서양의학이 강점으로 내세웠던 외과적 진료의 우월성과 함께 국가적 차원까지 미치는 위생행정 체계가 적합하였기 때문이었다. 이를 통해 제국주의 침략의 첨병이라고 할 군대의 위생을 강화하고, 나아가 조선에 세워지는 관립병원에 육성된 군의들을 파견함으로써 조선에서 일본이 주도하는 서양의학의 우월성을 인식시키려고 하였다.

이러한 일본의 의료정책이 통감부 설치 이후 식민지 조선에 강제로 이식되었다. 먼저 통감부에서는 중앙의료기관을 장악함으로써 조선의 의료체계를 장악하려고 하였다. 그리하여 궁내부 소속 적십자사병원과 내부 소속 광제원, 학부 소속 의학교 부속병원을 통합하여 1907년 대한의원을 설치하고, 이를 토대로 식민지 의료·위생체제를 구축해나갔다. 그리고 1909년을 시작으로 지방에는 자혜의원을 차례로 설치하여 영향력을 확대하였다.

대한제국 시기와는 다르게 서양의학만을 인정하는 일본의 정책 기조에 따라 전통 한의학을 철저히 말살하려는 시도가 계속되었다. 대표적으로 1913년 반포된 「의사규칙」과 「의생규칙」에 의거해 한의사는 의사가 아닌 '의생'으로 자격이 추락하였고,[9] 그나마 최초 면허자를 제외하고는 5년의 한시 면허만을 발급받을 수 있었다. 20세기 초반 서양의학이 강화되는 속에서도 동제학교(同濟學校)를 설립하고, 대한의사총합소(大韓醫士總合所)를 조직하는 등 한의학의 전통을 굳건히 지키면서, 발전을 꾀했던 노력들이 한순간에 좌절된 것이다.

일본 제국주의 주도에 의한 위생체제의 형성과 서양의학으로의 강제적 일원화 속에서 한의학은 점차 도태될 위기에 처하게 되었다. '의생'이라는 용어가 주는 거부감, 그리고 '의생' 신분이 한시적이어서 주기적으로 면허를 갱신해야 한다는 불리한 조건들에 한의계는 반발하기 시작하였다. 1915년 창덕궁에서 개최된 전국의생대회(全國醫生大會)를 시작으로 1915년 전선의회(全鮮醫會)를 결성하여 조직화를 꾀하였으며, 한편으로 1913년 『한방의약계(韓方醫藥界)』를 출발점으로 『동서의학보(東西醫學報)』, 『조선의학계(朝鮮醫學界)』 등 학술지의 간행을 통해 일본 제국주의의 한의학 말살정책에 의한 현 상황 타개와 함께 한의학의 근대화를 다양한 방면에서 모색하였다.

그렇다면 조직의 건설과 잡지의 창간 등을 통해서 한의계가 의도한 것은 무엇이었는가? 『한방의약계(漢方醫藥界)』에서는 발간의 주체인 조선의생회의 규칙을 제시하는데, 규칙 제3조에 따르면 의생회의 목적은 다음과 같다.

> 본회는 한방의업(漢方醫業)에 종사(從事)하여 의학의 깊은 이치를 강구(講究)하며, 의학강습소(醫學講習所)를 설립하여 후진을 양성하는 것을 목적으로 함.[10]

조선의생회에서 내건 목표는 한의학 연구와 교육이라는 두 가지 초점에 맞춰져 있었다.[11] 즉 한의학 이론에 대한 일반적 정보를 제공하는 이외에 진행되고 있는 새로운 연구를 회원들에게 알려주고, 동시에 이를 근간으로 '의생'의 교육에 이용한다는 것이다. 뿐만 아니라 조직화를 꾀함으로써 '의생'들의 목소리를 낼 수 있는 장을 만들고, 당면한 과제들을 함께 논의함으로써 새로운 돌파구를 찾고자 하였다.

대표적으로 『한방의약계』의 가장 첫 글인 사설에서 한의약의 개량을 주장한 것에서 그 일단을 찾을 수 있다. 주필이었던 최재학은 20세기 전반 서양의학에 의해서 점차로 자리를 잃어가는 한의약이 살아남기 위해 필요한 것이 무엇인가를 차례로 검토한다. 결론적으로 한의학 연구의 매진과 함께 그들에게 새로운 학문인 서양의학도 충분히 습득할 필요가 있다고 주장하였다. 이와 더불어 잡지의 편집인들이 주목한 것은 한의학의 당위성이었으며, 역사적 사실을 통해서 증명하고자 하였다. 『동의보감(東醫寶鑑)』을 저술한 허준(許浚), 조선적 의학의 특성이라고 할 도가적 성격을 강화시켰던 인물인 정렴(鄭磏) 등을 내세움으로써, 조선의 한의학이 갖고 있는 역사성·특수성을 강조하고 서양의학과 대비되는 한의학 나아가 조선의학의 우수성을 알리고자 하였다.

그러나 서양식 병원이 점차 늘어나면서 한의사들의 처지는 더욱 불안해졌으며, 가장 크게는 경영의 어려움으로 나타났다. 물론 유치옥(劉致玉)의 황금당대약포(黃金堂大藥鋪), 최성필(崔聖弼)의 영창당건재약국(永昌堂乾材藥局), 이응선(李應善)의 화평당대약방(和平堂大藥房)과 같이 큰 자본을 축적한 한약업자들도 존재하기는 하였다.[12] 게다가 이응선은 부속의원인 조선병원(朝鮮病院)을 만들어서 의사와 '의생'을 고용하기도 했지만, 이는 매우 예외적인 사례로 보인다. 대부분의 한의원은 영세하게 운영되었으며, '의생'의 존재가 불안했던 만큼 경영 역시 불안정하였다.

경영의 위축은 다시 한의계를 움츠러들게 만드는 요인으로 작용하였고, 이를 극복하기 위해서는 돌파구가 필요하였다. 그렇다면 20세기 전반 한의원의 모습은 어떠하였을까? 서양의학과 한의학이 비교되는 것처럼 서양식 병원과 한의원은 어떻게 비쳐지고 있었는지 살펴보도록 하자.

서양병원과 한의원

조선에 서양의 근대의학이 본격적으로 알려지게 된 계기는 1884년 갑신정변 와중에 부상을 입은 민영익을 치료한 알렌으로부터 시작되었다. 알렌의 수술 덕분에 민영익이 회복되는 사건을 계기로, 서양의학교 건설계획을 갖고 있었던 조선 정부의 의도가 실현되었다. 1885년 1월 알렌의 '병원건의안'이 제출되고 4월에 광혜원의 설립 재가가 나면서, 조선인도 서양인에 의한 진료, 그리고 진료가 행해지는 새로운 형태의 병원을 접하게 된 것이다.

재동에 처음 설치되었던 제중원은 40병상을 가진 600평 규모였는데, 이는 이전의 의원이나 약방과 비교가 되지 않는 규모였다. 또한 건물 양식은 전통가옥을 그대로 이용하고 있었지만, 그 안에 배치된 시설들 역시 낯설었다. 외래진료실과 수술실, 약국 이외에 외과병동, 일반병동, 부인병동과 독방 및 특별병동 등이 설치되어 있었다. 그리고 추가로 강의실과 실험실, 진료를 위한 환자대기실과 사무실 등이 속속 설치되었다.[13]

큰 규모에다 갖추고 있는 시설들은 종래의 약방과는 사뭇 달랐다. 한옥의 툇마루 한쪽에 마련된 커다란 약장과 천장에 매달린 약재 담긴 첩 봉지, 마루 옆에 있는 방에서는 노구의 의원이 진맥을 하거나 침구를 하는 모습에서 연상되는 한의원의 구조는 병원이라고 말하기 어려웠다. 따라서 기능적으로 분화·분리된 공간 안에서 진찰과 치료, 때로는 입원이 이루어지는 병원은 완전히 새로운 구조였다. 아울러 근대의학과 과학의 발전에 따라 의료기기가 속속 발달하면서, 실험실과 의료기구실은 더욱 확대되었다.

1904년에 완공된 새로운 병원인 세브란스병원은 제중원에 비해 더욱 완비된 시설을 갖추었는데, 병원의 구조와 규모가 더욱 확대되었다. 가로, 세로가 13m, 27m의 규모에 3개 층을 가진 현대식 건물은 총 300평에 이를 정도였다. 외래를 담당하였던 지하에는 3개의 대기실, 1개의 진찰실, 1개의 실험실, 약국, 약품창고, 석탄저장고, 주방, 세탁실 등이 배치되었고, 1층에는 의사의 사무실, 엑스선실, 증기탕, 물리치료를 위한 기구가 마련된 시설, 입원실, 화장실, 목욕실 등이 있었다. 마지막으로 2층에는 7개의 입원실, 목욕실, 화장실, 간호사실, 수술실 등이 있었다.[14]

3층의 규모로 지어진 세브란스병원에 이어 1908년 10월 개원한 대한의원은 서양 근대의 위용을 뽐내기에 충분하였다. 외과, 내과, 안과 등 분과별로 마련된 진료실과 수술실, 실험실 등을 갖춘 2층 벽돌조 건물에 시계탑까지 건설된 대한의원은 일본 제국주의와 근대의학의 상징처럼 기능하였다.[15] 그리고 이와 유사한 형태로 전국 각지에 자혜의원이 계속해서 신축 혹은 증축되었고, 개인에 의한 병원의 설립도 점차로 확대되었다.

이에 총독부에서는 「사립병원 취체규칙」을 마련하여 병원의 구조와 설비에 대한 표준을 정하였다.[16] 그리고 이에 대한 설명이 『매일신보』에 상세하게 실렸는데, 병원 개설을 의도하는 사람들에게 정보를 제공하기 위함이었던 것으로 보인다. 이때 병원의 설립에 있어서 가장 중시된 요건은 위생의 유지였다.

병원은 최우선적으로 공장이나 병원의 목적을 방해하는 영업소 없이, 한적하고 공중위생에 해로움이 없으며 깨끗한 음료수를 공급할 수 있는 곳이어야 했다. 또한 병실은 인근 건물과 일정한 거리를 두고 지어져야 하며, 출입문 이외에 비상출입구도 만들어야 했다. 병실의 규모는 최소한 두 평 이상이 되어야 하는데, 환자 한 사람당 한 평 반의 면적을 할애해야 했다.

그리고 병원에는 주방과 목욕탕, 세탁장을 만들고, 바닥은 물이 스며들지 않는 재료를 사용한다고 규정하였다. 그리고 화재를 대비해 소화시설도 마련해야 했다. 무엇보다 중요하게 여긴 것은 전염병실이어서 매우 상세한 규정을 두었다. 총 9가지로 제시된 내용은 다음과 같다.

① 병실 바닥은 3치 이상 콘크리트로 만들어야 하며, 마루나 온돌로 만들어도 상관없다.

② 병실의 벽은 석재벽돌로 표면을 반들반들하게 만들어야 한다.

③ 목욕탕, 소독장의 벽은 석재벽돌이나 아스팔트 등으로 3치 이상의 두께로 한다.

④ 주방과 시체를 보관하는 곳에서도 ③과 같이 한다.

⑤ 변기는 사기로 만든 것을 사용하고, 땅속 정화시설은 벽돌이나 콘크리트로 한다.

⑥ 더러운 물을 저장하는 곳은 아스팔트나 콘크리트로 만든다.

⑦ 수도를 놓는다.

⑧ 병실, 부속실, 목욕탕 등의 벽은 틈이 없도록 하고 바닥에는 (방수를 위해) 리놀륨이나 비슷한 재료를 사용한다.

⑨ 병실에 다다미를 깔려면 더러운 것이 스며들지 않도록 그 위에 고무 헝겊을 깔아야 한다.[17]

　이처럼 병원시설에서 중요한 것이 위생이었고, 주된 목적은 전염병의 예방 내지는 전염병 확산의 방지였다. 커다란 건축물에 위생이라는 명목으로 깔끔하게 정비된 현대식 건물의 서양병원이 속속 들어서자, 이는 한의계에 커다란 위협으로 다가왔다. 무엇보다 병원과 한의원의 비교로 그려지는 서양의학과 한의학의 우열이 일반인들의 인식 속에 자리하게 된 것이다.

　　의사가 아닌 의생이라는 직업군으로 규정된 한의사들이 운영하는 대다수의 한의원은 영세하고 환경 자체가 열악하였다. 그러한 사정을 잘 보여주는 것이 1932년『매일신보』의 한 기사이다. '신구 대조(新舊對照)'라는 기획 아래 연재된 기사 가운데, 한의원과 병원을 비교한 글이 있어 주목을 끈다. 서두에 '어느 때 보아도 한 모양–십 년 전이나 지금이나 조금도 변천이 없는 한약방'이라는 말로 시작하는 이 기사는 한약방의 실태를 적나라하게 지적하고 있다.

> 옛날 같으면 배를 가르고 갈빗대를 베어낸다는 것은 꿈에도 생각하지 못할 일이다. 그러나 날로 발달되어가는 현대과학문명은 어느덧 우리의 갈빗대 하나쯤 베어내는 것은 예사의 일이 되고 말았다. 십 년 전에는 대한병원과 제중원 등이 있었고, 개인의 사설병원이라야 안상호(安尙浩), 박종환(朴宗桓) 등의 몇 개밖에 없었으나, 지금은 여기저기 큼직큼직한 병원이 즐비하게 늘어섰다. 그 반면에 한약방은 작고 좁게 되었으니, 지금은 북쪽으로 가회동 막바지나 작골 꼭대기 등이 아니면 그의 존재를 찾을 수가 없다. 그에 따라 한방의 생활도 여지없이 파열을 당하고 있다.[18]

　　점차로 늘어가는 서양식 병원의 틈바구니에서 한의를 업으로 하는 '의생'들의 진료는 점차 축소되고 있었다고 전한다. 처음에는 대한의원과 제중원을 비롯하여 약간의 사설병원만 존재하던 것에서 여지저기 현대식 건물로 치장한 대형 병원들이 운영되는 상황으로 전개되고 있었다. 이러한 사실을 지적하

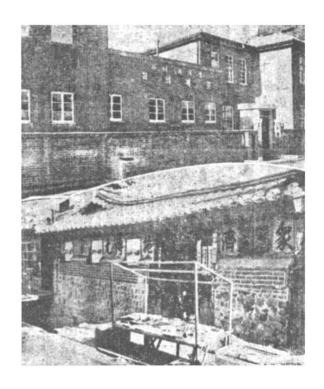

〈그림 1〉「병원과 한의원의 비교」, 『매일신보』, 1932. 1. 8.

듯, 신문에서는 벽돌을 쌓아 지어진 서양병원 홍제의원과 전통 가옥에 '박시제중(博施濟衆)'이라는 간판을 내건 한의원을 대비시켜 보여준다. 기사에서 병원에 비하여 한의원이 매우 초라하게 그려진 것은 어쩌면 기자의 의도된 과장일지도 모른다. 그렇다고 하더라도 신문지면을 통해서 묘사된 한의원의 이미지는 현실과 크게 괴리되지 않았다고 보인다.

그런데 기사에서 주목할 것이 한 가지 더 있다. 기자는 병원과 한약방 그리고 양의와 한의를 한군데 묶어서 대비하여 서술한다.

이 두 가지의 대조는 건물로 보든지 인물로 보든지, 석금의 차이와 동서의 구별이 현저하다. 조선 건물에다 조그만 들창을 밖으로 두세 개 내고 탕건에다 갓을 아울러 쓴 중늙은이가 담뱃대를 길게 물고 앉아 있는 한약방의 한의와 보기 좋은 가옥 안에서 양복 입은 젊은 의사가 또한 손에는 청진기를 들고 환자의 등을 어루만지는 양의의 모습.

웅장한 병원과 초라한 한의원, 양복에 가운을 걸친 젊은 의사와 담뱃대를 문 중늙은이 한의사. 건물과 주변 환경을 통해 서양의학의 우월함과 한의학의 쇠퇴함을 그대로 드러내며, 동시에 사람들에게 이제 시간은 흘러 중늙은이의 한의학은 사라질 수밖에 없는 존재임을 은연중에 암시한다. 그 자리는 서구식 건물 안에 양복을 입고 손에는 청진기를 든 젊은 의사가 대체할 것이었다.

1920년대 후반 경성부내 골목마다 허다하게 개설한 3,000여 개의 한약국에 대한 사람들의 인상은 바로 위와 같았을 것이다.[19] 게다가 과거의 건물을 그대로 이용한 한약국 혹은 한의원의 경우, 여러 위생상의 문제가 대두할 수밖에 없었다. 비좁은 형태로 구획되어 채광과 통풍이 여의치 않은 전통가옥의 문제점이 고스란히 노출되기 때문이다. 1932년 『동광』에 실린 글은 그러한 사정을 다음과 같이 말하고 있다.

> 우리의 사는 주택을 살펴봅시다. 우리의 재래 주택의 가장 큰 위생적 결함은 채광과 환기의 불완전한 점일까 합니다. …… 사실 이 채광의 부족이 건전한 신체의 발육을 저해합니다. 여러분은 방속에서 애지중지하여 키운 아이가 적삼이나 입혀서 아무렇게나 나다니게 굴려 버린 아이보다 얼마나 약하고 다병(多病)한가를 잘 아실 것입니다. 이번에 집을 지으시거든 초옥삼간이라도 공기와 일광이 잘 통과할 창문을 많이 내서서 부귀빈천의 구별 없이 공평하게 비치는 일광을 많이 받으시도록 하십시오. 그렇게 하면 반드시 건강을 보전하시리라고 믿습니다.[20]

경성제대병원(京城帝大病院)에서 근무하는 김성진(金晟鎭)이 쓴 이 글은 전통가옥의 위생상 문제점을 거론한 것으로, 골목골목 위치했던 소규모 한약방(한의원)이 가진 가장 큰 위험 요소를 알려준다. 이는 위생의 시대에 뒤떨어진 한의원의 한 모습이었으며, 한의원의 개량을 말한 때면 언제나 위생을 강조하게 되는 계기이기도 하였다.

1910년대 한의계의 대응

한의약 개량론의 전개

일본 제국주의가 식민지 조선의 의료체제의 중심으로 서양 근대의학을 설정·운영하고, 곳곳에서 거대한 서양식 병원들이 개설되는 가운데 한의사(의생)들은 변화의 필요성을 절실하게 느끼게 되었다. 1913년 한방의사연찬회(漢方醫師研鑽會)와 강구회(講究會)가 합병하여 설립된 조선한방의사회(朝鮮漢方醫師會)의 부회장이며, 자생의원장(慈生醫院長)이었던 김성기(金性璂)는 신문지면을 통해 한의학을 하는 '의생'들도 신학문을 배워야 하며, 소독법·검시법 등을 익혀서 현대에 적응하는 의사가 되기를 바란다고 말한 적이 있었다.[21] 그런데 이를 기록한 신문에서 김성기의 이야기와 함께 당시 대표적인 서양의사라고 할 안상호(安商浩)의 이야기도 같이 실린다.

여기서 안상호는 의사(한의사)계에 대한 희망을 피력하면서, 자신이 유학했던 일본에서의 경험을 소개한다. 그는 한의사들이 기초 의학인 해부학·화학·생리학 등의 소양이 없고, 치료에서는 소독하는 방법 등을 전혀 모르기에 이를 충분히 익힐 것을 요청하였다. 그렇게만 된다면 자신이 목도한 일본의 사례와 같이 한의학도 충분히 경쟁력을 갖출 수 있다고 주장하였다.

한방의는 장차 몇 년이 지나지 않아 멸망할 것이라고 생각하여서 자포자기에 빠지지 말라. 내지(일본)에서는 다음과 같은 예가 있으니, 한방으로 의술을 행하던 자가 멸망은 고사하고 신의학을 더욱 연구하여 금일에 이르도록 굉장한 병원을 건축하고 설비와 의술이 신진의 (서양)의사와 비견할만한 자가 적지 않다.[22]

안상호의 본의인지는 확인하기 어렵지만, 많은 한의사들은 일말의 희망을 갖고 있었다. 대신 안상호가 주장한 것처럼 한의학을 발전시키기 위해서는 보다 체계적인 기획이 필요하였다. 그 최초의 논의가 한의사들의 최초 조직이라고 할 조선의생회(朝鮮醫生會)에서 1914년 1월에 발행한 『한방의약계(漢方醫藥界)』 2호에 실린 최재학의 「한방의약(漢方醫藥)의 개량(改良)」에서 여실히 드러난다. 최재학은 "세상의 논자들이 모두 한방의약은 개량하지 않을 수 없다고 말하니"라고 하여, 한의학의 개량이 반드시 필요하다는 점이 당시 사회에 널리 퍼져 있었음을 암시한다. 그 역시 이에 동조한다고 말하면서 과연 개량을 말하는 사람들의 논의가 현실성이 있는지를 따지겠다고, 세 가지 측면에서 고찰하고 있다.[23]

그 첫 번째는 진찰 기구에 관한 것이었다. 즉 서양의학에서는 진찰 기구로 크게 네 가지를 이용한다고 설명한다. 먼저 체온계, 맥박계, 청진기, 현미경을 이용하여, 열의 정도와 맥박의 수치 및 심장의 박동과 세균의 유무를 관찰한다. 이상의 기본적인 기구 이외에도 눈과 후두, 요도, 자궁, 대장 등을 살피는 진찰 기구가 있어서, 진찰 과정에서 소루할 여지가 없어지는 장점이 있었다. 그러나 한의학에서는 이와 같은 기계가 없고 의사가 자신의 손을 이용하여 진맥하는 방법만이 있으므로, 정밀한 기계를 갖추어서 진찰을 충분히 해야 한다고 말한다.

두 번째는 약재의 이용과 관련한 문제였다. 서양의학에서 사용하는 약재는 여러 가지 면에서 한의학의 약재 사용보다 우월하다고 말한다. 무엇보다 서양의학에서는 화학적 방법을 사용하여 유효 성분만을 추출하여 제약하기 때문에 탕약을 달이는 번거로움이 없을 뿐만 아니라, 특히 적은 분량만으로도 효과를 거둘 수 있기 때문에 복용의 양이 적어서 편리하며, 휴대와 보관에도 장점이 있었다.

반면에 한의학에서 사용하는 약재는 초근목피를 그저 칼이나 작두로 거칠게 잘라서 끓이거나 볶아서 사용하기 때문에, 약성을 온전히 다 얻지 못한다고 말한다. 그렇기 때문에 약의 분량 역시 많아져서, 아이들은 물론이고 어른들마저도 약의 복용을 꺼린다. 그러므로 이를 개량해야 하는데, 무엇보다 복용의 편의성을 꾀해야 한다고 주장한다.

세 번째는 병원 설비였다. 19세기 후반 개항 이후 일본이나 서구를 방문하였던 일부 지식인들에 의해서 소개되었던 위생에 대한 인식은 이어진 『독립신문』의 논설들을 통해 점차 확고해지고 있었다. 아울러 새로운 전염병인 콜레라의 유행과 뒤이은 콜레라 예방규칙 등을 통해서, 이제 위생은 일반인들에게도 널리 알려졌다. 따라서 질병을 치료하는 곳인 병원 역시 위생이라는 관점에서 설비의 개선이 필요하였다.

위생뿐만 아니라 서양식 병원에는 진찰실과 약제실, 환자

대기소 등이 질서정연하게 구별되어, 환자의 대기와 의사의 진료에 효율적으로 공간이 구분되어 있었다. 그에 반하여 현실의 한의원은 그렇지 못하다는 폐단이 지적되었다.

> 세 번째로 말할 것은 병원 설비이다. 대개 서양의학을 익힌 의사들이 말하는 병실은 비록 크지 않더라도 매우 청결하며, 병실 구조에 법도가 있어서 진찰실, 제약소, 대합실 등 각각 질서정연하다. 한방의사의 약방은 심히 비루하지 않다고 할지라도 먼지가 가득하고, 구조에도 법도가 없어서 진찰소, 제약방, 대합실과 같은 구분이 전혀 없어서 복잡한 폐단이 매우 많다. 이는 반드시 급선무로 고쳐야 할 것이다.[24]

물론 한의·한약방에서도 이러한 공간이 필요하였지만, 이는 결국 병원 혹은 의원에 투여할 수 있는 자본의 여력이 어느 정도인가에 달린 문제이기도 하였다. 그런 면에서 최재학은 병원의 크기나 개별시설의 현대화 등에 주목하기보다는, 청결과 위생, 공간의 구분에 주목하였다.

이상에서 논의된 세 가지 항목은 최재학도 어느 정도 긍정하고 있었던 한의학의 부족한 부분이자 개량의 우선 요소들로 여겨졌던 내용이었다. 가장 먼저 거론된 진찰 기계의 사용에 대해서는, 필요한 일이지만 그에 앞서 의사의 능력을 향상시키는 것이 우선임을 강조한다. 즉 서양의 진찰 기구의 사용법을 별도로 배우지 않고서는 사실상 적용이 불가능할뿐더러, 과거의 뛰어난 의사들이 그와 같은 기계가 없음에도 성과를 거두었음을 지적한다. 그다음으로 약재의 이용과 관련해서는 아직 사람들이 서양의 약보다는 한약을 선호하는 까닭에 약재의 개량이 필요하지만, 그에 앞서 사람들의 인식을 제고하는 것이 요청된다고 말한다. 그리고 병원의 정비는 재정적인 어려움이 있지만, 가급적이면 개량을 꾀하는 방향으로 가야 함을 강조한다.

최재학이 병원의 개량을 언급한 것은 적절하였지만, 이는 자본의 부족이라는 현실 앞에서 취할 수 있는 최소한의 대책이었다. 그에 반해 압도적인 규모의 병원과 잘 정비된 시설, 다양한 진료 기구, 위생적으로 관리되는 서양식 병원의 모습은 당시에 활동하던 한의들에게 부러움과 위협의 대상으로 인식되었다. 1914년 『의약월보(醫藥月報)』에 당시 의료계의 현황을 파악하면서, 총독부의원 및 자혜의원 19곳, 사립병원 개업소가 209곳, 공의가 173명 등 항목별로 자세히 밝혔다. 이러한 정보를 제공한 데에는 이에 비교되는 한의원의 여건에 대한 고심의 흔적이 묻어 있다.[25] 한의들은 어떠한 방식으로건 대책을 세워야 할 필요성이 있었다.

특히나 병원 내지 서양의학에 대한 위기감을 고조시킨 것은 두 가지 사건에서 비롯되었다. 최재학의 글이 나오고 반년 정도 뒤인 1914년 6월 총독부에서는 의생들을 동원하여 대한의원을 시찰하도록 하였다. "일정한 규모가 없이 약도 팔고 의원 노릇도 하는" 현황을 개선한다는 명목 아래에 북부경찰서와 동대문경찰분서, 서대문경찰분서를 중심으로 관내에 있는

약 170여 명의 의생들이 총독부의 자랑인 대한의원을 관람케 한 것이다.[26]

이를 참관한 의생 김동훈(金東薰)[27]에 따르면, 총독부의원의 각 과를 순차적으로 관람하고 동시에 설비들도 살펴볼 기회를 얻게 되었다. 그는 '평생 한번 보고자 하였던' 엑스선실을 상세하게 관찰할 수 있었던 것이 커다란 행운이었다고 말한다. 또한 병원 내의 업무가 어떻게 진행되는지, 환자의 수용과 치료가 행해지는 방법은 어떤지 등에 대해서도 크게 감명을 받았다고 전한다. 그는 이를 의학 발전의 계기로 삼아야 하겠다는 다짐과 함께 의학강습소에도 반영하여 '의약제도를 쇄신발전' 시키겠다는 소회를 피력하기도 하였다.[28]

대한의원의 시찰은 서양병원과 서양의학이 갖고 있는 장점들, 그리고 이를 주도하고 있는 제국주의를 선전하려는 의도가 크게 반영된 것이었다. 그리고 총독부의 의도가 더욱 분명하게 드러난 사건은 1915년 9월 11일부터 10월 30일까지 거행된 조선물산공진회(朝鮮物産共進會)였다. 공진회에서는 1·2호관에 각각 여섯 개의 부스를 마련하여 일제강점 이후 조선에서 이루어진 산업화를 전시하여, 제국주의 침탈을 정당화하려는 의도를 내비쳤다. 이 중 2호관에 마련된 위생급자혜구제부(衛生及慈惠救濟部)에는 의료기관의 분포, 병원 설비 및 의료용구, 소독소, 전염병 예방에 관한 시설 및 성적, 공중위생에 관한 시설 및 성적, 위생에 관한 조사와 통계, 자혜구제사업의 방법 및 성적 등에 관한 내용을 전시하고 있었다.

공진회를 참관하였던 최동섭은 의료에 관련한 내용을 한 의계의 잡지였던『동의보감』에 아래와 같이 소개하였다.

(공진회의) 11번째 부분은 자혜구제(慈惠救濟)였는데, 우리 의생들로서는 가장 유의할 것이어서 눈을 똑바로 뜨고 관람하였다. 위생에 관련된 것이 64점이 출품되었으며, 자혜구제가 844점이었다. (총독부) 5년간 진료 사업의 성적이 얼마나 진전되었는지를 보여주고 있었다. …… 도표(세균의 모형도 있었음)와 모형으로, 혹은 실물로 진열하고 설명을 붙여 놓았는데, 신구(新舊) 약품(藥品)의 비교와 신구 의료구(醫療具)의 비교를 보여주어 서 의학이 발달한 정도를 밝혀 놓았다. 인체의 표본과 모형으로 생리 조직 을 설명하고 또 조선에서 예부터 있었던 치료 기구와 인체도를 두어서, 한 방의와 서양의 사이의 우열을 비교하였다. 엑스선 사진으로 인체에 질병 이 있는가를 검사하는 실제 모습을 보여주었으며, 기타 치과, 피부과, 외 과, 내과, 안과, 이비인후과, 정신병과, 소아과, 부인과 등을 구획하여 질 병치료의 상태와 치료 중의 경과 및 치료 후의 상태를 사진과 도표로 보여 주었다. 그 가운데에서도 난치증(難治症)으로 몇 년 동안 고생하던 환자가 총독부의원(總督府醫院)이나 도(道)내 자혜의원(慈惠醫院)에서 치료를 받 고 불과 며칠 만에 완쾌된 모습이 역력한 것은 보는 사람으로 하여금 특히 주목을 끌었다.[29]

최동섭은 총독부의 의도가 무엇보다 '신구 의학(新舊醫學)' 으로 표현된 한의학과 서양의학의 비교, 그리고 총독부에서 추 진하는 서양의학 중심 의료정책을 홍보하는 데 있음을 정확하게 파악하고 있었다. 문제는 공진회에 참관하는 조선인들에게 비쳐질 한의학의 모습이었다. 서양의학의 우수성 홍보는 결국 한의학의 열악함을 거꾸로 드러내는 장치에 불과했기 때문이었다. 또한 공진회가 공식적·공개적인 전시회라는 점에서, 참관하는 많은 사람들에게 미칠 영향을 매우 클 수밖에 없었다.

이에 1913년경 조직되었던 조선의생회의 뒤를 이은 전선의회(全鮮醫會)에서는 1915년 9월 21에 임시 사무소를 개설하고, 24일에는 의생대회(醫生大會)를 개최할 것을 발표하였다. 그리하여 10월 1일에는 발기인총회를 개최하고, 10월 23일과 24일 양일간에 걸쳐 창덕궁에서 전국의생대회가 열렸다. 의생대회 개최 일정이 매우 촉박하게 전개되었던 이유는 앞서 공진회가 개최되는 가운데 한의학계의 위기의식이 고조되면서 급히 추진되었기 때문이었다.[30]

한의원의 위생 강화

이론·임상적인 차원에서 서양의학과 동양의학은 커다란 차이가 있었지만, 한의사들은 새로운 학문인 서양의학을 배워야 한다는 필요성에 대해 크게 공감하고 있었다. 이완규는 동양의학이 쇠퇴한 가장 큰 이유가 바로 동양에는 온고(溫故)만 있으며 지신(知新)이 부족했기 때문이라고 주장한다. 이는 '지신' 즉 서양의학을 배워야 한다는 말이었고, 그중에서도 위생이 큰 자리를 차지하고 있었다.

육안으로 보이지 않는 것을 수천 배로 확대시켜주는 현미경이 세균을 보게 해주며, 골절에 난 상처는 엑스광선이 비춰주며, 정신과 운동의 작용은 대·소뇌에 매여 있음을 확인시켜 준다. 풍병(風病)과 담병(痰病)은 신경에 속해 있음은 물론이거니와 몸 안의 병은 해부술로 알 수 있으며, 난산의 경우에는 기기를 이용하여 출산을 재촉하고, 두창 귀신은 우두로 멀리 쫓아내고, 전염병 귀신은 소독으로 몰아낸다.[31]

그가 언급한 서양의학의 뛰어난 점은 현미경을 통해 세균을 발견하고, 엑스선을 이용하여 골절 등의 외과적 치료에 이용하며, 뇌신경의 작용과 해부술 등이며, 마지막으로 우두 접종을 통한 천연두의 제거 및 소독으로 전염병을 제거하는 것이었다. 마지막의 세균과 소독은 결국 위생과 관련된 문제였다.

따라서 한의사들도 위생에 큰 관심을 갖고 있었고, 『한방의약계』를 비롯하여 한의계 잡지에서 위생에 관한 논설이 계속되었던 이유이기도 하였다. 그리고 자신들 개인의 위생뿐만 아니라, 그들이 의료를 실천하는 장소인 한의원에도 그대로 적용되는 문제였다. 서양식 병원시설 만큼은 아니어도, 한의원 혹은 진찰소와 약국-매약소의 개선에는 언제나 위생이라는 담론이 개입하고 있었다. 이완규가 성인이 다시 태어난다고 하더라도 신학문을 채용할 수밖에 없다고 천명한 점은 결국 이 시기 위생담론과 같은 현실적 요구를 무시할 수 없었음을 잘 보여준다.

경악할 만한 신기한 기술은 성인(聖人)이 다시 살아난다고 하더라도 반드시 그 새로운 것을 배우고자 할 것이다. 동의(東醫)의 일정(一定)하여 바뀔 수 없는 도리(道理)로 온고(溫古)하고 신학문의 천만 가지 기술을 신지(新知)한다면, 우리 한반도에서 세계적인 의학이 나올 것으로 믿어 의심치 않는다.[32]

무엇보다『동의보감』이 간행되기 직전인 1915년 가을, 총독부는 공진회를 크게 개최하여 위생과 병원 의료를 결합한 서양의료의 우수성을 선전하고 있었다. 그런 이유로『동의보감』1호에서는 위생이 이 시기의 가장 큰 화두였음을 자인한다. 그리고 한의사 자신들이 어떻게 처신하느냐에 따라 세상의 인식이 달라질 수 있다고 보았다.

즉 "우리 동의학(東醫學)을 세상 사람들이 옥(玉)으로 보면서도 와(瓦)로 대우"하는 현실은 한의사가 자초한 것이라고 단정한다. 그리고 한낱 기와로 대접받는 이유는 "동의(東醫)의 의술(醫術)이 명확하지 않은 이유도 아니며, 한약(漢藥)의 효과가 현저하지 않기 때문도 아니다."에서 보듯, 의학적인 차원이 아니었다. 그것은 "우리 의생(醫生)의 의복(衣服)이나 거처(居處)를 보면 참으로 대우를 받을 염치가 없습니다."라고 말하는 외형적인 차원이었다. 이에 대한 대책으로 우선 제기한 것은 바로 청결과 위생이었다.

의복을 화려하게 하자는 말이 아니오. 거처를 광대(廣大)하게 하자는 것도 아니다. 정결(精潔)케 해서 나도 좋고, 남도 보기 좋은 일을 실행합시다. 나

의 위생도 되고 남의 위생도 되면 차차 세상 사람들이 옥(玉)으로 볼 수도
있습니다.[33]

즉 의료인으로써 지켜야 할 자기 위생이면서 동시에 타인
을 위한 공공위생 차원의 문제였으며, 아울러 한의사들에 대한
인식을 제고할 수 있는 방편이기도 하였다.[34] 이를 해결하기 위
해서 취해야 할 조치로서 우선 신체의 청결과 의복의 청결이라
는 개인의 위생문제를 제시한다. 1910년대까지 개인위생의 관
념이 여전히 사회에 뿌리내리지 못했던 상황을 반영하는 대목
이기도 한데, 잡지에서는 매우 소상하게 조항들을 제시한다.

신체의 청결을 위해서 먼저 이를 닦도록 하고, 머리를 단
정히 빗으며, 귀지를 제거하고, 적어도 한 달에 4-5차례 발을
씻도록 하며, 한 달에 한 번은 목욕을 하며, 손발톱을 깎고, 구
취가 나지 않도록 하며, 대소변을 본 이후에는 반드시 손을 씻
자고 말한다. 한편 의복의 청결도 중요하게 여겼다. 망건을 쓸
때에는 단단히 매도록 하며, 멀쩡한 갓끈을 매며, 속옷은 자주
세탁하고, 겉옷은 청결하게 하는 동시에 특히 왕진 시에는 깨
끗하게 하며, 신발도 단정히 하며, 비오는 것을 충분히 대비하
여 왕진 시에 지체하지 말 것을 약속하자고 하였다.

여기에는 의사라면 누구보다 위생에 신경을 써야 하며, 한
의사들로 인해서 병이 전염된다면 그것보다 더한 부끄러움은
없다는 인식이 밑바닥에 깔려 있었다.

의원은 타인을 위하는 것이 본의(本意)이다. 다른 사람의 병을 고친다면서 나에게서 다른 사람에게로 병이 전염된다면, 법률은 말할 필요도 없고 그렇게 후안무치한 일이 있겠습니까? 사람들의 위험한 병은 거처가 깨끗하지 못한 데서 발생합니다. 눈으로 보지 못하여 곧이듣지 않았더니, 현미경이 있어서 보니 참으로 병균이 있더랍니다. 우리 약속합시다. 하늘 아래 지극히 귀중한 사람을 생명을 맡아서 대충 생각하지 말고 우리의 약속을 지킵시다.[35]

위생이라는 관점에서 볼 때 위험한 질병들은 깨끗하지 못한 거처에서 많이 발생할뿐더러, 현미경을 통해서 확인하니 세균이 많았다는 사실을 그 근거로 들고 있다. 서양의학의 발전으로 인한 위생의 담론을 전혀 피해갈 수 없는 상황에서, 그것을 부정하기보다는 긍정하는 가운데 변화를 꾀하고자 한 것이다.[36] 이러한 약속은 개인의 위생을 거쳐 병원 혹은 진료소의 위생으로 확대되었다.

사실 감염이 가장 우려되는 곳도 병원이었으며, 책임도 그만큼 막중했기 때문이다. 자본력의 부족으로 서양병원들처럼 시설을 아예 재정비하는 것이 불가능한 상황에서, 비용의 지출을 최소화하는 선에서 위생·청결의 강화가 논의되었다.『동의보감』1호에서 개인의 위생을 말하였다면, 2호에서는 그것을 확대시켜 한의원의 위생을 강조하였다.

내 몸을 청결케 하고 내 집을 청결케 함은 똑같은 위생이지만, 의생(醫生)의 진찰소나 매약(賣藥)하는 곳은 지극히 청결하지 않으면 직접적으로 위

험이 다른 사람들보다 많고 책임 또한 다른 사람들보다 중하다.[37]

열악한 의원(醫院)을 병원처럼 진찰실, 약국을 정비하거나 기타 시설을 갖추는 것이 불가능한 상황에서 우선적으로 할 수 있는 일은 청결을 유지하는 일이었다. 의료 소비자의 입장에서 의원의 능력에 앞서 겉으로 보이는 외관이 선입견을 만들기 십상이었다. 즉 질병을 치료할 수 있는 능력이 있는지의 여부와 상관없지만, 쇠락하고 불결한 의원은 환자들에게 불신만을 심어줄 뿐이라는 자조가 섞여 있었다.

> 세상 사람들이 동의(東醫)의 업소(業所)를 보면 한쪽은 기울어지고 다른 쪽은 무너진 초가삼간이 과연 의사의 거처인가 하고, (의사들이) 어지러운 머리를 두건으로 대충 묶고 있는 것을 보면 저 사람이 과연 의사인가 하고, 파리 떼가 끓고 먼지가 그득한 낡은 종이봉투를 보면 이것이 과연 약품인가 하고 의아해한다. 그러면서 "저 같은 의원과 의사, 약품이라면 나는 진찰을 받으러 가지도 않을뿐더러 찾아가 묻지도 않을 것이며, 약을 먹지도 않을 것이오."라고 말한다. 애초부터 의학이 뛰어난지는 묻지 않으며, 약효가 있는지 비교치 않고, 한마디로 도외시하면서 지금에 이르렀다. 이러한 형식 때문에 이와 같은 나쁜 평판과 결과에 이르게 되었으니, 지금에라도 개량을 꾀해야 할 것이다.[38]

이를 개선하기 위한 방책은 크게 두 가지의 방향으로 제시되었다. 그것은 진찰소 및 매약소의 위치와 관련된 것이며, 다른 하나는 설치시의 제도였다.『동의보감』의 편집진은 먼저 환자를 보는 진찰소나 매약소의 위치를 잘 선택하도록 강조했다. 그에 따르면, 건조한 지대를 택하고, 문 앞은 경사가 없이 평탄해야 하며, 깊은 천이나 절벽을 피하고, 정원에는 화분을 많이 놓고, 음료수가 좋은 곳을 택하고, 화장실을 멀리하고 청결하게 하며, 마굿간과 도살장·술창고 등을 피하고, 열이 발생하는 곳, 악취가 발생하는 곳 등을 피하도록 하였다.

뿐만 아니라 경비가 허락하는 한에서 "나부터 위생을 꾀하고 다른 사람의 위생을 생각하여", 문·창문은 동쪽과 남쪽을 향하도록 하며 가급적이면 크고 높게 해서 환기가 잘 되도록 하며, 약을 저장하는 곳과 제조하는 곳, 진찰하는 곳을 각각 설치하도록 하며, 건물은 노약자들도 왕래하기 편하게 하며, 부인을 위해서는 별도의 자리를 만들자고 하였다. 이상의 제안은 위생관의 확대와 서양병원의 운영에서 보여주었던 방식을 대거 채용하자는 의견이었지만, 그들이 토로하듯이 재원의 부족으로 과연 얼마나 실행될 수 있었는지는 의문일 수밖에 없다. 왜냐하면 1917년에 발행된『동서의학보(東西醫學報)』에서도 여전히 지적되는 사항이었기 때문이다.

『동서의학보』 7호와 8호에 연재된 사설인 「신지식(新知識)을 구(求)ᄒ라」에서, 편집기자는 의생대회에서 공표된 전 총독의 훈시였던 "다만 구법(舊法)을 그대로 지키려고만 하고 신지식을 강구하지 않으면 마침내 세운(世運)에 뒤쳐져서 의술을 베풀지 못할 지경에 이르게 될 것"이라는 경고를 듣고 이 글을 작성하게 되었다고 밝히고 있다. 그는 전염병 분야에서 이루어진 최근 서양의학의 성과와 함께, 한의학의 개선점을 진단, 약품, 진찰소의 세 항목에서 거론하였다. 그에 따르면 앞서『동의보감』에서 제시된 한의원 위생 개량의 논조가 그대로 이어진다.

> 진찰소(診察所): 우리 동의(東醫)의 진찰소는 겉으로 보면 '광제창생(廣濟蒼生)', '수세보원(壽世保元)', '보도자항(普渡慈航)' 등의 문구를 대서특필하여, 어떤 사람이라도 이를 본다면 그 집 안에 있는 의사가 자비의 공덕(功德)을 베푸는 석가노불(釋伽老佛)처럼 청정한 단상에서 조용히 앉아 있을 거라 상상한다. 그러나 그 진찰소의 안쪽은 구조에 법도가 없고 설비는 난잡하여 질서가 전혀 없다. 대개 서양의 진찰소는 정연하여 큰 규모가 아니라도 진찰소, 제약실, 치료실, 대합실 등의 구별에 질서가 있어서 전혀 복잡한 느낌이 없다. 자본을 쌓는 데에 미숙한 우리 동의(東醫)에게 경제상의 문제로 사실상 불가능하지만, 조그만 가옥이라도 청결을 시행하고 설비를 정돈함이 구신(求新)의 한 가지 방법이다.[39]

진찰실, 제약실, 치료실, 대합실 등이 질서정연하게 배치된 서양의 병원과는 달리 구조에 질서가 없고 설비 역시 조잡한 상태를 여전히 벗어나지 못하였다. 따라서 '광제창생(廣濟蒼生)', '수세보원(壽世保元)'과 같은 거창한 간판을 내걸어도, 병자들의 신뢰는 얻기 어렵다고 말한다. 경제적 영세함은 극복하기 어렵고, 대신 제안한 '구신(求新)의 일법(一法)'은 그나마 청결하게 하고 치료 기구 등을 잘 정돈하자는 것이었다.

그러나 이상과 같은 한의(의생)들의 진료소를 개선하기 위한 제안은 자료상에서 더 이상 나타나지 않는다.[40] 그 이유가 무엇이었는지 단정하기 어렵지만, 몇 가지 문제를 지적할 수 있다. 첫째로 도시화의 진행과 주택 및 가옥의 구조가 개선되고 한의계 내부의 노력 등이 더해지면서 한의원의 위생문제가 크게 부각될 필요가 없었을 가능성이 있다.

두 번째로는 한의계의 논의를 선도할 조직체의 영속성이 담보되지 못하였다는 사실도 주목할 필요가 있다. 조선의생회, 전선의회 등으로 조직화를 위한 시도가 계속되었음에도 대부분의 조직들이 장기간 지속되지 못하였고, 결국 의원 개량의 논의를 지속·발전시켜 나가지 못했을 가능성이 있다.

세 번째로는 무엇보다 한의원 영업의 영세성과 함께 개별적 운영으로 인해 자본의 확대가 어려웠을 가능성이다.[41] 물론 이응선이 운영했던 화평당대약방 같은 사례도 있지만,『동서의학보』의 사설에서 지적한 경제상의 문제가 무엇보다 크게 작용하였다. 이를 극복하기 위한 방법으로 조합형식이나 집단적 운영 등을 생각해볼 수 있겠지만, 새로운 형태의 영업 방식을 고려한 흔적은 찾기 어렵다. 평양의학강습회의 경우 '조선의회'로 조직을 확대하고, 전국에 지사를 설립하려는 노력을 보이는 등의 이전에 보기 어려웠던 영업형태를 시도하였다. 그러나 개별적으로 설립·운영되고 있었던 의원의 조직화·협동화 등은 보이지 않는데, 이러한 상황에서 한의원 운영의 영세성은 극복하기 어려웠을 것으로 보인다.

나가며

중세 국가를 600여 년간 유지하였던 조선은 1876년 개항을 시작으로 근대화된 서구의 문물을 맞이하게 되었다. 그 가운데 의학은 국가의 운영과 밀접한 관계였다고 단언하기 어렵지만, 성리학적 정치론에 입각하여 대국민 의료정책 시행함으로써 국가의 온정주의를 강화하는 역할은 여전히 하고 있었다. 다만 근대국가의 기틀을 마련하기 위한 구체적인 방안들과 실현에 필요한 재정문제들을 감안하여, 얼마만큼 적극적으로 기획하고 실행할 것인지에 차이가 있을 뿐이었다.

갑오개혁과 광무개혁 등을 거치면서 근대적 정치체계를 구축하고 시급히 근대화를 추진하려는 노력은 의학에서도 나타났다. 왕실 비용으로 서양식 병원(제중원)의 건립과 운영을 지원함으로써, 근대의학을 수용하려고 하였던 것은 그 노력의 일환이었다. 물론 1905년과 1910년으로 이어지는 일제의 조선 병합 과정에서, 통감부 및 총독부에 추진했던 의료정책은 기본적으로 서양식 의료를 지향하였다. 이는 19세기 후반부터 전래되어 점차 강화되었던 근대적 위생관과 결합하여, 조선 반도에 서양의학이 주류 의학으로 자리 잡게 되는 데 중요한 역할을 하였다.

일제가 주도한 서양식 근대의학의 이식 시도와 기본적으로 전통의학을 인정하지 않으려는 정책은 전통의학을 하는 이전의 의사들에게 큰 변화를 요구하였다. 물론 의생이라는 신분으로써 의료인 자격을 한정적으로 유지할 수 있었다고 하더라도, 그들이 존속하기 위해서는 근대적 병원과의 대결을 피할 수 없었다. 의료정책에 따라 전통의학에 주어졌던 불리함과 아직 축적되지 못한 자본으로 인해, 몇몇 거대 한약업자들의 출현에도 불구하고 한의원의 운영은 열세를 면하기 어려웠을 것이다.

근대 병원의 설립 이외에 특히 1915년에 개최된 조선물산공진회는 서양의료의 선진성을 강력히 선전함으로써 총독부의 의료정책을 과시하는 공간이었다. 이에 자극을 받은 한의계에서는 전국의생대회를 준비하는 한편 의생들을 조직화하기 위해서 노력하였다. 이때 의생들이 주목하였던 여러 주제 가운데 하나가 바로 한의원의 위생을 개량하자는 논의였다. 자본력의 미약함 때문에 서양식 병원과 규모에서는 다투기 어려웠지만, 적어도 사회 주류 담론인 위생관에 입각하여 한의원의 구조를 개선하고 청결을 강화하자는 주장이었다.

이는 근대사회로 진입해나가는 시기, 전근대적 의학 이론을 실행하는 공간인 한의원을 근대적 시선으로 재배치하려는 시도였다. 그러나 소규모 자본이 갖는 한계, 전통의학 그 자체를 근대적 관점에서 온전히 재구성하지 못한 상황에서 한의원 개량론은 한계에 부딪힐 수밖에 없었을 것이다. 그러한 문제는 오히려 도시와 지역사회의 근대화, 주거의 변화 등을 통해서 자연스럽게 해결되었을 것이며, 한의계의 시선은 내부의 문제 즉 한의학을 근대적 학문체계 안에서 재구성하려는 시도로 더욱 집중되었다.

7

질병과 신체의
공간화

한국 근대 병원 건축의 공간 변화

신규환

들어가며

1884년 12월, 갑신정변 발발 이후 자상을 입은 민영익을 성공적으로 치료한 의료선교사 알렌[Horace N. Allen, 1858-1932, 한국명 안련(安連)]은 이듬해 1월, 조선 정부에 '병원건설안'을 제출하였다.[1] 1885년 4월, 알렌은 조선 정부의 지원을 받아 한국 최초의 서양식 근대 병원인 제중원(濟衆院)을 건립하기에 이른다. 1886년 초에는 재동(齋洞) 제중원을 확장하여 제중원의학당(濟衆院醫學堂)을 건립하였고, 1887년 초에는 구리개[銅峴]로 제중원을 이전하였다. 제중원 건립 10년 후인 1894년에는 에비슨[Olive R. Avison, 1860-1956, 한국명 어비신(魚丕信)]에 의해 제중원 운영권이 선교부로 완전히 이관되었고, 1904년 에비슨은 세브란스의 후원을 받아 도동(桃洞)에 새로운 제중원을 짓기에 이른다. 이른바 '새로 지은 제중원'인 세브란스병원이 건립된 것이다. 이처럼 재동에서 시작된 제중원은 구리개를 거쳐 도동의

세브란스병원으로 발전하였다.[2]

　재동과 구리개의 제중원이 기존의 전통 가옥을 새롭게 수리하거나 배치하는 방식으로 근대적 병원 공간을 창안하였다면, 도동 세브란스병원은 서양식 설계도면에 기초하여 르네상스 양식의 벽돌조 조적식(造積式) 병원 건물로 그야말로 최신식 근대 병원이었다. 이처럼 제중원에서 세브란스병원으로의 변모 양상은 전통 한옥에서 르네상스풍의 서양식 건축이라는 극적인 변화를 통해 한국에서 서양의학의 도입과 변화를 상징적으로 보여주는 극적인 사건이었다.

　한국 최초의 서양식 근대 병원인 제중원이 어떻게 변화하였는지, 병원 공간의 성격이 어떻게 형성되었는지를 살펴보는 일은 한국 근대 병원의 성격과 발전 과정을 해명할 수 있는 핵심적인 주제이다. 건축사 분야에서 근대 병원 건축물에 관한 연구는 제중원과 세브란스병원에 대해서 대체로 개괄적인 수준의 언급에 그쳤으나,[3] 최근 들어 이연경, 송석기 등에 의해 전문적인 연구가 제출되고 있다.[4] 병원사 분야에서 제중원과 세브란스병원의 설립 과정에 관한 연구는 적지 않지만, 상대적으로 병원 건축과 공간의 성격에 관한 연구는 미진한 형편이다.[5] 단지 서양의학이 시술되는 공간으로서 제중원과 세브란스병원의 공간 구성과 배치에 대해서 언급하고 있을 뿐이다. 아마도 현재까지 남아 있는 건물이 없을 뿐만 아니라 설계도면이 많이 남아 있지 않기 때문일 것이다. 이 글은 현재까지 발굴된 각종 문헌자료와 도면자료 등을 적극 활용하여 제중원이 병원 공간으로서 어떠한 의의를 가지는지, 그리고 병원의 이전과 발전 과정에서 서양식 병원 공간이 어떻게 변화했는지를 살펴봄으로써 한국에서 근대적 병원 공간의 성격과 그 의미를 검토해보고자 한다.

그중에서도 병원 공간의 구성과 배치가 의료선교사들이 사용한 근대적 질병분류체계와 직접적인 연관성이 있다는 점에 주목하고자 한다. 병원사의 시각에서 보자면, 단순히 건축가의 설계에 따라 벽돌을 쌓고 환자를 진료하기 위한 공간을 마련했다는 것에만 병원 건축의 의미가 있다고 보진 않는다. 제한된 병원 공간을 효율적으로 운용하기 위해서는 병원 공간의 구성과 배치에 병원 설립자의 의학적 수준과 질병 인식이 반영될 수밖에 없다. 특히 근대적 병원은 단순히 환자를 진료하는 데 그치지 않고, 병원 공간 자체가 분과별, 질병별로 전문화되고 세분화된다. 말하자면 병원의 공간구조는 당대의 질병분류체계와 밀접한 관계를 가지고 있고, 근대적 질병분류체계를 바탕으로 한 병원 설립자의 의학 인식은 병원의 공간구조 구축에 영향을 미치게 된다는 점에 주목할 필요가 있을 것이다.

더 나아가 병원은 전통적으로 질병으로 고통받는 환자를 치료하고 돌보는 공간이었지만, 근대의학 도입 시기의 병원은 단순히 환자를 치료하는 기능적 역할을 넘어서, 새로운 정치, 제도, 문화 등이 충돌하고 실험되는 장이었다. 특히 서양식 병원에서 행해지는 외과수술과 신약 치료 등은 한국인들이 예전에는 경험하지 못한 낯섦과 경이로움을 제공했다. 그러한 경이로움의 이면에는 새롭게 구성된 병원 공간이 자리 잡고 있었다. 새로운 의학이 시술되기 위해서는 새로운 공간이 조성되어야 했다. 더 나아가 병원은 국가와 사회, 제국주의와 민족주의, 서양의학과 전통의학 등 다양한 요소들이 경쟁하고 타협하는 공간이었다. 이러한 관점에서 보자면, 병원은 지배권력이나 특정 세력에 의해 일방적으로 권력 의지가 실현되는 공간이 아니라 다양한 세력과 정치·사회·문화적 상징체계가 경쟁하고 타협하는 공간이라는 관점에서 이해될 필요가 있다. 따라서 제중원과 세브란스병원 역시도 단순히 서양병원이 이식된 것이라는 관점이 아니라 전통적인 관행과 새로운 제도가 어떻게 경쟁하고 타협했는지, 또한 어떤 과정을 거쳐 서양의학 지식이 한국의 근대 병원에 내면화되었는지에 대한 다각적인 설명을 필요로 하게 된다. 이를 통해 한국의 근대 병원에 대한 보다 중층적이고 입체적인 이해가 가능할 것이다.

병원의 개념사

동아시아에서 환자를 치료하는 의료시설은 중국 당(唐) 대 비전원(悲田院)에서 시작된 것으로 여겨진다. 비전원은 불교 사찰에서 승려가 주관하는 일종의 구휼기관이었다.[6] 동아시아의 병원 역시 서양과 마찬가지로 종교기관의 자선기구였던 셈이다. '병원(病院)'이라는 용어는 불교 사찰 내에 병자를 치료하는 시설을 지칭하는 것으로 중국 당(唐) 대에 등장했다.[7] 그러나 이 같은 병원시설은 후대까지 명맥을 잇지 못했고, 중국에서조차 '병원'이라는 용어는 광범위한 지지를 받지 못했다. 중국에서는 병원보다는 ○○원(院), ○○당(堂)이라는 용어가 상용되었고, 환자를 치료하는 시설에는 의원(醫院)이라는 명칭이 사용되었다. 한국에서도 병원이라는 용어보다는 고려시대 이래로 ○○원(院), ○○서(署)라는 명칭이 주로 사용되었다.

조선시대의 환자는 질병 치료를 위해 의원(醫員)을 찾아 진료를 받고 처방전을 받았으며, 처방전을 약방에 내고 약을 받았다. 전통사회의 경제적 상황이나 간호 인력 등을 고려할 때, 일반 환자가 의원의 업무공간에서 장기입원을 하면서 의원의 돌봄을 받기는 어려운 일이었다. 또한 진료 후 병이 나아야 진료비를 지급하는 관행 등으로 볼 때, 회복 여부가 불확실한 환자가 장기간 의원의 집에 입원하는 일은 상상하기조차 어려운 일이었다. 다만 고려시대 동서대비원이나 조선시대 혜민서·활인서 등이 감염병 환자나 장기 입원환자를 위해 구제·구료활동을 실시한 바 있다. 조선시대에는 집권 초기부터 각 지방에 의원을 설치하고 의학교수를 파견하여 의생을 교육시키는 등 지방의료를 담당할 기구로 삼았는데, 여전히 '병원'이라는 명칭은 사용하지 않았다.

중국에서 병원이라는 명칭은 17세기에 다시 등장하는데, 알레니(Giulio Aleni, 1582 - 1649, 중국명 艾儒畧 또는 意大利文)라는 이탈리아 제수이트 교단 선교사가『직방외기(職方外紀)』권2 (1623) 지리서에서 17세기 유럽의 'hospital'을 소개하면서 이를 '병원'으로 번역하여 사용한 바 있다. 일본에서는 환자를 치료하는 시설을 양생소(養生所)라고 불렀으며, 그 대표적인 것이 1722년 설립된 고이시카와양생소(小石川養生所)였다. 병원이라는 명칭이 다시 등장한 것은 18세기 말 일본에서였다. 모리시마 주료(森嶋中良)의『홍모잡화(紅毛雜話)』(1787)는 명 대의 중국인들이 네덜란드의 '가스트후이스(Gasthuis, Hospital을 지칭)'를 병원으로 번역하고 있다고 적었다. 일본인들은 병원이라는 용어가 중국에서 처음 사용되었으며, 그것이 서양의 병원을 가리키는 것으로 인식하고 있었음을 알 수 있다. 그러나 19세기 전반까지 병원이라는 용어는 일본 사회에 정착하지 못한 상태였다.[8]

일본에서 병원이라는 용어가 본격적으로 등장하기 시작한 것은 1862년 분큐견구사절(文久遣歐使節)이라는 유럽에 파견된 사절단의 견문기를 통해서였다. 사절단의 일원이었던 후쿠자와 유키치(福澤諭吉, 1835-1901) 등은 자신의 일기인『서항기(西航記)』(1862)에서 자신이 방문한 병원에 관한 감상을 남겼다. 아울러 일본어 사전에도 병원의 용어와 개념이 본격적으로 등장하였다.[9]

개항 이후 조선에서도 서양의학을 시술하는 장소로서 병원이라는 명칭이 등장했다. 조선인 사절이 일본을 방문하면서 병원과 의학교 등을 방문하였고, 그 결과를 기록으로 남겼다.

어윤중의『종정연표』, 송헌빈의『동경일기』, 조준영의「일본 의학교 시찰」등이 그것이다.

> 병원(病院)인즉 좌우에 긴 복도가 있었고 병을 고치고자 하는 사람이 무려 수백 명이었으며 의자(醫者) 역시 이와 같았다. 치병하는 기구는 많은 것이 껍질을 벗기고, 째고, 막힌 것을 뚫는 것이었다. 이를테면 체증의 경우에는 긴 실을 가지고 입으로부터 아래로 뚫었으며, 대변이 통하지 않는 경우에는 조그만 통을 항문 안으로 집어넣었다. 탕제는 쓰지 않았으며 오로지 환제와 산제를 썼다. 인형의 피부가 벗겨진 것, 베어진 장부와 폐, 이들을 보니 극히 통해(痛駭)스럽다. 병 걸려 죽은 자는 그 병이 생긴 곳을 입증하기 위하여 장부와 폐를 해부하니 그 술이 매우 정교함을 알 수 있으나, 그 마음 씀이 진실로 잔인하기 짝이 없으니 이 어찌 어진 사람이 할 수 있는 짓일까. 괴이하고도 통탄할 일이다.[10]

서양의학과 그것을 시술하는 병원을 처음 접한 사람들의 인상은 한편으로는 신기해하며 감탄하면서도 다른 한편으로는 괴이하고도 통탄스럽게 느꼈다. 병원과 서양의학에 대한 일반인들의 인상도 이것과 크게 다르지 않았다. 이와 같은 병원은『한성순보』에 여러 차례 언급되고 있다. 실제로 서양의학을 시술하는 병원을 접했을 때, 조선 사람들의 반응은 어떠했을까? 여기에 대해서는 논쟁적인 관점이 존재한다.

개원 1주년이 지난 1886년 알렌과 헤론 의사는『제중원 일차년도 보고서』를 작성하였는데, 이 보고서에는 제중원의 진로 실적과 병원 운영 등에 관한 상세한 내용을 적고 있다. 알렌은 『제중원 일차년도 보고서』에 포함된 「병원에 관한 이야기(Narrative Concerning the Hospital)」에서 다음과 같이 주장하였다.

> 병원 기구는 새로운 것이 아니었다. 유사한 기관이 수백 년 동안 존속해왔고, 이러한 고대의 기관을 전복하는 것이 어떤 나쁜 감정을 불러일으킬 것 같아 두렵다. 그런 감정이 있다 하더라도 명백히 드러나지는 않는다. 사람들은 새 병원에 매우 우호적인 것 같았고, 국왕의 포고 및 병원을 개원해 전국 각 지방의 사람들이 치료받을 수 있게 한다는 취지에 수없이 반응을 보였다.[11]

알렌의 보고는 조선에서 병원이 결코 새로운 기관이 아니며, 조선 사람들의 병원에 대한 인식 역시 매우 우호적인 듯한 인상을 전하고 있다. 그러나 다른 한편 그는 이러한 고대의 기관을 전복하는 것이 어떤 나쁜 감정을 불러일으킬 것 같아 두렵다고 고백하고 있다. "고대의 기관을 전복한다."는 것은 전통의학과 전통적인 방식으로 운영되는 병원을 새로운 양식으로 전환시킨다는 것을 의미한다. 제중원의 운영을 책임졌던 알렌은 이처럼 새로운 병원으로 낡은 것을 전복하고자 하는 의도를 가졌음에도 불구하고, 그런 의도를 실현하기 위해서는 조선 사람들의 반감을 최소화하는 신중한 방안을 찾아야 했다. 그러한 방안 중의 하나는 기존 혜민서 등에서 일하던 일부 관리와 직원들을 채용하고, 병이 호전되어야만 약값을 지불하는 전통적

의료기관의 운영 방식도 일부 받아들이는 것이었다. 그러나 알렌은 정부관리가 병원 운영에 직접 개입하는 것에는 반대했고, 1885년 4월 제정된 「공립의원규칙(公立醫院規則)」에는 정부안에서 제시했던 조선 관리의 병원 책임자 선정과 병원 운영 개입안을 삭제하고, 치료비는 병의 호전 여부와 상관없이 지불하도록 규정했다.[12] 알렌의 이러한 조치들은 진료 성과에 대한 자신감과 조선 정부와 한국인들로부터 호감을 얻고 있었기 때문에 가능한 일이었다. 이처럼 제중원의 명칭 제정과 실제 운영 방식의 정착 과정 등에는 근대적 병원의 성격을 둘러싸고 재정 지원자인 조선 정부와 운영자인 알렌 사이의 경쟁과 갈등이 내포되어 있었다.

알렌은 제중원을 통한 서양식 병원의 운영을 낙관하고 있었지만, 서양식 병원이 한국인들로부터 절대적인 지지를 받았다고 단정할 수는 없다. 송헌빈의『동경일기』에서 보았던 것처럼, 서양의학 시술은 여전히 조선인들에게는 낯설고도 두려운 존재였다.

> 몹시 악의를 품은 몇몇 사람들이, 외국인들이 어린아이의 염통과 눈앞을 도려내어 약에 쓰려고 원주민 어린아이를 훔쳐 오는 흉악한 조선인들에게 돈을 준다고 소문을 퍼뜨렸다. …… 끔찍한 이야기들이 떠돌았다. 이를테면 독일공사관과 영국공사관 그리고 미국공사관에서 어린애들을 잡아먹는다는 것이었다. 이 피에 굶주린 작업의 총본부는 물론 병원인데 그것은 병원이 약을 만들고 병을 치료하는 곳이기 때문이라고 했다.[13]

서세동점의 시기에서 영아소동은 서양인과 서양문화에 대한 두려움과 공포를 조장하는 효과적인 수단이었음을 잘 보여준다. 영아소동은 한국뿐만 아니라 동아시아 각국에서 흔하게 발생했다.[14] 그리고 치료를 목적으로 영아를 납치하고 살해하는 총본산으로 병원이 지목된 것은 너무나 자연스러운 일이었다. 그러나 이러한 두려움과 공포 속에서도 서양의학과 외과수술 등을 통해 목숨을 건지는 사람이 적지 않았고, 점차 그러한 두려움은 점차 극복되고 있었다.

개항 이후 병원이 점차 광범위한 지지를 얻어나갔지만, 병원이 단지 서양식 병원만을 의미하는 것은 아니었다. 1899년 대한제국은 감염병 관리와 구료기관의 필요성이 제기됨에 따라 내부 직속의 정부병원을 설립하고 「병원관제」와 「병원세칙」을 통해 내부병원(內部病院)을 설치하였다. 내부병원은 감염병 관리와 구료병원의 성격을 가졌으며, 양약을 사용하기는 했지만 한의사와 한의학을 활용한 한방병원이었다. 1900년 내부병원을 광제원(廣濟院)으로 개칭한 것 역시 전통적 의미의 대민구제시설의 성격을 분명히 한 것이라 할 수 있다.[15]

이처럼 병원은 서양식 병원뿐만 아니라 한방병원을 지칭하는 경우에도 사용되었으며, 병원과 의원이라는 용어가 혼용되었다. 그러나 의원이라는 용어는 여전히 강한 생명력을 갖고 있었다. '병원'과 '의원'의 명칭이 법적으로 명확히 구분되기 시작한 것은 「사립병원 취체규칙」(1919.4) 제정 이후이다. 그런데 이 규칙에 따르면, 병원은 최소 10명 이상의 감염병 환자를 수용할 수 있는 시설을 갖추어야 했다.[16] 말하자면, 사립병원은 적어도 일반병동과 감염병동을 합쳐서 20여 병상 이상 규모를 갖춘 병원을 지칭하게 된 것이다. 「조선의료령 시행규칙」(1944.9)에서도 환자 10인 이상의 수용시설을 갖춘 곳을 병원이라고 하고, 그 미만을 진료소라고 규정하였다.[17] 병원과 의원이라는 개념이 명시적으로 분리된 것은 「국민의료법-총칙」(1951.9)에서인데, 병원이라 함은 의업 또는 치과의원을 행하는 장소로서 환자 20명 이상을 수용할 수 있는 시설이라고 하였고, 20명 미만의 환자를 수용할 수 있는 시설을 의원이라고 규정했다.[18] 종합병원, 병원, 의원의 구분이 명확하게 이루어진 것은 1970년대 이후였다.[19]

질병분류와 재동 제중원의 공간 구성

18세기 말 이후 서양 근대의학에서 근대의학을 특징짓는 중요한 변화는 신체와 질병의 공간화와 일상공간의 대상화가 급속하게 진행되었다는 점이다. 미셸 푸코는 『임상의학의 탄생』(1963)에서 국가권력에 의한 질병의 제도적 공간화를 통해 근대의학이 성립했다고 역설한 바 있다. 질병의 제도적 공간화란 질병의 계보 구성과 분류하기를 통해 의학을 새롭게 재구성한다는 것을 의미한다.[20]

의료선교사들은 동아시아 각국에서 의료활동을 전개하면

서 단순히 환자를 치료하고 기독교를 전파하는 것에 만족하지 않았고, 서양의학을 선교지에 안착시키기 위해 다양한 노력을 병행했다. 그중의 하나가 현지의 질병을 새롭게 분류하는 것이었다.

중국에서 질병분류는 1870년대 영국 출신 의료선교사인 존 더전(John Dudgeon, 1837-1901, 중국명 德貞)에 의해서 시도되었고, 1870년대 중국해관 의사인 로버트 제미슨(Robert Alexander Jamieson)은 해관보고 시에 영국식 질병분류로 해관업무를 보고하도록 했다.[21] 해관의사로 활동한 알렌 역시 이와 같은 분류기준으로 질병을 분류하였고, 그 내용은『제중원 일차년도 보고서』에 반영되었다. 1870년대 사망 원인 분류는 대분류로 일반 질병(급성 및 만성감염병), 신경계 질병, 순환계 질병, 호흡계 질병, 소화계 질병, 비뇨계 질병, 생식기관병, 분만병, 운동기관병, 피부계 질병, 중독, 손상 등으로 구분하였고, 총 69종의 소분류된 질병을 포함하였다. 실제 개별 보고서에는 이 중에서 소분류 질병 중 30종 이내가 보고되었다.[22]

실제 더전이 행한 북경의 질병보고는 중요한 감염병을 서술하는 방식으로 이루어졌지만, 당시 영미계 의료선교사들의 질병분류는 감염성 여부, 환경적 요인, 신체 계통 등을 중심으로 엄밀하게 이루어졌다. 1870년대 이래로 질병분류 방식은 조금씩 변화되지만, 감염, 발열, 신체계통 등에 따른 분류는 여전히 지속되었다. 사망 원인 분류 역시 감염병과 신체 부위 및 계통 질환을 중심으로 분류되었다. 바꾸어 말하면, 이러한 질병

및 사망 원인 분류체계는 개항 이후 동아시아 서양의학계에서 공식적인 질병분류체계로 작동하고 있었다.[23]

1885년 『제중원 일차년도 보고서』 역시 발열, 소화기계 질병, 순환기계 질병, 호흡기계 질병, 신경계 질병, 임파선계 질병, 비뇨생식계 질병 및 매독, 전신 질환, 새로운 질병, 눈 질환, 귓병, 종양, 골·관절·건 질환, 외상, 기형, 결합조직 질환, 피부병, 여성질환 등 18개의 대분류와 350여 종의 소분류를 사용하고 있다. 재동 제중원 시기에 영국식 질병분류에 따른 다양한 분류가 시도되었지만, 여전히 증상에 따른 분류였으며 세균학적 검진에 바탕한 것은 아니었다.

1880년대 서양의학계에서 미아즈마설을 대신하여 세균설이 점차 권위를 얻고 있었지만, 동아시아의 의료선교 현장에서 세균설과 실험의학이 큰 의미를 지니지는 못했다. 세균을 검증할 수 있는 현미경이나 실험실 등이 확보되지 못했기 때문이다.[24] 한국에서 세균설과 실험의학의 위상은 알렌의 제중원 설계도면을 통해 확인해볼 수 있다. 알렌은 여러 차례에 걸쳐 제중원 설계도면을 작성한 듯한데, 현재 확인할 수 있는 것은 두 종류의 설계도면이다. 하나는 제중원 설립 초기인 1885년 6월경에 작성한 제1차 설계도면이고, 나머지 하나는 1년여 후인 1886년 7월경에 작성한 제2차 설계도면이다.

1885년의 제1차 설계도면에 따르면, 제중원은 외래진찰실과 수술실, 외과 병동, 부인병동이 병원의 중심부를 차지하고 있다. 이러한 공간 배치는 근대식 병원들의 일반적인 공간

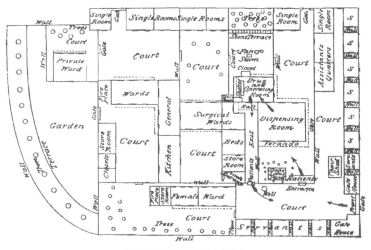

ROYAL HOSPITAL OF KOREA.

〈그림 1〉 1885년 제중원 개원 당시의 제1차 설계도면(1885)[25]

배치와 유사한 것으로서 진료 공간과 입원 공간이 주축을 이
룬다는 것을 알 수 있다. 특히 수술실과 부인병동을 중심에 배
치함으로써 외과에 강점을 지닌 서양의학 시술 병원으로서의
장점을 부각시켰고, 남녀가 유별한 한국 사회의 특수성에도 신
경을 썼음을 알 수 있다.

　　제중원은 독립적인 공간을 형성하면서도 중앙의 건물들
이 서로 연결되어 있는 전형적인 고관대작의 저택임을 보여주
는데, 집의 구조는 8개의 마당을 중심으로 '역ㄴ'자 형태로 한
옥이 배열되어 있다. 행랑채에 감염병실, 바깥채에 대기실, 진
찰실, 수술실, 약국, 안과병실과 암실, 사랑채에 일반병실, 예방

접종(종두)실, 안채에 여자병실, 별채에 독방들을 두었으며 규모는 작아도 종합병원 형태를 갖추었다. 〈그림 1〉에서처럼 알렌이 직접 그린 평면도를 보면, 전면과 중심부에 진료실과 약국 등이 배치되며, 이와 별도로 후면에 병실들이 배치되어 있음을 알 수 있다. 이 배치 방식은 후대의 세브란스병원이나 대한의원의 배치 방식과 유사한 것으로서, 진료시설과 입원시설을 구분하는 형식이다. 1886년 알렌은 제중원의학당을 개설하고 의학생 16명을 교육시켰다. 1887년에는 환자가 많아져서 구리개(銅峴, 현 을지로2가 하나금융그룹 명동사옥 부근)로 이전하였다.[26]

　　1886년의 제2차 설계도면에 따르면, 1년여 동안 제중원의 공간은 크게 변화하였다. 첫째, 제중원의학당이 제중원 북쪽으로 825m²(250평) 규모로 확장되었다. 제중원의학당 건물에는 강의실, 화학실험실, 학생 숙소 등이 조성되었다. 둘째, 수술실 겸 약국이 외래진찰실로, 외래진찰실이 대기실과 사무실로 변경되었다. 셋째, 외과병동이 일반병동과 안과병동으로 분할되었다. 넷째, 일반병동이 예방접종실과 일반병동으로 분할되었다. 다섯째, 하인 처소가 감염병동으로 변경되었다. 여섯째, 환자 독방이 사무실로 변경되었다. 일곱째, 부인병동 앞의 나무들이 철거되었다.[27]

　　제1차 설계도면과 제2차 설계도면은 정확한 배치도가 아니라 병원의 배치 상황만을 알려주는 도면이었기 때문에, 그동안 병원의 정확한 공간 배치나 구성을 알기 어려웠다. 최근

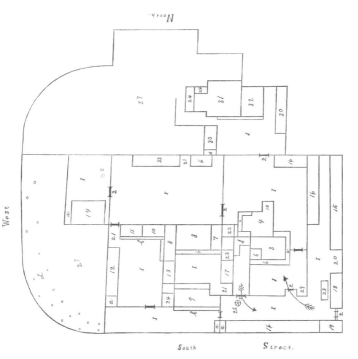

〈그림 2〉『제중원 일차년도 보고서』(1886)상의 제2차 설계도면[28]

이연경의 연구에서 1912년 제작된 '지적원도', 1936년의 '대경
성지도', 1947년 항공 사진, 1910년 '경성여자고등보통학교 기
숙사 기타 신축공사 배치도' 등에 근거하여 1886년 제중원의
공간 배치도가 새롭게 실증된 바 있다.[29] 가장 눈에 띄는 변화
는 북쪽으로 제중원의학당 공간이 들어서면서 공간이 크게 확
장된 것, 그리고 예방접종실이 신설된 것과 기존의 하인 처소
를 감염병동으로 바꾼 것 등이다. 당시 최대의 감염병은 두창

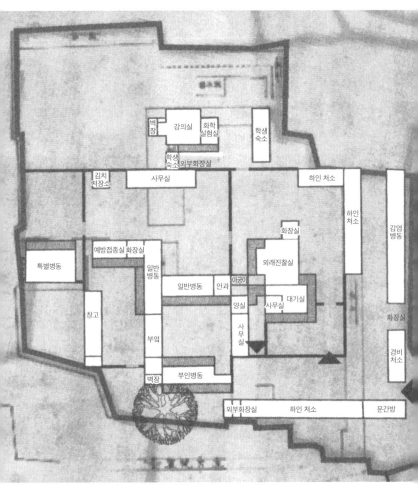

〈그림 3〉1886년 재동 제중원의 배치도[30]

과 콜레라였는데, 예방접종실은 두창 예방접종을 위해 설치한 것이고, 감염병동은 콜레라에 대응하기 위한 것으로 보인다.

1910년대 지적원도를 바탕으로 새롭게 작성한 1886년 재동 제중원의 배치도에 따르면, 정중앙에 'ㅁ자'형의 안채, 안채와 연결되는 사랑채와 별채의 구조를 가졌다는 것을 알 수 있다. 안채에는 일반병동, 안과, 부인병동 등 병동 공간이 중심을 차지하고 있고, 제중원을 상징하는 백송은 부인병동 바로 앞에 위치하고 있었다. 사랑채는 사무실, 대기실, 외래진찰실 등 외래진료 공간을 구성했다. 별채에는 특별병동이 자리잡고 있었다. 그 밖에 대문간과 감염병동 영역, 의학교 영역 등이 있었다. 이처럼 1886년의 제중원은 담장에 의해 병동 공간인 안채 영역과 별채(특별병동) 영역, 외래 공간인 사랑채 영역, 감염병동 및 서비스 공간인 대문간 영역 및 의학교가 있는 의학교 영역 등 5개의 영역으로 분리되어 구성되어 있었다.

콜레라는 한반도 북부를 거쳐 1821년 조선에서 처음 유입된 이래로 빈번하게 출몰하였고, 특히 개항 이후로는 부산과 인천 등을 통해서도 콜레라가 유행하면서 한반도에서 콜레라는 풍토병처럼 거의 매년 유행하였다. 제중원 개원 이후인 1885년 9월과 1886년 7-8월에 인천 한성 등지에서 콜레라가 크게 유행한 바 있기 때문에, 제중원은 콜레라에 대한 대응조치가 필요했고, 감염병동의 설치는 그러한 대응의 일환이었다. 전통적으로 감염병이 유행할 동안 피병원을 설치하여 감염병 환자를 별도로 수용한 사례는 있지만, 병원 안에 별도의 감염병동을 설치한 것은 이때가 처음이었다. 이러한 조치는 한국의 감염병사에서 매우 기념비적인 사건이었다.

> 조선 정부에 각 도시의 출입 대문마다 두 사람의 훌륭한 사자(使者)를 파견 배치, 콜레라 환자의 출입을 통제하고 격리 수용하는 환자 집에는 일체 숙식을 하지 말도록 당부했다. 각 세대주들에게는 집 안팎을 깨끗이 청소하고 하수구에 석회를 뿌리며, 방안에는 유황을 태우는 등 소독을 철저히 하라고 하였다. 또 물은 반드시 끓인 물을 마시도록 했다.[31]

조선 정부는 1885년 8월, 제중원 원장인 알렌 의사를 해관 총세무사 부속의사로 임명했고, 1886년 해관 총세무사는 「온역장정」을 발표하는 등 검역행정을 추진하였다. 알렌은 제중원 원장으로서 책임을 다해야 했기 때문에, 인천이나 부산 등지에서 실행되는 실질적인 검역업무를 담당하기는 어려웠다. 또한 조선 정부의 검역대책에 대한 외세의 반발로 검역행정이 실효성을 갖기는 어려웠지만, 조선 정부가 방역에 대한 인식을 전환하고 초보적인 방역 조치를 실행해나갔다는 것만으로도 의미 있는 변화였다.

예방접종실과 감염병동의 설치 이외에, 외과병동과 수술실이 축소되거나 사라지고, 안과병동이 설치된 것도 중요한 변화였다. 알렌이 장안에서 명성을 얻게 된 것이 외과수술 덕분인데, 그런 명성을 유지시켜줄 외과병동과 수술실을 축소했다는 점은 언뜻 이해되지 않는다. 아마도 제중원이 외과병원으로 인식되고 있었기 때문에, 외과병동이라는 용어가 더 이상 필요 없었을 것이다. 또한 백내장수술 등 안과시술 역시 서양의학을 대표하는 외과시술 중 하나이고, 안과시술은 선교의학이 종교적 차원에서 중시해온 것과 관련이 있을 것이다.

제중원은 서양식 건물은 아니었지만, 건물의 중심부에 진료실과 병동을 배치하여 규모는 작아 보여도 종합병원 형태의 근대적 공간구조를 구축하고 있었으며, 의학교와 감염병동을 병원에 가장자리에 마련하여 병원 공간을 매우 효율적으로 배치하고 있음을 알 수 있다. 또한 재동 제중원의 공간 배치를 보면, 동아시아의 병원에서는 찾아볼 수 없었던 수술실, 감염병동, 예방접종실, 화학실험실, 의학교 등이 배치되었다는 점에서 전통 병원과는 공간적인 구성이 완전히 달랐다고 할 수 있다. 제중원은 점차 서양병원의 공간구조를 내면화해 나갔다.

구리개 제중원과 세균설

흔히 서양 근대의학의 대표적인 특징으로 세균설과 실험의학이 거론되지만, 파스퇴르와 코흐 등의 활동에서 불구하고, 세균설과 실험의학이 확실한 대세가 되었던 것은 서양 사회에서조차도 1890년대 이후라고 할 수 있다. 그것은 현미경의 제조기술 발전과 실험실의 세균 발견 등이 급속하게 진행된 것과 관련이 깊다.

구리개 제중원에서 외래진찰실이 있던 건물은 단층 한옥이었다. 병원은 세 개의 방으로 구성되었는데, 첫 번째 방은 약방과 진찰실로 쓰고, 두 번째 방은 병실과 치료실로 쓰였으며, 세 번째 방은 검사실로 썼다.

에비슨이 내한하기 전, 빈튼(Charles C. Vinton, 1856-1936)이 제중원의 책임을 맡고 있던 시기는 제중원의 침체기였다. 빈튼에게는 더 많은 병실이나 수술실이 필요하지 않았다. 1893년 11월, 제중원의 책임을 맡게 된 이래 6개월 동안 에비슨은 새로운 각오로 제중원을 회복시키기 위해 노력했다. 내원환자들이 증가함에 따라 그는 병실을 증축하였고, 수술실도 준비하였다. 수술실 준비 과정에서 조선인 주사들과 마찰이 있었지만, 그 일을 계기로 에비슨은 조선 정부에 제중원의 운영권과 점유권을 선교부로 이관시키는 성과를 이루게 되었다.[32]

재동 제중원이 862.16평이었던 데 비해, 구리개 제중원은 최소 2,133평, 최대 4,620평에 달했다.[33] 재동 제중원과 비교하면 구리개 제중원은 2.5-5.4배에 달하는 규모였다. 현재까지 구리개 제중원의 공간 배치를 확인할 수 있는 설계도가 발견되지 않아 재동 제중원과 어떤 점에서 달라졌는지를 명확히 밝혀내기 어렵다. 1936년「대경성부대관」을 보면, 남아 있던 구리개 제중원의 가옥은 대체로 재동 규모로 추정되지만, 에비슨과 에바 필드(Eva H. Field)의 사택을 포함할 수 있을 정도로 대지는 훨씬 더 많이 확보했던 것으로 보인다. 『1901년도 제중원 연례보고서』의 기록을 토대로 살펴보면, 구리개 제중원은 질병에 따라 구분된 병동, 수술실, 대기실, 진료실 등의 진료 공간과 교회 창고, 부엌, 세탁소 등의 부속 건물을 갖추고 있었다.[34] 여전히 전통 한옥을 개조해서 사용했기 때문에 병동은 크게 만족스럽지 못했지만, 이전과 달리 침대를 사용할 수 있었다.

1895년 콜레라 유행 시기에 에비슨은 갑오개혁 정부로부터 방역을 위한 전권을 부여받고 있었다. 에비슨의 회고에 따르면, 이 시기에 콜레라 등의 세균검사를 실시하였다.[35] 따라서 구리개 제중원은 감염병동을 갖추었음은 물론, 이전과 달리 현미경과 실험실을 충분히 갖췄을 것이라고 생각된다.

『1901년도 제중원 연례보고서』는 재동 제중원에서 구리개 제중원으로 물리적·의학적 공간 변화와 질병분류의 변화를 엿볼 수 있는 중요한 자료이다. 게다가 이 보고서는 1904년 세브란스병원의 준공을 기약하며 새 병원에 대한 전망까지 제시하고 있다. 에비슨은 이 보고서에서 외래환자의 질병을 피부, 소화관, 직장, 생식비뇨, 눈, 귀, 호흡, 심장순환, 신경, 발열, 선, 혈액, 종양, 탈장, 뼈·관절, 기생충, 코, 기타 등 18가지로 분류하고 있다. 이러한 분류는 알렌의 『제중원 일차년도 보고서』의 18가지 분류와 크게 차이가 없어 보인다.

그러나 두 보고서는 질병 순위나 검진 방법상에서 많은 차이를 보였다. 『제중원 일차년도 보고서』에서 질병 순위는 소화기질환, 성병, 말라리아 순으로 많았다면, 『1901년도 제중원 연례보고서』에서는 피부병, 성병, 결막염 순으로 많았다. 이전과 비교해볼 때, 소화기질환과 말라리아가 많이 줄었음을 알 수 있다. 소화기질환이 동아시아인들의 만성적인 질환이었던 점을 상기하면, 소화기질환이 줄어든 것은 에비슨도 지적하듯 의외의 결과였다. 반면 말라리아의 감소에 대해서 에비슨은 치료제인 퀴닌의 성과라고 평가했다.

『1901년도 제중원 연례보고서』는 1890년대 이후 현미경의 적극적인 사용을 통해 검진 방법이 달라졌음을 보여준다. 구리개 제중원은 현미경에 의한 가래검사를 통해 결핵을 구분해 낼 수 있었고, 이런 방식으로 콜레라나 말라리아 같은 감염병에 적극적으로 대처할 수 있었다. 또한 병원에서 감염병 관리를 위해 침대 사용은 필수적이었다. 환자들이 침대를 사용하기 위해서는 문화적인 차이를 극복할 시간이 필요했고, 침대 구비에 적지 않은 비용도 소요되었기 때문에, 소량씩 점진적으로 도입되었다. 구리개 제중원 시대는 서양의학을 시술하는 데 편리한 한옥 가옥을 개조하는 것에 그치지 않고, 1890년대 세균설의 입지를 공간적으로 체현하고 다가올 세브란스병원 시대를 맞이하여 공간을 배치하고 구조화하는 시기였다. 그러나 구리개 제중원 시기에도 감염병이 유행하면 병원을 폐쇄하는 등 임기응변식으로 대응할 수밖에 없었다. 전통 한옥 공간과 시설의 개조와 보수만으로는 병원 운영에 한계가 있었기 때문이다.

세브란스병원과 실험의학

1904년 세브란스병원의 개원은 병원 공간과 감염병 관리에서 획기적인 변화가 있었던 시기였다. 우리나라 근대 건축 도입 시기의 건물이 대부분 일본식 의양풍(擬洋風) 건물인 데 비해, 세브란스병원은 르네상스풍의 구미식 건축물로 근대 한국의 서양식 건축을 대표한다고 볼 수 있다.

세브란스병원은 40병상 규모였고, 여기에는 6개의 격리병상이 포함되어 있었다. 이 병원에서 하루 평균 30명, 연간 1만여 명의 외래환자를 볼 예정이었다. 설계는 캐나다인 고든(Henry B. Gordon, 1854-1951)이, 시공은 중국인 해리 장(Harry Chang)이 맡았다. 설계사 겸 건축감독인 고든은 교회 건축 전문가로 병원 건축에는 경험이 많지 않았다. 때문에 고든은 난방시설, 배기시설과 상하수도시설 등의 병원시설과 공간 배치 등에 대해 에비슨 등 의료선교사들과 상의하면서 병원을 설계하고 시공하였다.[36]

세브란스병원은 2층과 반지하층을 가진 건물로서 길이가 약 24m, 폭이 약 12m였다. 반지하층은 천장이 높았고 조명이 잘 되어 밝았기 때문에 이 건물은 실제적으로 300평 규모의 3층 건물이었다. 세브란스병원의 공간구조에 대해서는 에비슨의 보고서에 자세히 언급되어 있다.[37] 아직까지 세브란스병원의 평면도가 발견되지 않아 정확한 공간 배치를 알 수 없지만, 건물 외부 사진과 창문 배치 등을 통해 대략적인 공간은 가늠

할 수 있다. 중앙 입구와 중복도를 중심으로 앞뒤와 좌우 대칭적인 평면구조를 지녔다. 대략 1층 전면부에는 6-8실 규모이고, 후면부는 8-10실 규모로 추정해볼 수 있다. 반지하층과 2층 역시 앞뒤로 각각 8-10실 규모의 공간 배치가 가능했을 것이다.

반지하층은 무료 진료실, 2개의 대기실, 상담실, 검사실, 약국, 의약품 창고, 난방로와 석탄 창고, 주방, 그리고 현대적인 건조실을 갖춘 세탁소 등으로 구성되었다. 1층에는 의사 사무실, 방사선 기계 설비, 증기탕, 관절 치료를 위한 건조고온공기장치, 이비인후과 질환 치료를 위한 압축공기장치, 특수장치가 있는 전기 설비실 등이 있었다. 그 밖에 아마포 벽장, 목욕실, 남자 화장실 등이 딸린 3개의 남자 병실과 아마포 벽장, 목욕실, 여자 화장실 등이 딸린 4개의 여자 병실, 그리고 일반 회의실 등이 있었다.

2층은 남자 외과수술을 위해 꾸며졌는데, 이곳에 집도 의사의 수세실 및 멸균실 등을 가진 수술실이 있었다. 수술실은 폭과 너비가 약 5m였으며, 천장 높이는 약 4.2m였다. 건물은 북동쪽을 향했는데, 동쪽 끝방은 거의 유리로 덮여 있어 자연채광으로 방이 밝았고 집도 의사를 방해하는 그림자가 지지 않았다. 수술실은 흰색 에나멜을 입힌 철제 수술 기구 및 물약 소독기가 갖추어져 있었다. 2층에는 7개의 병실, 린넨 붙박이장, 목욕탕, 화장실, 간호사실, 소수술실 등을 갖추고 있었다. 주방은 반지하층의 주방과 통해 있어 소형 화물 엘리베이터로 음식을 운반하였다.

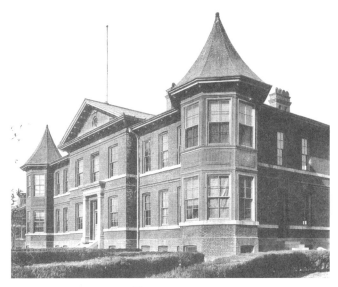

〈그림 4〉 세브란스병원(1904)[38]

  1층의 의사실은 소리관을 통해 건물의 모든 곳과 통해 있었으며, 병원과 의사 사택은 사설 전화로 연결되었다. 외국인 환자의 편의를 위해 병원에는 서울의 전화가 설치되었다. 벽과 천장을 포함한 병원 건물의 전체 내부는 부드러운 색으로 칠을 해 물로 닦고 깨끗하게 유지할 수 있었고, 모든 구석을 둥글게 만들어 먼지가 모이는 것을 방지함으로써 건물을 깨끗하게 유지할 수 있었다. 몇 개의 특실이 있었는데, 자신들만의 방을 갖고 싶어 하는 사람이나 외국인 환자가 주로 이용하였다. 목욕실, 화장실 및 대야는 최신식으로 갖추었고 배관을 통해 온수와 냉수가 공급되었다.

전체 건물은 온수로 난방을 유지했기 때문에 연기, 석탄 가루, 재 등이 방에 들어오지 않았으며, 건물 전체가 일정한 온도로 유지되었다. 또 건물 전체를 전기로 조명했기 때문에, 입원실이 나쁜 공기로 오염되는 것을 막았다. 환기 역시 문 위의 채광창 및 배관을 통해 적절하게 유지하도록 했다. 배관을 통해 따뜻하고 신선한 공기가 병실로 들어가고, 병실의 공기를 제거함으로써 문이나 창문을 완전히 닫아도 병실의 공기를 항상 신선하게 유지토록 하였다. 검사실은 현미경, 원심분리기, 항온기 등의 최신 장비로 갖추어졌고 혈액, 소변, 대변 및 가래침 등을 검사할 수 있었다. 토끼우리가 설치되었는데, 이것은 장비가 완전히 갖추어진 파스퇴르연구소 설립의 일환이었다. 1905년 봄에는 감염병 환자를 위한 격리병동이 별도로 개설되었고, 영안실과 잡역부 등을 위한 별도의 건물이 설치되었다.

세브란스병원 부지에는 1900년대 간호사 사택을 시작으로 1910년대에 의학교 건물이 들어섰다. 1920년대에는 병원 신관, 감염병실 등이 건립되면서 규모와 밀도가 크게 증가했으며, 의료기술의 고도화에 따른 병원 건축의 기능성과 효율성이 강조되면서 19세기의 분동형 구조에서 벗어나기 시작했다.[39]

이처럼 세브란스병원은 20세기 초 위생 설비와 실험의학의 최신 성과가 반영된 최첨단 병원이었다. 병원 본관은 진료와 수술을 위한 최적의 시스템을 구축했다. 본관 주위로 정신질환과 감염병 관리를 위한 별채의 건물과 의사, 간호사, 잡역부 등을 위한 사택과 기숙사 등이 건립되었다. 그 비용은 모두 세브란스와 그의 자녀들의 기부금으로 충당되었다.

1908년의 『미북장로회 선교보고서』에 따르면, 전년 대비 병상 가동률은 43% 증가되었고, 입원환자는 내과 환자 316건, 외과 환자 332건, 산과 환자 7건 등 합계 655건이었다. 이것은 『제중원 일차년도 보고서』에서 1년 동안 입원환자가 265건이었던 것에 비해 2.5배 증가한 것이다. 무료 진료도 신환 5,674건, 재환 3,638건, 소수술 1,241건 등이 시술되었다.[40]

흥미로운 점은 세브란스병원에 파스퇴르연구소가 설치되어, 실험용 토끼를 사용하여 광견병 바이러스를 연구했던 것이다. 광견병 연구는 세브란스병원이 직접적으로 관심을 가졌다기보다는 이 연구에 관심이 있던 이탈리아 영사관의 지원에 힘입은 것이다.[41] 1908년 파스퇴르연구소는 7명의 광견병 환자를 치료하는 성과를 거두기도 했다.[42] 세브란스병원은 자의든 타의든 세균설 연구의 중요한 기지였다.

나가며

19-20세기 제중원과 세브란스병원의 공간 변화 과정을 살펴보면, 서양식 근대 병원이 한국 사회에서 어떻게 변화·발전했는지를 압축적으로 살펴볼 수 있다. 제중원 이전이 구료 의료에 제한되었다면, 재동 제중원과 구리개 제중원을 거치면

서 연명 의료와 전문 의료의 단계로 나아갔다고 말할 수 있다. 세브란스병원의 등장은 최신식 의료 설비를 갖춘 현대식 의료의 출발을 의미하는 것이었다. 서양의학적 관점에서 보자면, 제중원 시기는 미아즈마설에 기초한 의학에서 세균설에 기초한 의학으로 나아간 과도기라고 할 수 있으며, 세브란스병원 시기는 세균설에 입각한 실험의학의 시대로 나아간 것이라고 볼 수 있다.

서양식 근대 병원의 공간화 과정에는 질병의 공간화, 신체의 공간화, 의학의 공간화가 수반되었다. 질병과 신체의 공간화 과정에서 주목되는 점은 새로운 질병분류체계가 도입되었다는 것이다. 알렌은『제중원 일차년도 보고서』등 의료보고서를 작성할 때, 중국해관 등에서 사용되는 질병분류체계를 활용하였다. 1880년대까지 서양의학계에서는 세균학적 검사보다는 증상에 따른 감염, 발열, 신체계통별 분류를 중심으로 질병이 분류되었다. 재동 제중원 시기에 감염질환에 대한 정확한 진단이 불가능하였음에도 불구하고, 콜레라의 유행에 대응하기 위해 알렌과 헤론 등은 감염병실의 운용 등을 매우 중시했다. 또한 수술실, 진료 공간과 입원 병상의 유기적 운용에도 적잖은 노력을 기울였다. 이러한 공간적 운용과 특색은 전통 병원에서는 찾아볼 수 없는 새로운 것이었다. 한국식 전통 가옥은 온돌방을 사용했기 때문에, 환자 관리에는 불편한 요소가 많았다. 그럼에도 불구하고 대저택 한옥의 공간 구성은 공간 배치에 따라 효율적으로 사용될 수 있었다. 재동 제중원 초기에는 전통 의원의 관행대로 환자가 치료되기 전에는 치료비를 받지 않았다. 새로운 규칙이 만들어지면서 점차 입장료와 치료비 등이 제도화되었다. 재동 제중원은 의료진과 환자의 동선을 최소화하여 진료와 입원에 편리하도록 공간을 효율적으로 배치하였다. 다만 재동은 고관들의 한옥이 밀집한 지역이라 환자 수용 공간을 무제한적으로 확장할 수 없는 공간적 한계가 있었다.

이러한 공간적 한계를 극복하고자 제중원은 재동에서 구리개로 이전했다. 1890년대 에비슨의 등장과 더불어 질병분류에도 변화가 생겨났다. 구리개 제중원 시기에 세균학적 검사와 현미경 검사 등이 본격화되었다. 이것은 단순히 증상에 따른 질병분류에서 세균학적 검사를 통한 질병분류라는 점에서 이전과 질적인 차이가 있었다. 더욱이 구리개 제중원은 재동 제중원에 비해 2-5배 이상 공간 확장을 꾀할 수 있었고, 병원 공간에 침대를 도입하여 위생 수준을 향상시킬 수 있었다.

1900년대 세브란스병원의 건립은 세균설과 실험의학의 이상을 공간적으로 실현한 결정판이었다. 병원 건물 전체에 전기와 급수가 안정적으로 공급되었고, 채광, 통풍, 온도 및 온수 조절이 가능하였을 뿐만 아니라 목욕실, 세탁실, 화장실, 상하수도 등 시설 인프라를 구축하여 병원 위생이 획기적으로 개선되었다. 아울러 엑스선 장비와 실험실을 구축함으로써 최신 의학의 시연이 가능해졌다. 그 밖에 감염병동과 기숙사 및 사택 등을 별도로 건립하여 위생관리와 동선의 효율화에도 신경을 썼다. 3층의 건물에 진료실, 병실, 실험실을 구축함으로써 진료, 연구, 교육이 효율적으로 이루어질 수 있는 공간을 구축하게 된 것이다.

재동 제중원에서 구리개 제중원으로, 그리고 다시 세브란스병원으로의 변화는 단순히 병원 공간의 확장이나 서양식 건축양식의 도입이라는 표면적인 변화 이외에도 근대 서양의학의 성과를 한국의 병원 공간에 내면화하고 체계화하는 과정이었다고 말할 수 있을 것이다.

8

사립병원은 어떻게 성장해왔나

1960년대 이전 한국 사립병원의 발전 과정

신규환

들어가며

우리나라 근대 병원체제는 크게 도입기(1885-1910), 일제강점기(1910-1945), 미국식 의료체제 도입발전기(1945-1977)로 나눠볼 수 있다.[1] 그중에서도 1945년은 식민지 보건의료체제에서 미국식 보건의료체제로 전환되는 중요한 기점이자 현재 남한 보건의료체제의 기원으로 평가된다. 흔히 해방 이후 보건의료체제는 '개업의체제',[2] '자유개업체제',[3] '자유방임형 의료제도'[4] 등으로 불리고 있다. 해방 전후기의 병원체제 역시 일제식민지 당국에서 미군점령 당국이 지배하는 체제로 전환되면서, 공립병원 중심체제에서 개업의원 중심체제 혹은 민간 주도로 전환되었다고 알려져 왔다.[5]

그러나 병원 건립에는 일정한 시간과 재정적 부담이 필요하기 때문에 병원체제가 급격히 변화하기는 어려운 일이며, 해방 이후 시장경제가 충분히 성숙되지 않은 상황에서 민간의료기관이 어느 정도 성장했는지 알아보기 위해서는 병상 수의 추이를 면밀히 검토해보아야 한다. 또한 점령군의 보호와 점령지역의 질병 및 사회불안요소의 제거를 목표했던 미군점령 당국과 그 정책을 계승한 남한 정부가 의도적으로 개업의원 중심 체제를 지향했는지도 일제시기 병원체제와의 관련 속에서 좀 더 따져 보아야 할 문제이다. 더욱이 근대 병원은 단순히 국가권력의 지배력만이 관철된 영역은 아니었다. 근대 병원은 국가권력과 사회세력, 제국주의와 민족주의, 전통의학과 서양의학 등 병원을 둘러싼 다양한 요소들이 경쟁하고 타협하는 공간이었다. 이러한 시각은 근대 병원이 단순히 질병 치료만을 위한 고정적인 공간이 아니라 병원 공간에 참여하는 각 세력들이 자신들의 의도를 반영시키고자 노력했던 역동적 공간이라는 점에 초점을 둔 것이다. 이런 시각을 통해 근대 병원체제 역시 단순히 지배권력의 의도가 실현되는 공간이라는 선입견에 빠지지 않고, 다양한 세력과의 관계 속에서 병원체제의 성격과 의미가 재검토될 수 있을 것이다. 이 글은 이러한 관점에서 해방전후기 병원체제의 전환 과정에 주목하면서 사립병원의 발전 과정을 검토하려는 것이다. 이를 통해 한국 근대 병원사를 통시적으로 조감할 수 있는 시각뿐만 아니라 공립병원과 사립병원의 발전 과정을 구조적으로 이해할 수 있는 단서를 제공할 수 있을 것이다.

그런데 해방 전후 병원체제의 성격을 규명하기에 앞서 반드시 짚고 넘어가야 할 대목이 '병원'에 대한 개념 자체가 어떻게 형성·발전되었는가 하는 점이다. 지금까지는 한국 근대 병원사 연구에 있어 개업의원, 의원, 병원, 종합병원 등의 분류와 사립병원, 민간병원, 공립병원 등 설립 주체에 따른 분류를 시기별로 그 의미가 다르다는 점에 주목하지 않고 무분별하게 사용해왔는데, 개념 사용의 혼란이 초래할 위험은 자명하다.

　　예컨대 일제시기 '사립병원'이란 일정 규모 이상을 갖춘 병원을 지칭했음에도 불구하고, 사립병원과 개업의원을 동일시하여 파악해왔다.[6] 그러나 일제시기 사립병원은 사실상 20병상 이상 규모였고, 3-4명의 의사로 구성되었기 때문에, 1의원 1의사체제인 개업의원과는 다를 수밖에 없었다. 따라서 사립병원과 개업의원을 동일시하는 것은 일제시기 사립병원의 통계수치가 나타내는 의미와 그 위상을 훼손할 우려가 있을 뿐만 아니라 일제시기와 해방 이후 병원체제의 특성을 파악하는 데도 왜곡을 초래할 수 있다. 더욱이 사립병원과 개업의원의 규모와 성격은 일제시기와 해방 전후 병원체제의 특성을 이해하기 위한 중요한 단서이다. 따라서 우선 한말 일제하 근대 병원 개념의 형성 과정과 일제하 사립병원과 개업의원의 규모 등에 대해서 검토한 후, 해방 전후 공립병원과 사립병원의 발전 과정에 대해 알아보기로 하겠다.

근대 병원의 개념 형성과 일제하 사립병원

1885년 4월 10일, 우리나라 최초의 근대적 병원인 광혜원[廣惠院, 4월 23일 제중원(濟衆院)으로 개칭]이 개설된 이래 서구식 근대 병원이 본격적으로 등장하기 시작했는데, 한국 근대 병원의 발전 과정을 파악하기 위해서는 우선 한말 일제하의 병원 개념의 형성 과정부터 검토해볼 필요가 있다. 우리나라 최초의 근대적 병원인 제중원의 설립 과정부터 영어의 hospital에 상응하는 개념으로 '병원', '의원', '○○원' 등이 혼재되어 있었다. 미국 북장로회 선교의사였던 알렌(Horace N. Allen, 1858-1932)은 민영익(閔泳翊, 1860-1914)에 대한 성공적인 치료를 기화로 1885년 1월 27일 "Proposal for Founding an Hospital for the Government of His Majesty, the King of Corea in Seoul"이라는 병원건설안을 조선 정부에 제안하고자 했는데, 주한 미국 대리공사인 포크(George C. Foulk)는 알렌을 도와 이를 「조선정부경중병원건설절론(朝鮮政府京中病院建設節論)」이라고 번역하여 통리교섭통상사무아문(統理交涉通商事務衙門)에 제출하였다. 이에 대한 조선 정부의 병원 건설과 관련된 답신은 일관되게 '병원'이라는 용어를 사용하고 있다.[7] 이는 안건의 제기에 대한 외교상의 답변이기 때문에 알렌 측이 사용하고 있는 '병원'이라는 용어를 그대로 사용했다고 볼 수 있다.

그러나 조선 정부가 제중원의 재정 지원을 약속한 후, 제중원 운영을 위해 조선 정부와 알렌의 협의를 거쳐 1885년 4월 제정한 「공립의원규칙(公立醫院規則)」에서는 '의원'이라는 용어를 사용하고 있다. 흥미로운 점은 조선 정부가 알렌에게 처음 통보한 규칙과 차후에 적용된 규칙에 상당한 차이가 있다는 점이다. 기본틀은 정부 제시안을 받아들이면서도 조선 관리가 병원 운영에 참여한다거나 병을 회복한 후에야 약값을 지불한다 등의 규정이 삭제되거나 수정되었다.[8]

최초의 근대적 병원이 인정을 널리 베푼다는 뜻의 광혜원이나 백성을 구제한다는 뜻의 제중원으로 칭해졌듯이, 일단 병원 명칭의 제정에는 국가가 백성에게 인정을 베푼다는 의료에 대한 국가권력의 전통적인 인식이 반영되어 있었다. 알렌의 궁극적 목표는 서양의학의 우수성을 널리 알리고 선교사업을 공식화하는 데 있었고, 그에게는 서양의학을 본격적으로 전개할 수 있는 장(場)을 마련하는 것이 중요한 일이었기 때문에, 병원의 명칭 자체가 중요한 일은 아니었을 것이다. 반면 서양 의약과 시술 방식의 우수성은 민영익과 청국 병사들에 대한 치료로 이미 입증된 바 있어, 알렌은 조선왕실뿐만 아니라 청의 위안스카이(袁世凱, 1859-1916) 등으로부터 극진한 대우를 받으며 자신의 입지를 넓혀가고 있었다. 단지 의료 수요의 증가에 따라 의약품 조달에 어려움이 따랐는데, 소모품 및 의약품은 주로 미국으로부터 송달되었고, 일부는 주일공사관 등에서 제공받기도 했다.[9]

다른 한편 제중원의 실질적인 운영이나 내용에 관해서는 많은 부분에서 타협이 이루어졌는데 어떠한 타협이 이루어졌는지 좀 더 면밀히 살펴볼 필요가 있다. 신동원의 연구[10]는 제중원이 환자들의 지불 능력에 따른 병실 분류 및 진료비 책정, 병이 나은 경우에만 약값을 지불하는 등 기존 관행을 따르고 있었고, 병원 운영에서도 서양인 의사를 고빙한 것 외에는 혜민서(惠民署)나 활인서(活人署)의 그것과 다를 바 없다고 주장했다. 물론 무엇보다 환자들이 불편을 느끼게 해서는 안 될 터이니 알렌이 제중원을 모든 면에서 새롭게 운영하려고 하지는 않았을 것이다.[11] 그러나 제중원이 전통적인 병원과 별반 다를 바 없었는지는 더 따져볼 필요가 있다.

알렌은 『제중원 일차년도 보고서』에 포함된 「병원에 관한 이야기(Narrative Concerning the Hospital)」에서, 조선에서 병원이 새로운 것은 아니며, 유사한 기관이 오랫동안 지속되어왔다는 점을 인정하고 있다. 그러나 또 한편으로 그는 "이러한 고대의 기관을 전복하는 것이 어떤 나쁜 감정을 불러일으킬 것 같아 두렵다."라고 고백하고 있다.[12] 즉 조선에서 병원이 새롭지 않다는 것은 질병치료기관으로서 병원은 조선에서도 오래 전부터 있었다는 뜻이고, 고대의 기관을 전복한다는 것은 전통의학과 전통적인 방식으로 운영되는 병원을 새로운 양식으로 전환시킨다는 것을 의미한다.

제중원의 운영을 책임졌던 알렌은 이처럼 '새로운 병원'으로 낡은 것을 '전복'하고자 하는 의도를 가졌음에도 불구하고, 그런 의도를 실현하기 위해서는 '가장 적절한 방법'을 찾아야 했다. 즉, 한국인들이 새로운 병원에 대해서 갖는 반감을 극소화하고, 각종 비용을 제공하고 있는 조선 정부가 병원의 성과에 호감을 갖도록 하는 일이 필요했다. 이를 위해서는 조선 정부가 파견한 관리를 채용하고, 완치가 되지 않으면 약값을 받지 않는 전통적인 의료 관행도 수용해야 했다. 그러나 1885년 4월 제정된 「공립의원규칙(公立醫院規則)」에는 정부안에서 제시했던 조선 관리의 병원 책임자 선정과 병원 운영 개입안을 삭제하고, 약값의 지불은 병의 호전 여부와 상관없이 지불하도록 규정했다. 이처럼 제중원의 명칭 제정과 실제 운영 방식의 정착 과정 등에는 근대적 병원의 성격을 둘러싸고 재정 지원자인 조선 정부와 운영자인 알렌 사이의 경쟁과 갈등이 내포되어 있었다.

1897년 대한제국이 선포된 후, 국가의료기관을 증설하기 위한 노력의 일환으로 내부(內部) 직속 '병원'을 설립하기 위한 움직임이 본격화되었다. 1899년 「병원관제」와 「병원세칙」 등을 통해 내부병원(內部病院)이라는 제국의 병원을 건립하였는데, 그 설립 목적은 제중원과는 대조적으로 감염병 통제와 구료(救療)병원의 성격을 가지는 것이었고, 양약(洋藥)을 이용하기는 했지만 주로 한의사와 한의학에 의존했다.[13] 1900년 내부병원을 광제원(廣濟院)으로 개명한 것 역시 전통적 의미의 국가의료의 성격을 명확하게 하려는 상징적 표현이라 할 수 있다.

이처럼 한말의 '병원' 개념은 서구적 의미의 병원과 동일시된 것이 아니었으며, 조선 정부 내에서는 여전히 '의원'이라는 용어를 사용하고 있었다. 또한 개항 이래 일본의 선진성을 선전하는 공간이었던 일본의 병원들도 주로 '의원'이라는 명칭을 선호하고 있어서 용어상의 혼란은 더욱 가중되었다. 일제시기에 들어선 이후에도 관에서는 '병원'이라는 용어를 사용했지만, 실제로는 '의원'이라는 명칭이 많이 사용되었다.[14] 예컨대 '총독부 부속의원', '도립의원', '우에무라(植村) 외과의원' 등 병원의 규모나 성격에 관계없이 '의원'이라는 명칭이 가장 보편적으로 사용되었다.

1919년 4월 제정된 「사립병원 취체규칙(私立病院 取締規則)」에 따르면, '병원'은 최소 10명 이상의 감염병 환자를 수용할 수 있는 시설을 갖추어야 한다고 규정하고 있다.[15] 따라서 실제 병원 운용에 필요한 일반병동을 포함할 경우 사립병원은 최소 20병상 규모는 넘었을 것으로 예상된다. 그러다가 1944년 8월 21일 「조선의료령(朝鮮醫療令)」이 제정된 이후, 그 세부 시행사항을 규정한 1944년 9월 14일 「조선의료령시행규칙(朝鮮醫療令施行規則)」 제41조에서는 "환자 10인 이상의 수용시설을 갖춘 곳"을 '병원'이라고 하고, 그 미만을 '진료소(診療所)'라고 규정하였다.[16] 이와 같은 사실들을 종합해볼 때, 1919년의 「사립병원 취체규칙」에서 말하는 '병원' 규정이 감염병실을 갖추어야 하는 등 다른 어떤 시기보다도 상당히 까다로운 기준을 제시하고 있었다는 점과 일제시기에는 '의원'에 대한 특별한 개념 규정이 없었다는 것을 알 수 있다.

병원과 의원에 대한 개념이 명시적으로 분리된 것은 한국전쟁 이후 「국민의료법」을 제정하면서부터였다. 1951년 9월

25일 제정된 「국민의료법-총칙(國民醫療法-總則)」 제4조는 "병원이라 함은 의업 또는 치과의업을 행하는 장소로서 환자 20명 이상을 수용할 수 있는 설비"라고 하였고, 20명 미만의 환자를 수용할 수 있는 설비를 가진 것을 '의원'이라 규정하였다. 또, "환자 수용 능력이 수백 명을 초과하고 전문과목 중 적어도 내과, 소아과, 외과, 산부인과, 안과, 이비인후과, 비뇨기과, 방사선과로 구분할 수 있는 설비를 갖춘 것"을 '종합병원'이라고 규정했다.[17] 이처럼 1950년대부터 1960년대까지는 병상 규모에 따른 병원 규정이 있었음에도 불구하고, 종합병원에 대한 규정 자체가 모호하여, 최소 13병상의 국(공)립병원과 25병상의 사립병원이 종합병원으로 분류되기도 하였다.[18]

종합병원, 병원, 의원의 구분이 명확하게 이루어진 것은 1970년대에 들어선 이후였다. 1973년 2월 16일(법률 제2533호) 전문 개정된 「국민의료법-총칙」 제3조에서는 의료기관의 종류를 종합병원, 병원, 의원 등으로 나누고, 종합병원은 "의사 및 치과의사가 의료를 행하는 곳으로서 입원환자 80인 이상을 수용할 수 있는 시설을 갖추고, 진료과목이 적어도 일반내과, 일반외과, 소아과, 산부인과, 방사선과, 마취과, 병리과, 보건관리과 및 치과가 설치되어 있고 각 과마다 필요한 전문의를 갖춘 의료기관"이라고 하였고, 병원은 "의사가 의료를 행하는 곳으로서 입원환자 20인 이상을 수용할 수 있는 시설을 갖춘 의료기관"이라고 정하였다.[19]

이런 점에서 보면 '병원'의 병상 규모는 일제시기부터 1994년까지 75년 동안 대략 20병상 규모로 외형상 크게 변하지 않았다고 할 수 있다. 그러나 내용상으로는 변화가 있었는데 일제시기에는 병원이 식민통치에 부합한 의료체제 건설을 목표로 법령에 의해 통제하는 '취체(取締)'의 대상이었다면, 해방 이후로는 병원이 국가의료와의 관계 속에서 어떤 역할을 수행할 것인가를 두고 논쟁의 대상이 되었다. 예컨대 북한에서는 병원이 해방 직후부터 사회주의국가의료체제에 편입되었던 반면, 남한에서는 병원을 국가의료체제에 편입시킬 것인가 아니면 국가의료와 분리시킬 것인가를 두고 논의가 있었다.

또한 병원 자체도 시기에 따라 그 의미가 크게 달라져 왔는데, 설립 주체에 따른 분류 역시 시기별로 크게 달랐다. 일제시기에는 설립 주체에 따라 크게 관(공)립병원과 사립병원으로 나누어서 관리하였다. 「사립병원 취체규칙」이 주로 감염병 환자와 병실에 관한 많은 규정을 담고 있는 데서 알 수 있듯이 식민지 당국은 표면상 감염병을 비롯한 공중보건 문제를 보건행정의 최우선 과제로 삼았다. 바꿔 말하면, 사립병원과 개업의원의 구분은 기본적으로 표준적인 병원시설의 확보와 병상 규모의 차이에 근거하고 있었지만, 무엇보다도 감염병동 혹은 감염병실의 보유 여부가 그와 같은 구분의 핵심이었다. 따라서 20병상 이상 일반병실만을 갖춘 사립병원 규모의 개업의원도 적지 않았을 터이지만, 감염병동을 갖추지 못한 개업의원은 일제의 일차적인 통제 대상에서 제외되어 있었다. 다른 한편으로는 개업의원에 대한 별도의 통제규칙이 없었던 만큼 경찰에 의

한 통제 항목을 조목조목 구체적으로 명시한「경무총감부령(警務總監府令)」[20]과「사립병원 취체규칙」은 경찰이 사립병원뿐만 아니라 개업의원을 통제하는 데 중요 근거로서 활용되었을 것으로 예상된다.

사립병원은 다시 설립 운영자의 국적에 따라 일본인, 한국인, 외국인 사립병원으로 구분되는데,『조선총독부통계연보(朝鮮總督府統計年報)』에 나타난 이와 같은 병원 구분에는 관(공)립병원과 사립병원 이외에 대다수 개업의원(개인의원)들이 누락되어 있다. 해방 이후, 미군정 보건후생부 보건차관을 지낸 최제창(崔濟昌, 1907-2004)이 인용한 보건부 자료는 '국립/도립/사립/반사립/선교병원' 등으로 나누고 있고, 1960년대 이후의『보건사회통계연보(保健社會統計年報)』는 '국립/공립/법인/개인병원' 등으로 나누고 있다. 한마디로 말하면 기존 설립 주체에 따른 병원 분류는 일관성이 없었다.

오늘날에는 병원을 설립 주체에 따라 공립병원(Public hospital)과 사립병원(Private hospital)으로 나누고 있다.[21] 공립병원은 일제시기 관(공)립병원 이래 국(도)립병원을 거쳐 국(공)립병원으로 발전했다고 할 수 있다. 사립병원은 민간법인 혹은 개인이 설립·운영하는 병원을 총칭하는 것인데, 일제시기 사립병원은 일본인 병원, 한국인 병원, 외국인 병원(선교병원) 등으로 나누어지는데, 주로 외래진료에 의존했던 개업의원(개인의원)은 관(공)립병원과 대비되지만 10병상 이상의 감염병상을 갖추어야 했기 때문에 사립병원의 범주에서는 제외되었다.

해방 이후에는 사립병원의 범주에 선교병원은 포함되지 않았고, 1960년대 이후에는 사립병원 대신 법인병원, 개인병원으로 분류하기도 했다. 따라서 사립병원사를 검토할 경우 시기별로 사립병원의 규모나 의미가 다르다는 점을 염두에 둘 필요가 있다.

일제하 사립병원은 일제의 통제와 억압 속에서도 대체로 양적으로 꾸준히 성장하였다. 선교병원의 경우, 1910년 9개소로 늘었고, 1919년 28개소까지 증가하였다. 1920년 23개소로 줄어든 이후, 1930년대 말까지 선교병원의 숫자는 별다른 증감을 보이지 않았다. 1941년 태평양전쟁 발발 이후로는 일제의 기독교 탄압과 외국인 추방으로 인해 선교병원의 숫자는 1941년 4개, 1942년 1개로 극감하였다(〈표 1〉 참고).

일본인 병원은 1876년 개항 이래, 부산 제생의원(濟生醫院, 1877), 원산 생생의원(生生醫院, 1880), 한성 일본관의원(日本館醫院, 1883), 인천 영사관부속의원(領事館附屬醫院, 日本醫院, 1883) 등이 일본 정부의 직접적인 지원 속에서 일찍부터 설립되었는데, 주로 일본인 거류지의 자국민을 위한 것이었다. 1880년대 중반 이후 일본인 거류민이 증가하고 이들 병원에 대한 일본 정부의 각종 지원이 중단되면서, 일본인 거류민을 위한 일본 정부의 보조를 받는 개업의와 사립병원이 등장하였다.[22] 청일전쟁 이후 일본 정부의 주도하에 일본 주둔군의 치료를 위한 목적으로 일본인 병원이 설립되었는데, 1905년 을사보호조약(乙巳保護條約) 체결 이후로 일제는 우선 대한의원(大韓醫院)에

〈표 1〉일제하 병원별 양적 추이[23]

단위: 개

연도	병원					계
	관립	공립 (도립 / 기타)	사립			
			일본인	한국인	외국인	
1910	14	3	85	14	9	125
1911	14	6	98	28	14	160
1912	19	3	88	15	20	145
1913	19	4	156	28	27	234
1914	19	4	98	19	24	164
1915	19	6	171	62	31	289
1916	20	5	180	47	31	283
1917	20	5	204	65	32	326
1918	20	5	211	95	31	362
1919	21	7	229	111	28	396
1920	20	7	71	18	23	139
1921	23	8	43	4	22	100
1922	25	7	41	7	20	100
1923	27	8	43	13	23	114
1924	27	10	37	11	22	107
1925	2	37(30/7)	39	7	23	108
1926	3	35(26/9)	37	6	22	103

연도	병원					계
	관립	공립 (도립 / 기타)	사립			
			일본인	한국인	외국인	
1927	3	38(27/11)	37	9	21	108
1928	4	39(29/10)	42	9	20	114
1929	4	39(29/10)	46	8	22	119
1930	4	40(30/10)	47	8	24	123
1931	4	42(32/10)	48	10	25	129
1932	4	42(33/9)	51	11	23	131
1933	4	45(35/10)	51	9	25	134
1934	4	46(35/11)	53	10	23	136
1935	4	46(35/11)	51	12	23	136
1936	4	46(38/8)	51	15	24	140
1937	4	49(39/10)	57	16	25	151
1938	4	50(41/9)	54	15	26	149
1939	4	51(42/9)	55	13	25	148
1940	4	52(43/9)	63	20	22	161
1941	5	53(44/9)	67	34	4	163
1942	6	61(46/15)	68	41	1	177

* 조선총독부가 실시한 이 통계에는 대다수 개업의원의 수치가 누락되어 있다.

대한 식민지적 경영을 본격화하여 일본인에 의한 병원 장악 의도를 노골적으로 드러내기 시작했다. 1909년에는 전주, 청주, 함흥 지역에 자혜의원(慈惠醫院)을 설치하였고, 1910년에는 전국 13도에 자혜의원을 설치하였는데, 모두 일제의 수비군에게 편리를 제공하고 식민통치의 정당성을 선전하는 수단으로 사용되었다.[24] 다른 한편 일본인 사립병원은 〈표 1〉에서 볼 수 있는 것처럼, 일제의 세력 확장에 편승하여 한국인이나 외국인 사립병원에 비해 압도적 우위를 차지할 수 있게 되었고, 그러한 우위는 일제통치 기간 동안 지속되었다.

일제하 사립병원, 특히 한국인이 개설한 사립병원의 설립 양태를 살펴보기 위해서는 우선 당시의 의학교육과 의사면허 제도 등을 통해 병원 운영의 핵심 주체 중의 하나인 의사가 어떻게 양성되었는지에 대한 이해가 필요하다. 1886년 제중원에서 초보적 수준의 의학교육이 실시되고, 1899년 관립의학교에서 의학교육이 본격화된 이래, 관립의학교에서는 1903년 1월, 19명의 1회 졸업생이 배출되었으며,[25] 세브란스병원의학교에서는 1908년 6월, 7명의 1회 졸업생이 배출되었다.[26]

흥미로운 것은 세브란스병원의학교 1회 졸업생 7명이 대한제국 정부가 개인에게 영업을 허가하는 개술인허 1번[김필순(金弼淳), 1878-1919)]에서 7번을 차지하였고, 관립의학교 1회 졸업생 유병필은 8번을, 대한의원 교육부 졸업생은 9번을 받고 있다는 점이다. 1900년 대한제국 내부에서 제정한 「의사규칙(醫士規則)」은 의학교 졸업생과 내부에서 행한 시험에 합격한 자에 한해 인허증을 받을 수 있도록 규정했는데, 제정 당시 서양의학을 가르치는 의학교가 없었기 때문에 그 해당자가 없었다. 관립의학교 졸업생을 배출하기 시작한 1903년 이후, 법적 근거를 가지고 면허를 부여할 수 있었지만, 당시 관립의학교는 개업의사의 양성을 목표로 삼지 않은데다 관립의학교 졸업생은 곧바로 위생관료 및 의학교 교관으로 특채되었기 때문에 별도의 개술인허를 필요로 하지 않았다. 1907년 이후 일본인 의사가 점차 관직을 독점해나갔고 의료제도 전반에 대한 통제정비책이 필요한 상황에서 우선 사립의학교 졸업생을 대상으로 개술인허제도를 실시하게 된 것이다. 1911년 2월, 『조선총독부월보(朝鮮總督府月報)』에 따르면 개술인허를 받은 54명 중 절반인 27명이 개업하였고, 17명이 관리로 진출했다.[27]

　　개술인허를 받은 세브란스병원의학교 1회 졸업생들은 종로에 공동의원(共同醫院)을 설립하고 진료활동을 벌였으나 그들 역시 대부분은 세브란스병원의학교 등에서 의학교육을 담당하였다.[28] 그러나 사립의학교 졸업생이 관리로서 나가는 길은 거의 봉쇄되어 있었기 때문에 의학교에서 의학교육에 종사하거나 국내외의 사립병원에서 활동할 수밖에 없었다. 실제로 1928년 전국 도립의원에 근무하는 184명의 의사 중 조선인 의사는 45명이었는데, 세브란스병원의학교 출신은 단 1명에 불과할 정도로 일제시기 사립의학교 출신이 관직에 나가는 것은 극히 어렵다는 것이 일반적인 상식이었다.[29]

　　관립의학교 졸업생들이 사립의학교 졸업생에 비해 관리

로 나갈 수 있는 유리한 입장이긴 했으나 이는 상대적인 의미에서 그렇다는 것이었다. 관립의학교 졸업생이라 하더라도 한국인들은 의학교에 남게 되는 경우에도 교수로서 활동하기는 극히 어려웠다. 그러다 보니 졸업생 중 많은 수가 충분한 장비나 병실을 갖추지 않고서 간단한 진료에 의존하는 개업의원 등에서 활동할 수밖에 없었다.

그런데 일제하 공식적인 통계에서는 개업의원의 분포나 통계가 잘 드러나지 않으므로 우선 사립병원의 상황을 살펴보자. 〈표 1〉의 일제하 병원별 양적 추이 과정을 살펴보면, 사립병원 수가 일본인 병원 229개와 한국인 병원 111개를 포함하여 전반적으로 1919년까지 양적으로 최고조에 달했다가 1921년에는 일본인 병원은 1919년의 18.8%(43개), 한국인 병원은 1919년의 3.6%(4개) 수준으로 급감한다는 것을 알 수 있다. 이러한 변화는 1919년 4월 「사립병원 취체규칙」과 「경무총감부령」의 발효 이후, 사립병원에 대한 통제가 강화되었기 때문이었다. 예컨대, 감염병 병상을 구비해야 하는 것은 물론이고, 준공일 또는 완공일만 어겨도 병원 설립 허가가 취소될 수 있었고, 심지어 계단 수와 폭의 길이가 기준과 달라도 병원 설립이 취소될 수 있었다. 이와 같은 법적 조치들은 모든 사립병원에 독립된 감염병동을 설치할 것 등 사립병원의 구조설비의 표준을 강화하였기 때문에 재정이 충분치 못한 대다수 사립병원들은 경찰의 통제를 받을 수밖에 없었다. 따라서 영세한 한국인 병원이 커다란 타격을 받았던 것은 두말할 나위가 없을 것이다. 이러한 사립병원에 대한 통제는 총독부의 관할하에 각 시도를 중심으로 훗날 도립병원의 전신이 될 자혜의원을 설치 확대함으로써 보건의료체제를 효율적인 식민지배의 일환으로 진행시켜 나가고자 했던 총독부의 의도를 잘 드러내준다 하겠다. 물론 해방 전까지 공립병원의 수 자체는 전체 병원 수의 절반에도 미치지 못했지만 인력, 장비, 시설 등에서 월등하였기 때문에 사실상 관 주도의 보건의료체제를 구축하고 있었다고 말할 수 있다. 실제로 1942년의 경우 관(공)립병원(관립, 도립, 기타)의 수는 67개로 사립병원(110개)과 비교해볼 때 전체 병원 177개 중에서는 38%만을 차지하고 있지만, 당시 병원 규모, 병상 수, 의료장비, 의료재정 방면 등에서 사립병원에 대해 압도적 우위에 있었을 것으로 예상된다(〈표 1〉 참고).

　더욱이 1930년대까지 한국인이 경영하는 사립병원은 전국적으로 10여 개 수준이었으니 외국계 사립병원에 일부 의학교 졸업생들이 진출하였다 해도 그들이 졸업생 전체의 진로에서 차지하는 비율은 낮을 수밖에 없었다. 그런데 일제하 전 시기에 걸쳐 공립병원과 사립병원의 수는 획기적으로 증가되지 않은 반면, 한국인 의사의 수는 일본인 의사 및 선교의사와 비교해봐도 꾸준히 증가하고 있음을 알 수 있다(〈표 2〉 참고). 그렇다면 사립병원 수가 전반적으로 감소하는 추세에서 대부분의 한국인 의사들은 어디에서 활동하고 있었던 것일까?

　일제하 대표적인 관립의학교였던 경성의학전문학교(京城醫學專門學校, 이하 경성의전)를 예로 들어보자. 1916년 성립한 경

〈표 2〉 일제하 의사 인력의 추이[30]

단위: 명

연도	의사				한지의사*				한국인 의생**	계
	일본인	한국인	외국인	계	일본인	한국인	외국인	계		
1910	345	1,342	25	1,712						1,712
1911	376	479	25	880	37			37	1,365	2,282
1912	353	72	32	457	42			42	1,653	2,152
1913	395	183	38	616	26		3	29	1,462	2,107
1914	464	144	33	641	82	1	8	91	5,827	6,559
1915	627	209	36	872	74		7	81	5,804	6,757
1916	667	233	32	932	76	1	7	84	5,626	6,642
1917	678	279	36	993	68	1	6	75	5,659	6,727
1918	648	351	35	1,034	71	2	5	78	5,588	6,700
1919	654	354	30	1,038	82	24	3	109	5,438	6,585
1920	604	402	29	1,035	70	5	1	76	5,376	6,487
1921	619	411	31	1,061	63	15	2	80	5,240	6,381
1922	659	468	32	1,159	70	4	8	82	5,223	6,464
1923	652	515	35	1,202	67	11	8	86	5,183	6,471
1924	666	577	32	1,275	61	19	8	88	5,004	6,367
1925	685	637	36	1,358	69	16	5	90	4,915	6,363
1926	708	703	39	1,450	74	40	9	123	4,877	6,450

* 크게 보아 한지의사(限地醫師)는 개업의원에 포함된다고 할 수 있다. 한지의사는 본래 농촌과 산간 벽지 등 의료 혜택을 받기 어려운 일본인들을 위해 의사 자격을 완화한 대신 일정 지역에서만 활동하도록 한 것이었다. 1911년 일본인 한지의사가 활동하기 시작하고, 1913년 한국인 한지의사가 활동한 이래, 해방 이후에도 한지의사는 계속 배출되었고, 1956년에서야 공식 폐지된다.

연도	의사				한지의사				한국인 의생	계
	일본인	한국인	외국인	계	일본인	한국인	외국인	계		
1927	711	762	35	1,508	85	54	10	149	4,829	6,486
1928	786	806	30	1,622	87	49	12	148	4,699	6,469
1929	779	836	30	1,645	83	76	11	170	4,680	6,495
1930	796	921	32	1,749	89	116	13	218	4,594	6,561
1931	818	939	34	1,791	87	166	12	265	4,472	6,528
1932	885	1,001	23	1,909	83	179	11	273	4,374	6,556
1933	964	1,094	32	2,090	88	207	12	307	4,267	6,664
1934	1,054	1,218	30	2,302	79	208	9	296	4,155	6,753
1935	1,146	1,336	24	2,506	78	173	9	260	4,044	6,810
1936	1,129	1,413	23	2,565	74	218	9	301	3,880	6,746
1937	1,414	1,470	22	2,906	81	270	10	361	3,739	7,006
1938	1,245	1,668	18	2,931	74	274	8	356	3,783	7,070
1939	1,253	1,725	20	2,998	69	317	8	394	3,684	7,076
1940	1,269	1,918	10	3,197	65	365	6	436	3,604	7,237
1941	1,191	2,022	3	3,216	57	399	2	458	3,597	7,271
1942	1,187	2,487		3,674	54	509	1	564	3,349	7,587
1943	1,194	2,618	1	3,813	55	548	1	604	3,337	7,754

** 일제시기에 의료제도는 서구식으로 재편되었는데 전통 한의사는 의생(醫生)으로 격하시켰다. 의생은 경력에 따라 무기면허자(無期免許者)와 5년 이내의 유기면허자(有期免許者) 두 종류로 구분된다. 일제시기의 의생제도는 서구식 의료제도를 보완하기 위한 과도기적 조치로 실행된 것이었다.

〈표 3〉 경성의학전문학교 졸업생(1917-1930)의 진로[31]

단위: 명(%)

구분	관공서	의학교	관공립 병원	사립 병원	적십자 병원	군의 (軍醫)	개업 (開業)	회사	사망	기타	졸업자 총수
한국인	44	56	146	15	7		240	3	15	3	529
	(8.3)	(10.6)	(27.6)	(2.8)	(1.3)		(45.4)	(0.6)	(2.8)	(0.6)	(100)
일본인	26	58	100	40	14	53	51	19	19	4	384
	(6.8)	(15.1)	(26)	(10.4)	(3.6)	(13.8)	(13.3)	(4.9)	(4.9)	(1)	(100)

〈표 4〉 경성제국대학 의학부 졸업생(1930-1941)의 진로[32]

단위: 명(%)

구분	관공서	의학교	관공립 병원	사립 병원	군의	개업	회사	사망	기타	졸업자 총수
한국인	10	85	15	13		49	10	10	2	194
	(5.2)	(43.8)	(7.7)	(6.7)		(25.3)	(5.2)	(5.2)	(1)	(100)
일본인	32	173	71	29	123	42	66	16	19	571
	(5.6)	(30.3)	(12.4)	(5)	(21.5)	(7.4)	(11.6)	(2.8)	(3.3)	(100)

성의전은 조선총독부의원 부속의학강습소(朝鮮總督府醫院 附屬醫學講習所)를 개편한 것이었다. 경성의전은 개편과 함께 조선총독부의원 부속의학강습소 4학년생이 편입할 수 있도록 하였고, 일본인 학생도 선발하기 시작했다. 1917년부터 한국인 1회 졸업생을 배출하였고, 1920년부터는 일본인 졸업생도 배출하기 시작하여 1917년에서 1930년까지 총 913명의 졸업생이 배출되었다. 그중 35% 이상이 관리나 관(공)립병원에 진출하고 있는 점이 눈에 띈다. 그러나 경성의전 졸업생의 진로 중 가장 많은 비율을 차지하는 것은 개업(45.4%)이었다.

일제의 식민지 정책에 따라 1926년 경성제국대학(京城帝國大學, 이하 경성제대) 의학부와 1928년 경성제대 의학부 부속의원(京城帝大 醫學部 附屬醫院)이 설립되었는데, 졸업생 중 많은 수가 의학교(43.8%)에 대거 진출한 것 이외에는 개업의(25.3%)로 활동하고 있음을 알 수 있다.

관립의학교의 사정이 이러할진대, 사립의학교 졸업생들이 대부분 개업의로 활동할 것이라는 것은 충분히 예상할 수 있다. 한 조사에 따르면, 1944년 현재 전체 의사 수 2,743명 중 72%인 2,075명이 개업의로 활동하고 있었다.[33] 이러한 상황은 관(공)립병원이나 사립병원의 획기적 성장이 없었던 일제시기 전 시기에 걸쳐 개업의의 우세를 반증하는 것이다. 그런데 이들 개업의들은 열악한 재정·시설 조건 때문에 병실 위주의 병원을 경영하지 못하고, 대부분 외래환자에 의지하여 의원을 경영했다.[34]

해방 전후 공립병원 중심체제의 지속

1945년 일제의 패망과 함께 관(공)립병원이 중심이 된 식민지의료체제가 종말을 고하면서 우리나라에는 새로운 의료체제의 수립이 요구되었다. 그러나 남북이 각각 미소의 영향하에 놓이고 독자적인 정권 수립에 들어감에 따라 각기 상이한 의료체제를 건립하였다. 북한은 1947년 이후 의료기관의 국영화 조치를 강화하면서 사회주의국가의료체제를 수립해나갔다.[35] 반면 남한은 감염병 통제와 공중보건활동은 국가가 관리하고 일반진료는 민간에 일임하는 미국식 의료체제를 받아들였지만 민간 주도의 의료체제가 곧바로 정착된 것은 아니었다.

북한의 경우, 1945년 해방 당시 42개의 병원(1,135병상), 37개의 진료소, 1개의 감염병원(50병상)에서 1947년 상반기에는 115개의 병원(3,251병상), 154개의 진료소, 7개의 감염병원(375병상)이 설립되어 해방 당시에 비해 병원 규모가 2.8배에서 7배에 이르는 급신장을 거듭했다.[36] 아울러 해방 이전부터 존속했던 평양의학전문학교와 함흥의학전문학교를 의학대학으로 확대 개편하고, 1948년에는 청진의학대학 등을 설립하였으며,[37] 몇 개의 의학강습소를 열어 의료 인력의 양성에 힘썼다.[38] 이로써 해방 당시 230명(의학교 학생 80명)에 불과했던 예비 의료 인력 수는 1947년에는 3,680명(의학교 학생 1,523명)으로 무려 16배(의학교 학생 수는 19배)로 증가했다.[39]

그러나 1949년 당시 북한의 의사 수는 1,000명(일제시기 의학교 졸업자 350명, 해방 이후 의학교 졸업자 400명, 남한의 한지의사급 250명) 정도로 남한의 인구당 의사 비율이 5,800:1인 것과 비교하여 9,500:1 정도로 열악한 수준이었다. 이러한 수치는 북한 당국의 의료 인력 양성 노력에도 불구하고 해방 이후 북한 전체 의사의 70%가 남한으로 대거 이주했던 것에 기인한다.[40]

당시 남한의 의료 인력과 시설 등에 대해서는 북한에서도 북한의 4배에 해당한다고 인정하고 있는데,[41] 실제로 1945년 9-11월 미군정의 보고에 의하면, 남한은 인력이나 규모면에서 북한의 3-4배에 이르는 총 181개의 병원(서울에 10개, 1,620병상), 3,381명의 의사, 573명의 치과의사, 1,163명의 정규교육 간호부, 943명의 조산부, 42개의 결핵요양소(환자 1,248명), 3개의 나병요양소(환자 8,000명)가 있었다.[42]

1939년 당시 남한의 의사 수는 2,970명(한지의사 394명 제외)이고,[43] 1944년 말에는 2,743명(한지의사 1,017명 제외)[44]이었다는 기록으로 보아, 대다수의 의사들이 남한에 있었다는 점을 감안한다 해도 1945년 3,381명이라는 통계 수치에는 한지의사가 포함된 것으로 추측된다.

남한에는 해방 직전 1개의 제국대학 의학부와 5개의 의학전문학교(경성의전, 세브란스의전, 경성여의전, 대구의전, 광주의전)가 있었고, 매년 신입생만 해도 420-500여 명에 달했다.[45] 그 결과 1949년 12월 남한의 의사는 4,375명(한지의사 704명 포함)[46]에 달했다.

일제하 의학교에서는 매년 300여 명(한국인 112명, 일본인 189명)의 졸업생을 배출했는데,[47] 해방 이후 1945-1949년 사이 남한에서는 대략 1,000여 명 이상이 증가한 것으로 보아 6개 의학교에서 매년 250명 이상의 졸업생을 배출했던 것으로 보인다.

해방 이후 인구 대비 의사 수는 결코 우량한 수준도 아니었고 보건관료들은 의료 인력이 더 많이 양성되어야 한다고 강조하고 있었지만, 실제로 국가 차원에서는 의료 인력을 흡수할 수 있는 의료기관을 가지고 있지 않았다. 따라서 의학교 졸업생들은 대부분 개업의사의 길을 선택해야 했다. 실제로 1949년 의사 3,881명 중 76.6%에 해당하는 2,972명이 개업의로 활동하고 있었다.[48]

이러한 통계에 근거하면 해방 이후의 병원체제를 개업의원 중심체제로 간주하는 것이 틀리지 않은 것처럼 보인다.[49] 그러나 앞에서 제기한 것처럼 해방 전후 공립병원 중심체제가 개업의원 중심체제로 전환되었는지에 대해서는 몇 가지 따져볼 문제가 있다.

첫째, 병원체제의 전환을 논할 정도로 병상 규모 면에서 큰 변화가 있었느냐는 것이다. 우선 일제시기 사립병원의 병상 규모를 구체적으로 다루고 있는 통계가 없으므로 사립병원의 병상 수를 입원환자의 비율로 추론해보면, 〈표 5〉의 1928년 도립병원 진료 실적에서 볼 수 있는 것처럼, 선교병원 전체 입원환자(19,965명)는 도립병원 입원환자(239,232명)의 8% 수준에 불과했다. 〈표 1〉에서 볼 수 있는 것처럼, 1928년 일본인, 한국인, 외국인이 경영하는 사립병원 수가 각각 42개, 9개, 20개였음을 감안하면, 사립병원 전체의 병상 규모는 도립병원의 28% 수준으로 짐작된다. 게다가 관(공)립병원에는 도립병원 이외에 관립병원, 부립병원, 면립병원 등이 포함되어야 한다는 점까지 고려하면 사립병원의 병상 규모는 더욱 낮아질 것이라는 것을 충분히 예상할 수 있다.

해방 이후 병상 규모에 대해서는 신오성의 연구(1989)와 성창기의 연구(1995) 등이 H. F. Smith의 보고서(1950)에 인용된 통계자료를 인용하여, 사립병원의 병상 수(16,274병상)가 국공립병원 병상 수(12,725병상)에 비해 압도적으로 많았다고 주장한다.[50] 그러나 그들 모두 2,516병상이 되어야 할 사립병원의 병상 수 합계를 16,274병상으로 오기하고 있다. 이는 같은 통계자료를 사용하고 있는 최제창의 보고서(1949)와 주인호의 보고서(1951) 내용을 대조해보면 착오라는 사실을 바로 확인할 수 있다.

〈표 6〉에 나타나고 있는 것처럼 1949년 최제창의 보고서에는 해방 이후 사립병원의 병상 수가 선교병원뿐만 아니라 반사립병원을 다 합쳐도 전체의 20%를 겨우 넘어서는 수준이었음을 보여주고 있다. 즉 공립병원의 병상 수는 사립병원의 그것에 비해 해방 이후에도 압도적인 우위를 차지하고 있었던 것이다. 이러한 상황은 1960년대 초까지 지속되었으며, 사립병원이 병상 수에서 공립병원을 압도하기 시작한 것은 1966년의 일이었다(〈표 7〉 참고).

〈표 5〉 일제시기 도립의원 진료 실적[51]

단위: 개, 명

구분	1928년(30개 의원)	1937년(41개 의원)
보통병상	999	2,008
전염병상	385	577
무료시료	20	44
계	1,404	2,629
병원당 평균 병상	53	64
입원환자	239,232	457,998
외래환자	878,369	1,300,824
비고(선교병원 입원환자)	19,965	

〈표 6〉 1949년의 병원 형태와 병상 수[52]

단위: 개(%)

구분	나병원	종합병원	결핵병원	전염병병원	정신병원	총계
국립병원	9,050	962	150	120		10,282(63.2)
도립병원		1,943	100	300	100	2,443(15)
반사립병원		718	50			768(4.7)
선교병원		245		20		265(1.6)
사립병원		2,416	100			2,516(15.5)
총계	9,050	6,284	400	440	100	16,274(100)

〈표 7〉 설립 운영 주체별·시기별 병상 수 추이[53]

단위: 개

구분	국립	공립	법인	개인	계
1960	2,858	3,477		3,616	9,951
1964	2,522	3,280		4,811	10,613
1966	2,496	3,711		6,684	12,891
1970	3,241	3,916		9,381	16,538
1973	4,104	3,480		10,722	18,306
1975	4,711	4,312		10,966	19,989
1977	4,977	4,549		15,939	25,465
1979	5,947	4,740		22,359	33,046
1980	6,767	5,221		26,108	38,096
1983	9,619	5,408		44,072	59,099
1985	9,004	5,753		59,608	74,365
1986	10,961	5,891	40,226	22,857	79,935
1988	12,703	7,122	47,248	23,204	90,277
1989	12,452	7,413	50,203	23,807	93,875
1990	12,644	6,973	48,355	31,851	99,823
1991	11,130	7,652	65,319	23,122	107,223
1992	12,241	8,599	69,090	25,258	115,188
1993	12,159	9,283	76,604	28,080	126,126

둘째, 개업의원의 비율이 해방 이후에 갑자기 많아진 것이냐 하는 점이다. 사립병원 등에 대한 통제가 강력하였던 일제시기의 경우에도 수적으로만 따지면 개업의는 압도적이었다. 일제시기 공립병원 중심체제하에서 1944년의 한 통계가 보여주는 것처럼, 2,743명 중 72%인 2,075명이 개업의로 활동하고 있었다.[54] 즉 외래환자를 위주로 진료했던 개업의의 양적 수치만으로 보면, 일제시기(72%)와 해방 이후(76.6%) 개업의가 차지하는 비율이 크게 다르지 않다는 점에 주목할 필요가 있다.[55] 그럼에도 불구하고 일제시기 공립병원에 비해 사립병원의 비율이 극히 낮았다는 인식은 20병상 규모 이상의 사립병원 통계를 외래진료 위주의 개업의원과 동일시한 것에서 기인한 것이다.

셋째, 개업의원 중심체제로의 전환을 강조해온 사람들은 해방 이후 국가 차원의 질병관리 우선순위가 변화했다는 점을 간과해왔다는 점이다. 〈표 6〉에서 볼 수 있는 것처럼, 1949년만 하더라도 국(공)립병원에서 일반병상 비율은 23%를 차지하는 데 그쳤다. 국(공)립병원의 대다수 병상은 주로 나병, 결핵, 감염병 등의 관리에 사용되었는데, 그중에서도 나병이 압도적으로 많은 비중을 차지하였다. 그러나 〈표 8〉에서 볼 수 있는 것처럼 10년 후인 1959년에는 국(공)립병원의 병상 수가 사립병원에 비해 여전히 2배 이상의 우위를 차지하고 있었는데, 국(공)립병원에서 일반병상 비율은 57%를 차지할 정도로 질병관리의 우선순위가 변화하고 있었다. 따라서 국(공)립병원은 주로 공중보

〈표 8〉1959년 병원별 환자 취급 상황[56]

단위: 개, 명

구분		국립	공립	사립	계
병원 수		13	42	46	101
일반병상	병상 수	1,680	2,067	2,764	6,511
	입원환자 연인원	292,202	230,523	588,479	1,111,204
전염병상	병상 수	23	331	8	362
	입원환자 연인원	4,888	17,177		22,065
결핵병상	병상 수	1,145	1,013	444	2,602
	입원환자 연인원	384,107	219,062	123,313	726,482
정신병상	병상 수	227	99	93	419
	입원환자 연인원	60,208	11,786	78,792	150,786
계	병상 수	3,075	3,510	3,309	9,894
	입원환자 연인원	741,405	478,648	790,584	2,010,637

건 분야에서만 주력했고, 일반진료 분야는 전적으로 사립병원에 의존하고 있었다는 주장은 사실에 부합하지 않는다.

넷째, 자료상 검토 가능한 1950년과 1957년의 자료를 대조하여 한국전쟁 이후 80병상 이상 종합병원의 변화 양상을 검토해보면, 기존 공립병원과 사립병원 내에서 병상 수는 각각 62병상, 74병상이 증가하였다. 신규 종합병원은 각각 16개(1,997병상), 8개(1,080병상)가 새로 증가하였다.[57] 공립병원의 수는 사립병원보다 2배가량 증가하고 있고, 국(도)립 구호병원(救護病院)만 935병상이 새로 증설되었다. 이는 공립병원의 체제가 몰락한 것이 아니라 국(도)립 구호병원과 도립병원의 체제가 오히려 강화되고 있음을 보여주는 것이다.

이와 같이 해방을 전후하여 남한의 공립병원의 병상 규모나 개업의의 양적 수치는 크게 변하지 않았다. 그렇다면 해방 직후 병원체제가 이전과 달라진 점과 그 특성은 무엇일까?

첫째, 보건의료행정체제가 바뀌었다. 일제는 식민지 의료체제를 강화하기 위해 공립병원 중심체제를 정비하고 경찰력을 통해 사립병원을 강력하게 통제하였다. 해방 이후 미군정은 의료행정에 대한 식민지적 경찰통제를 정리하고 보건행정을 전문화하고 확대하였다. 미군정의 첫 번째 조치는 1945년 9월 24일 경무청(警務廳) 위생과(衛生課)를 위생국(衛生局)으로 승격시키는 일이었다. 한 달 후인 1945년 10월 27일 보건후생국(保健厚生局)으로 개편되었고, 1946년 3월 29일 11개 보건국과 4개의 후생국체제를 갖춘 보건후생부(保健厚生部)로 재편되었다.

〈표 9〉 1928년 조선총독부 탁지부 위생 예산[58]

단위: 원(%)

국비	본부 위생비	위생시험비	28,846	131,244 (2.9)
		전염병 예방비	4,980	
		검역비	3,124	
		수역 예방비(獸疫豫防費)	9,310	
		혈청(血精) 및 예방액류제조비	24,732	
		아편배상금	50,000	
		공의강습회비	2,000	
		전염병 지방병조사	8,252	
	지방청 위생 및 방역비	위생비	362,297	738,150 (16.4)
		전염병 예방비	57,134	
		검역 및 환자비	38,237	
		수역 예방비	124,609	
		이출우(利出牛) 검역비	93,057	
		전염병 및 지방병 연구비	6,175	
		병원비	56,631	
		접대비	10	
	보조비	전염병 예방비보조	62,060	949,505 (21.1)
		나병 예방사업보조	46,298	
		도립의원 경비보조	771,147	
		도립의원 신설보조	50,000	
		모르핀중독자 치료비보조	20,000	
지방비 및 부면비	지방비	경상부 지방위생비	234,645	2,680,688 (59.6)
		임시부 지방위생비	238,879	
		도립의원비	2,040,390	
		도립의원 임시 건축설비비	166,774	
계				4,499,587

이와 같이 미군정은 일제의 보건의료업무를 인수하는 한편 효율적인 보건의료정책의 수행을 위해 중앙의 보건부서를 확대 개편하였다.[59]

둘째, 미군정에 의해 공중보건과 연구 기능이 강화되었다. 조선총독부 탁지부(度支部, 1928), 미군정 보건후생부(1947), 남한정부 보건부(1949)를 동등 비교하기는 어렵지만, 탁지부 국비 예산이 보건후생부 예산에 상당하는 것으로 보인다. 이들은 공통적으로 각종 감염병 예방에 막대한 비용을 치르고 있었다. 그러나 조선총독부는 상대적으로 도립병원을 위해 상당액을 보조하고 있는 데 비해, 이와 대조적으로 미군정은 각종 연구소와 보건원의 설립 등 공중보건과 연구 기능을 강화하고 있다는 점이 주목된다(〈표 10〉 참고). 미군정의 보건정책은 언뜻 보면 국가는 공중보건과 빈민에 대한 의료서비스 제공에 주력하고, 민간은 일상적인 의료서비스를 제공하는 미국식 의료체계의 원리에 부합했던 것으로 여기게 한다.[60] 그러나 국가가 공중보건에 주력했다는 것이 사립병원이 크게 성장하거나 활성화되었다는 것을 증명해주지는 못한다. 왜냐하면 국가나 민간 모두 재정적 어려움에 직면해 있었기 때문이다. 더군다나 해방 이후 도립병원의 예산 규모가 밝혀지지 않은 상태에서 '도립병원 보조금'만을 단순 비교하여 공립병원체제가 무너졌다고 결론을 도출하기는 어려운 점이 있다. 신좌섭의 연구(2000)에 따르면, 1928년 '도립병원비'는 보건부문 예산내역의 34%이었던 데 비하여 미군정하의 1947년도 '도립병원 보조비'는 전체 보건부문

예산의 7%에 불과하다고 주장한다.[61] 그러나 지방예산인 '도립
병원비'와 중앙예산인 '도립병원 보조비'를 비교할 수는 없다.
1928년과 1947년 중앙 보건예산 중의 도립병원 보조금만 비교
했을 때, 각기 보건예산의 42%와 7%를 차지한다. 그러나 도립
병원에 대한 지방예산이 압도적 우위를 차지하고 군정하의 지
방예산이 밝혀져 있지 않은 상황에서 중앙보조금의 차이만을
강조하는 것은 적당하지 않다.

셋째, 해방 직후 남한의 의료계는 국가의료가 증대될 필
요성에 주목하였다. 북한에서는 사회주의국가의료체제를 지
향하여 공중보건과 일반의료서비스를 국가가 제공하도록 하
였다. 미군정이 공중보건에 전력을 기울이는 동안 남한 의료
계 특히 좌익 쪽에서는 의료국영화(醫療國營化)를 둘러싼 논쟁
을 통해 국가의료체제의 필요성을 제기하였다. 1947년 5월 『조
선의학신보(朝鮮醫學新報)』를 통해 좌익계열의 최응석은 국영
병원, 인민병원의 확충을 통해 인구와 지역에 따른 의료기관
의 적정 배치가 시급하다고 주장하였다. 같은 지면에서 보건
후생부장 이용설(李容卨, 1895-1993)은 시설과 인력 부족을 들어
의료국영론이 시기상조라고 주장하였고, 민간의 자발성에 기
초한 종합병원 건설을 희망하였다.[62] 주목되는 것은 어느 쪽도
국가의료의 필요성을 부인하지 않았다는 점이다. 1947년 7월
에도 좌우 양측은 국(공)립병원뿐만 아니라 도립병원 이하 군
립병원, 1면 1개소의 보건소체제 강화(우익), 국공립병원-협동
조합병원-개인개업의체제 강화(좌익) 등을 계속 논의하였다.[63]

〈표 10〉 1947년, 1949년, 1950년 보건예산[64]

단위: 원

1947년 보건후생부 예산		1949년 보건부 예산		1950년 보건부 예산	
항목	금액	항목	금액	항목	금액
행정비	12,500,000	행정비	41,269,984	행정비	47,334,000
전염병 예방	25,900,000	전염병 예방	22,150,000	의료장비와 공급	20,799,200
도 보건 후생국 보조비	8,775,000	결핵관리	17,590,000	위생설비와 공급	34,409,100
공의수당	2,904,000	성병예방	17,000,000	전재민의료	5,270,900
설치류 동물관리	200,000	사병관리	104,701,000	방역	68,722,500
우물관리	4,147,000	설치류 동물·곤충관리	25,659,000	간호원 양성	7,117,000
통계수집	6,236,000	우물·식수관리	2,000,000	시료비	36,000,000
도립병원 보조비	20,000,000	식료품관리	2,000,000	무의촌보조	20,000,000
시료 입원환자	20,000,000	검역소	17,169,000	마약관리	6,657,000
보건요원 여행비	600,000	통계수집	3,000,000	시도립병원 보조	20,500,000

1947년 보건후생부 예산		1949년 보건부 예산		1950년 보건부 예산	
항목	금액	항목	금액	항목	금액
간호원 양성	5,841,000	마약관리	5,000,000	약품관리	2,000,000
약종상 양성	300,000	보건소	16,702,500	약초재배	2,428,700
마약관리	4,530,000	도 보건의료 보조금	20,000,000	산업보건	3,230,000
사병관리	1,500,000	시료환자 보조금	28,100,000	나병관리	351,238,900
마산결핵 요양원	11,666,000	국립연구소	123,948,100	결핵요양원	49,705,000
국립나병 요양원	90,607,000	결핵요양원	29,000,000	나병요양원	291,104,000
보건원	6,928,000	나병요양원 (소록도)	170,865,000	보건소	52,674,000
국립연구소	64,799,000	국립성병원	19,000,000	국립연구소	222,392,000
		일본B형 뇌막염 방역비	70,000,000	기타	900
		기타	24,519,366		
합계	287,433,000	합계	759,673,950	합계	1,241,583,200

흥미롭게도 우익 측에서 1면 1개소 보건소체제를 지지한 것은 북한의 사회주의국가의료체제에 대한 대응책을 염두에 둔 결과였다. 실제로 1947년에는 국립보건소, 경상남도 보건소, 전라북도 보건소밖에 없었지만, 1951년 「국민의료법」에 의거 보건진료소가 건립되기 시작한 이래, 1952년 8월에는 406개의 보건진료소가 설치되기도 했다.[65] 이처럼 남한 의료계는 좌우를 막론하고 국가의료의 역할이 강조되고 있었다.

이와 같이 해방 이후 남한의 병원체제를 개업의 중심체제였다거나 사립병원이 주도하는 체제였다고 속단하는 것은 해방 이후 의료체제와 병원체제의 특성을 지나치게 단순화시킬 우려가 있다. 미군정이나 남한의 의료계의 논의를 살펴보면 보건의료를 확대하고자 하는 의도를 알 수 있다. 단지 재정 문제 때문에 국가의료를 강력하게 추진하지 못했던 것이다.

전후 공립병원과 사립병원의 증가 추세

한국전쟁의 발발로 인해 기존 의료영역 역시 인적 재원과 물적 토대가 대부분 파괴되었다. 1953년 6월 18일자 『동아일보』 보도에 의하면, 한국전쟁 중 피살당한 의사가 58명, 납치된 의사가 17명, 간호사 300명 이상이 피살 혹은 행방불명되었으며, 보건부 직원 15명이 피살되었다.

의료기관은 사립병원 3,155개 중 450개가 전파, 1,065개

가 반파, 국(공)립 종합병원 54개 중 10개가 전파, 36개가 반파
되었다. 또, 제약공장 159개 중 10개가 전파, 133개가 반파되었
으며, 각종 연구시설 역시 161개가 전파, 361개가 반파되었다.[66]
시설물 피해는 엑스선 기계 144대를 비롯해 병원 내의 모든 약
품은 거의 피탈당했고, 시설 피해액은 48억 7,933만 원에 달
했다.[67]

　　전후 복구 기간 동안 미국의 원조에 의존하게 됨에 따
라 남한의 의학과 의료제도는 미국식으로 신속하게 전환되
기 시작했다. 1951년에는 전문의제도(專門醫制度)가 도입되고
1952년에는 의사국가고시(醫師國家考試)가 실시되었다. 그러나
전후 감염병 통제 및 시설 복구 등에 전력을 기울여야 했기 때
문에 병원체제의 근본적 전환을 꾀하기는 어려운 상황이었다.
정부는 보건진료소체제를 통해 방역행정을 강화하고 점진적
으로 병·의원의 확장을 도모해야 했다.

　　실제로 한국전쟁 직후의 병원 상황을 살펴보면, 각 의료
기관의 숫자는 1950년대 이래로 완만한 증가 추세임을 알 수
있다. 그런데 이 통계상에는 한 해 동안 적게는 10개에서 많게
는 30여 개의 종합병원이 줄기도 하고, 반대로 적게는 10개에
서 많게는 20개의 종합병원이 늘기도 하고 있다. 그런데 여타
소규모 병·의원들이 완만한 증가세를 이루고 있는 것에 비하
면, 대규모 종합병원의 증감 폭이 크게 나타나는 것은 상식적
으로 납득하기 어렵다. 이는 해방 이후 종합병원에 대한 명확
한 규정이 없었던 것과 관련되어 있을 렌데, 〈표 11〉에서 병상

〈표 11〉 의료기관 수의 종별·시기별 추이(1953-1977)[68]

단위: 개

연도	종합병원	병원	의원	치과병원	치과의원	한방병원	한방의원	결핵병원	나병원
1953	45	70	2,237		439		460	44	18
1954	53	65	2,156		418		544	4	31
1955	42	90	2,447		511		741	4	24
1956	43	80	2,371		485		805	4	28
1957	50	96	2,626		551		793	4	42
1958	49	97	2,899		576		954	4	37
1959	16	116	3,255		609		1,146	5	36
1960	22	128	3,482		661		1,346	5	36
1961	27	138	4,622		926		2,046	2	43
1962	18	152	5,078		999		2,055	5	43
1963	28	145	5,300		996		2,315	3	6
1964	32	161	5,073		1,024		2,110	3	8
1965	24	182	5,002		1,079		2,247	3	8
1966	18	203	5,012		1,129		2,316	8	8
1967	15	207	5,059		1,141		2,347	7	9
1968	12	222	5,211		1,200		2,413	6	5
1969	12	217	5,163		1,219		2,434	8	5
1970	12	223	5,402		1,344		2,443	7	6
1971	14	262	5,700		1,426		2,443	11	7
1972	17	260	5,796		1,466		2,419	6	7
1973	17	188	5,993		1,546	2	2,528	7	7
1974	36	127	6,028	3	1,566	2	2,367	4	6
1975	37	131	6,087	3	1,611	5	2,377	4	6
1976	43	141	6,125	4	1,660	5	2,366	4	6
1977	52	182	6,008	4	1,720	9	2,344	4	6

* 보건사회부가 실시한 이 통계에서 종합병원은 정확한 병상 기준이 제시되어 있지 않다.

〈표 12〉연도별 종합병원 및 병원급 병상 수 추이(1950-1974)[69]

단위: 개

연도	전국 종합 병원 수	전국 병원 수	전국 총병상 수 (서울 총병상 수)	서울지역 종합병원 수	서울지역 병원 수	서울 병원급 이상 평균 병상 수	서울 종합병원 총병상 수	서울 종합병원 평균 병상 수
1950	20	30	4,486(2,109)	10	5	141	1,866	187
1957	42	49	8,733(3,006)	15	6	143	2,639	176
1958	43	52	10,412(3,554)	16	5	169	3,230	202
1959	40	55	9,894(3,757)	18	4	171	3,509	195
1960	44	55	9,951(3,857)	19	2	184	3,742	197
1961	41	58	8,894(3,627)	17	4	173	3,482	205
1962	41	62	9,637(4,341)	17	4	207	4,069	239
1964	45	69	10,613(4,329)	17	8	173	3,905	230
1966	48	98	12,891(5,241)	19	22	128	4,418	233
1968	55	134	15,696(6,841)	24	43	102	5,484	289
1970	58	140	16,538(7,321)	27	41	108	6,051	224
1972	58	108	16,373(8,003)	30	39	116	6,776	226
1974	81	70	19,062(9,238)	36	17	174	8,714	242

* 이 통계는 『보건사회통계연보』 등에 기초하여 병원급은 20병상, 종합병원은 80병상 이상을 기준으로 재구성한 것이다.

규모가 드러나는 자료를 토대로 종합병원은 80병상, 병원은 20병상 이상을 기준으로 다시 조사해보았다. 그 결과 〈표 12〉와 같은 통계를 재구성할 수 있었다. 이를 통해 결국 종합병원 역시 다른 병원과 마찬가지로 큰 변동 없이 완만한 증가 추세를 이루고 있음을 알 수 있다.

한 가지 재미있는 사실은 종합병원, 병원, 병상 수가 전반적으로 증가 추세인 반면, 1960년대 서울 지역 병원급 이상의 평균 병상 수는 줄어들고 있다는 점이다. 이는 대형 종합병원이 증가함과 동시에 소규모 병원 역시 크게 증가했다는 것을 의미한다. 또한 1960년대 초까지만 해도 종합병원의 수는 별다른 변화가 없었는데, 1960년대 중반 이후부터 1970년대 전반 사이에 서울 지역과 전국에 걸쳐 종합병원은 두 배가량 증가하고 있다. 1970년 이후로 드러나는 눈에 띄는 변화는 1974년 종합병원은 급성장하고 병원은 급감한다는 점이다. 이는 1973년 정부의 의료법인화 조치로 신설 종합병원이 대규모로 등장하고 중소 규모의 병원이 개원의원으로 전환된 것에 기인한 것이다.

다시 한국전쟁 당시로 돌아와 사립병원의 상황을 살펴보자. 주인호의 연구에 따르면, 1950년 6월 현재 남한 전역에 종합병원은 53개(서울 15개)이며 평균 85병상이었다. 이 중 사립병원은 60병상 규모의 백병원을 포함하여 전체 5개(서울 3개)에 불과했다.[70] 흥미로운 것은 당시 종합병원 규정이 명확치 않았다 해도, 병상이 8개인 강원도 영월(寧月) 도립병원(道立病院)이나 병상 13개의 경기도 이천(利川) 도립병원이 종합병원 목록에 포함되는 점이다. 반면, 사립병원 중에서는 23개의 병상을 갖춘 이화여자대학병원(梨花女子大學病院)이 민간 종합병원 중 가장 소규모였다는 점이다. 따라서 이 통계는 종합병원 통계라기보다는 주요 병원 통계라고 일컬어야 마땅하지만, 한국전쟁 당시에도 서울여자의과대학병원, 경전병원, 백병원과 같은 사립병원들은 전국적인 차원으로 보아도 비교적 큰 병원이었다는 것을 짐작할 수 있다.

1950년 전국적으로 사립병원은 5개소에 불과했다. 그중에서 지방의 두 곳은 선교와 관련되어 있는데도 사립으로 분류되고 있다.[71] 사립병원 중 규모가 가장 큰 것은 서울여자의과대학 부속병원이었다. 서울여자의과대학은 1928년 설립된 조선여자의학강습소(朝鮮女子醫學講習所)를 모체로 발전한 것인데, 1933년 경성여자의학강습소(京城女子醫學講習所)를 거쳐 1938년 5월 재단법인 우석학원(友石學院)이 성립하여 경성여자의학전문학교(京城女子醫學專門學校)를 설립하였다. 해방 이후 경성여자의학전문학교는 1948년 5월 서울여자의과대학(女子醫科大學)으로 개편되었다.[72] 서울여자의과대학의 부속병원은 1957년 1월에는 수도의과대학 부속병원(首都醫科大學 附屬病院)으로, 1966년 12월에 우석대학 의과대학 부속병원(友石大學 醫科大學 附屬病院)으로, 1971년 12월 고려대학교 의과대학 부속우석병원, 1976년 3월 고려대학교 의과대학 부속병원으로 개편되었으며, 병상 규모는 390병상이었다.

〈표 13〉1950년 6월 서울 지역 종합병원[73]

단위: 명, 개

병원명	지역	운영 주체 (총수)	의사 수	병상 수	월 평균 외래환자	월 평균 입원환자
서울대 제1병원	서울	국립	196	500	9,800	6,600
서울대 제2병원	서울	국립	61	150	9,900	1,500
교통병원	서울	국립	40	105	9,000	4,500
서울시립병원	서울	시립	22	104	9,000	2,700
순화병원	서울	시립	6	250	7,150	6,700
자혜병원	서울	시립	3	80	3,600	2,700
보건병원	서울	시립	3	22	750	60
세브란스병원	서울	선교	78	196	9,000	3,900
이화대학병원	서울	선교	5	23	800	360
위생병원	서울	선교	9	107	7,300	4,100
성 메리 병원	서울	선교	8	65	2,400	1,800
적십자병원	서울	적십자	33	209	12,000	4,500
서울여자의과대학병원	서울	사립	119	105	1,500	1,800
경전병원	서울	사립	14	73	6,000	1,500
백병원	서울	사립	6	60	3,900	2,700
전국 전체		53	907	4,486	177,253	68,148
서울 전체		15	603	2,109	92,200	45,420

〈표 14〉 1950년 6월 전국 사립 종합병원[74]

단위: 명, 개

병원명	지역	운영 주체 (총수)	의사 수	병상 수	월평균 외래환자	월평균 입원환자
서울여자의과대학병원	서울	사립	119	105	1,500	1,800
경전병원	서울	사립	14	73	6,000	1,500
백병원	서울	사립	6	60	3,900	2,700
경기도 감리교 병원	경기	사립	5	45	1,871	177
구세군 영동병원	충북	사립	4	37	1,023	600
계		5	148	320	14,294	6,777

경전병원(京電病院)은 1937년 경성전기회사(京城電氣會社)가 중구(中區) 서소문로(西小門路)에 설립되면서 경성전기(주)의 경전운수부 의무실로 출발한 것이다. 1944년 9월 경전병원으로 확대·건립되었다. 1961년 7월 한전병원(韓電病院), 1962년 12월 한일병원(韓一病院)으로 개편·발전되었으며, 2000년 1월에서야 의료법인 한전의료재단 병원으로 재탄생하게 되었다.[75]

백병원은 경성의전 외과 주임교수였던 백인제(白麟濟, 1899-?)가 우에무라 외과를 인수한 후, 1941년 병원을 직접 경영하기 시작하였다.[76] 백병원은 개인 소유 병원으로는 최초로 재단법인을 설립했으며 단과병원으로서 종합병원 규모였다. 백병원은 다른 사립병원에 비해 의사 수나 병상 수에서 열세에 있었지만, 진료 실적은 매우 우수했음을 알 수 있다.

특히 서울 지역에서는 1960년대 초까지 서울여자의과대학, 경전병원, 백병원의 규모를 능가하는 사립병원은 없었다. 바꿔 말하면, 1960년대 초까지도 이들 병원은 계속해서 전성기를 누릴 수 있었다는 것이다.

나가며

한국의 근대 병원은 국가권력과 사회세력, 제국주의와 민족주의, 전통의학과 서양의학 등 병원을 둘러싼 다양한 요소들이 경쟁하고 타협하는 공간이었다. 그러나 일제하에서 병원은 식민 당국이 식민지의료체제를 건립하기 위한 통제 대상으로 전환되었다. 일제시기 사립병원이 왕성하게 발전할 수 없었던 것은 바로 이런 이유에서였다. 더욱이 병원 수의 획기적 진전이 없는 상황에서 대부분의 의학교 졸업생들은 관립·사립 출신 모두 개업의로 활동할 수밖에 없었다. 개업의원이 사립병원 규모의 병상을 갖추는 것이 불가능하지는 않았지만, 적어도 공식적으로는 '제국의 의학'에 포괄되지는 않았다.

해방 전후 병원체제에 대해서 기존 연구들은 일제의 식민지 의료체제하에서의 공립병원 중심체제가 미국식 의료체제하에서의 개업의체제 등으로 전환되었다고 주장해왔다. 그러나 이 글은 병상 수의 변화 등 통계 수치에 대한 재검토를 통해 공립병원 중심체제는 해방 이후 1960년대 전반기까지는 지속되었다고 주장하였다.

해방 이후 의료계는 국가의료의 역할에 관심을 두면서 사립병원과 개업의원을 어떻게 재편할 것인가를 두고 논쟁했다. 당시 보건후생부장이었던 이용설은 인력과 재정상의 어려움을 들어 전면적인 국가의료체제의 도입에 반대했는데, 진료의 질적 수준을 보장할 수 없는 '개업의원의 난립'을 막는 조처도 민간의 자발성에 기초한 종합병원의 건립을 제안할 정도로 적극적인 정부 개입에는 소극적이었다. 그러나 해방 이후 사립병원도 기존 병원체제를 새롭게 전환시킬 수 있을 만큼 재정적 기반이나 정치적 주도권을 갖고 있지는 못했다. 공중보건 및 방역사업 등 주요한 질병통제는 여전히 정부 당국의 몫이었다. 한국전쟁은 공립병원의 역할이 더욱 강화되는 계기였다. 공립병원이 해방 이후 병원체제에서 지속적으로 주도적 지위를 차지할 수 있었던 단적인 예는 병상 수의 추이에서 살펴볼 수 있다. 사립병원이 병상 수에서 공립병원을 추월하기 시작한 것은 1966년이었다. 아울러 1950년에서 1957년 종합병원과 병상 수의 증가 추이를 살펴보면 신규 병원 수와 신규 병상 수에서 공립병원이 사립병원보다 2배가량 우위를 보이고 있다. 이는 해방 이후 병원체제가 일제시기의 공립병원 중심체제에서 사립병원 중심체제로 전환된 것이 아니라 적어도 1960년대까지는 공립병원 중심체제가 기본적으로 지속되고 있었음을 보여준다.

해방 이후 공립병원 중심체제가 일제시기와 같이 사립병원에 대해 강력한 통제 속에서 이루어진 것은 아니었기 때문에, 사립병원 역시 자유롭게 발전할 수 있었다. 단지 사립병원의 자본 축적에 커다란 진척이 없었고, 정부 차원의 사립병원에 대한 실제적인 지원이 거의 없던 상황에서 사립병원의 급성장은 불가능했다. 그러나 1960년대 중반 이후 개별 사립병원차원에서 수백 병상 규모의 병원 현대화 사업이 진척되기 시작하였고, 해외차관의 도입과 1977년 직장의료보험 실시 등으로의료수요가 급증하면서 사립병원이 급성장하게 되었다.

9

근대 일본에서 '병원'이라는 의료 공간

'병원' 명칭의 등장과 정착

김영수

들어가며

현행 한국 의료법에서는 30개 이상의 병상, 일본 의료법
에서는 20개 이상의 병상을 갖춘 의료기관을 병원이라고 일컫
는다. 시설의 규모에 따라 병원, 의원, 진료소 등으로 구분하기
도 하지만, 통상적으로 의료기관을 지칭할 때 병원이라는 용어
를 사용한다. 병원이 기능하기 위해서는 의술을 행하는 의사가
있어야 하고, 의사를 찾아오는 환자가 필요하다. 의사와 환자
는 치료하는 자와 치료받는 자의 관계를 형성하지만, 동아시아
에서는 의술을 행하는 의사의 역할이 중요하게 여겨졌던 만큼
의술이 행해지는 공간에 대해서는 큰 의미를 두지 않았다. 따
라서 병원이라는 의료 공간에 대한 필요성을 인식한 것은 그리
오래되지 않았다.

그러나 일본에서 병원의 연원을 따질 때에는 훨씬 시대를
거슬러 올라간다. 그 기준은 두 가지인데, 하나는 일본에 서양

인 의사와 서양의학 기술이 처음 들어온 시기를 병원의 기점으로 삼는 경우이고, 또 하나는 근대 병원의 큰 특징이기도 한 질병을 치료할 목적으로 환자를 수용하여 치료한 것을 병원의 기점으로 삼는 경우이다.

먼저 첫 번째 경우에 해당하는 것은 1557년 규슈 오이타현(大分縣)에 세워진 알메이다(Almeida)병원이다.[1] 이는 예수회 선교사들의 포교활동의 일환으로 세워진 것으로, 포르투갈의 선교사면서 의사였던 루이스 데 알메이다(Luis de Almeida)가 세운 것이다. 이듬해인 1558년에 의학교가 병설되어 의사를 양성하기도 하였고, 1559년에는 내과병동 8실(16명 수용)을 증축하는 등 의료시설의 확충을 꾀하였다. 예수회의 포교활동의 일환으로 세워졌기 때문에, 음식물·숙박·의료를 무상으로 제공하는 시료(施療)의 형태로 운영되었다는 특징이 있다.[2] 당시에 흔치 않았던 외과수술을 행하고, 식사 요법 등의 생활지도 및 순회치료 등을 실시하여 규슈 바깥 지역까지 명성을 떨쳤다고는 하나 에도(江戶)막부의 금교정책으로 그 명맥은 끊어졌다.

두 번째 경우에 해당하는 것은 1722년 에도에 세워진 고이시카와양생소(小石川養生所)이다. 에도시대(1603-1867)의 의학은 한의학적 지식에 기초한 내과적 치료가 주류를 이뤘고, 환자는 자택에서 요양을 하고 의사가 왕진을 가는 것이 일반적이었다. 일반 서민은 약재를 이용하여 병을 치료하였고, 귀족·사무라이 등 사회적 지위가 높은 자 혹은 상업을 통해 부를 축적하여 경제적으로 윤택한 자들이 주로 의사를 요청했기 때문이다.

즉, 의사는 환자를 위한 의료 공간을 설치할 필요도 의무도 없었던 것이다. 이러한 시스템이 주류였던 에도 사회에 의료비를 지불할 수 없는 빈민 환자들을 수용하기 위한 공간이 탄생하였는데, 그것이 바로 고이시카와양생소이다. 에도막부의 8대 쇼군 도쿠가와 요시무네(德川吉宗, 1684-1751, 재임 1716-1745)는 의료행정의 일환으로 약초를 조사하게 하고, 주요 도시에 약초원(藥草園)을 세웠는데, 양생소는 그 안에 설치되었다. 이곳은 의사가 상주하고, 환자를 일정한 공간에 수용하고 치료하는 공간[3]이라는 의미에서 현재의 병원의 개념과 유사하다고 평가되며, 1722년부터 에도 말기까지 지속적으로 시설을 유지하여 국가의 의료기관으로서 자리매김했다는 점도 일본 최초의 병원의 기원으로서 의미를 더해주는 부분이라고 하겠다.[4]

그러나 이 두 의료 공간의 사례는 모두 빈민 치료를 위한 시료를 행했다는 점에서 근대 병원의 개념과 차이를 보인다. 즉, 근대 병원의 특징은 환자를 수용하는 시설을 갖춘 곳을 일컫는다. 아울러 특정 계층이 아닌 대중 다수를 그 대상으로 하여 이들을 치료한다는 의미를 내포하고 있다. 또한 일본의 경우 근대 서양의학을 기초로 한 의료를 실시하는 곳이라는 의미도 포함된다. 일본에서 이러한 특징을 충족시키는 의료 공간이 등장하기 시작하는 때는 에도시대 후기부터라고 볼 수 있다. 근대적인 형태의 의료시설에 가까운 것으로 평가되는 것 중의 하나는 1824년 나가사키 교외에 세워진 나루타키주쿠(鳴滝塾)이다. 지볼트(Philipp Franz von Siebold, 1796-1866)는 사숙(私塾)과 진료소를 세워 난학(蘭學)에 기초한 의학(외과, 산과, 안과), 박물학, 민속학, 지리학 등을 가르치면서 진료소를 운영하였다.[5] 임상교육의 일환으로 진료소를 운영하면서 환자를 치료했기 때문에 근대적인 의료시설으로서의 기능을 수행한 것으로 평가할 수 있다.

이와 더불어 1861년에 네덜란드 해군 군의로 일본에 온 폼페(Pompe van Meerdervoort, 1829~1908)가 나가사키에 세운 나가사키양생소(長崎養生所)가 이러한 개념을 설명해주는 좋은 예이다. 나가사키양생소는 본격적인 의학교육과 함께 병실, 수술실, 격리환자실, 약품·기계실 등 근대 서양식 병원의 공간구조를 갖추고, 기능을 수행하였다는 점에서 근대 서양의학에 기초한 본격적인 의료시설로 볼 수 있다. 이곳은 근대 서양의학을 기초로 한 공간으로서는 처음으로 환자를 수용하는 입원시설을 확보하고 있었는데, 치료와 입원은 당시 의학교육이나 빈민들을 위한 시설로 설립된 곳과는 달리 유료로 운영되었다.[6]

위에서 소개한 의료 공간은 근대 병원이라는 용어가 함축하고 있는 의료의 공간적·기능적 요소를 일부 혹은 전부를 충족시키는 곳이었다. 그러나 그 시설의 명칭은 ○○양생소, ○○사숙 등 기존에 사용되던 용어를 그대로 답습하고 있다. 즉, 메이지 신정부가 수립된 이후 법조항에 등장하는 '병원'이라는 용어는 아직 사용되지 않았던 것이다. 서양 근대의학이 일본에 도입되는 과정에서 근대의학에 기초하여 환자를 수용하는 의료시설이 만들어졌다고 보는 것이 일반적인 견해이지만, 위와 같은 예에서 볼 수 있듯이 의료시설은 그보다 더 일찍부터 만들 어졌으나 그것을 지칭하는 명칭이 병원이 아니었을 뿐이었다. 즉, 어느 시기를 기점으로 병원이라는 용어가 등장하면서 기존 의 명칭을 대체한 것이다. 그렇다면 지금은 의료시설을 지칭하 는 통상적인 용어로 사용되는 '병원'이 일본에서 처음 등장한 것은 언제이며, 어떻게 정착해 나아갔던 것일까?

이 글에서는 병원이 의료시설을 지칭하는 용어로 처음 사용되기 시작한 것은 언제인지, 그리고 이후 근대 일본 사회 에서 '병원'이라는 용어가 어떻게 정착해가는지를 살펴볼 것 이다. 그 과정은 용어의 도입이라는 외형적인 문제를 다루는 것을 넘어서서, 근대 일본 사회에서 '병원'을 어떻게 규정하고 있는지를 살펴봄으로써 내용상의 변화를 조망해보는 작업이 라고 할 수 있다.

즉, 이것은 일본 사회에 근대의학이 파급되는 과정을 근대 적인 의료시설의 정비와 정착이라는 과정을 통하여 확인하는 것이기도 하다. 또한 이 작업은 한국의 그것을 규명하는 데에 도 필요한 작업이라고 할 수 있다. 초창기 한국 근대의학은 개 항 이후 서양근대 의료기관 및 의학교육의 도입으로 시작되어 식민지시기에 서양 근대의학의 확대기를 거치며 형성되었다. 그 과정에서 일본식의 용어와 시스템이 다수 도입된 것이 현실 이다. 따라서 이 글은 근대 일본에서 형성된 의료기관 및 시설 에 관한 용어와 관련 규정을 정리, 분석하여 그 개념을 파악하는 것으로 근대 일본의 의학사 및 한국을 포함한 동아시아 근대의학사의 형성과 발전 과정을 이해하기 위한 단초를 제공하는 연구라고 할 수 있다.

'병원' 용어의 사용

근대 일본에서 병원이라는 용어가 사용된 시기를 두고 의견이 분분하다. 그중 설득력을 얻고 있는 주장은 1868년부터 1869년에 일어난 보신전쟁(戊辰戰爭) 때에 사용했다는 설로, 보신전쟁 당시 전쟁에 참가한 군인들의 치료를 위해 각지에 설치된 의료시설에 병원이라는 깃발을 세워 환자를 수용하고 있는 시설임을 밝힌 데에 기인한다고 알려져 있다.[7] 그중에서 가장 큰 야전병원이 도쿄의 이즈미바시(和泉橋)의 도도야시키(藤堂屋敷)의 자리에 설치되었고, 후에 의학소 가(仮)병원이 설치되었는데, 이것에 요코하마 군진병원의 기능이 이전되면서 대병원(大病院)으로 불렸다. 그 과정에서 '병원'이라는 용어가 본격적으로 사용되기 시작했다는 것이다.[8] 다른 일례로, 보신전쟁 때 도쿠시마번(德島藩) 아와노쿠니(阿波國)의 번의(藩醫)였던 세키 간사이(關寬齋, 1830-1912)는 현재 일본의 동북 지방을 지칭하던 오우(奧羽) 지방에 오우출장병원(奧羽出張病院)을 개설하고 그곳에서의 활동을 수기로 정리하여 기록하였는데, 이 일기에서 병원 용어의 사용과 기능에 대하여 언급하고 있다.[9] 이처럼 보신전쟁 때 각지의 전장에서 부상당한 병사를 수용하고 치료하는 의료시설을 지칭하는 용어로 '병원'을 사용했다는 사실에서 그 용어는 메이지시기 이전부터 존재하였고, 그 개념이 정립되어 있었다고 할 수 있다.

일본 역사 속에서 처음 병원이라는 용어가 등장한 것은 1787년에 출판된 모리시마 주료(森嶋中良)의 저서인 『홍모잡화(紅毛雑話)』 1권 속의 '병원'이라는 항목에서이다. 이 책에서 '명에는 가스토후이스(gasthuis, ガストホイス)라는 집이 있어, 명 사람들은 이를 병원이라고 번역한다'고 밝히는 과정에서 병원이라는 용어가 처음 등장하였다.[10] 즉, '병원'은 중국에서 처음 번역어로 사용되었고, 이 시설을 일본에 소개하는 과정에서 그 용어가 유입된 것임을 확인할 수 있다. 용어 설명과 함께 시설면의 특징에 대해서도 언급하고 있는데, '외국에서 오는 사객(使客)과 나라 안의 병자는 귀천(貴賤) 없이 이곳에 머무르며, 의사, 간호인, 침구 등이 마련되어 있다'고 설명하고 있어, 의료시설로서의 요소를 갖춘 공간을 지칭하는 용어로 사용되고 있음을 알 수 있다.[11]

1787년에 발간된 『홍모잡화』에서 병원의 의미와 기능에 대한 설명이 이루어졌음에도 불구하고, 앞에서 살펴본 바와 같이 책이 출판된 이후에도 이와 같은 기능을 가진 의료시설을 지칭하여 '병원'이라고 부르지 않고, '양생소(養生所)'라는 용어를 사용하여 의미와 기능을 전했다. 『홍모잡화』 출간 이후 일본에서 병원이라는 용어가 의료시설을 지칭하는 의미로 보급되어 사용되었다면, 1860년대 초에 네덜란드 군의인 폼페가 세웠던 의료시설을 병원이라고 명명해도 충분하였을 것이다. 그러나 이 시설은 여전히 양생소라는 이름으로 의료시설임을 알렸다. 이에 비추어 생각해보면 1861년 나가사키양생소가 설립될 당시에는 '병원'이라는 용어는 존재하기는 했으나, 아직 일본 사회 내에서 의료시설을 지칭하는 용어로 정착하지는 못했던 것으로 추론해볼 수 있다.

분큐견구사절과 '병원'

그렇다면 일본에서 환자를 수용하는 시설을 갖추고 의료를 행하는 공간이라는 의미로서 '병원'이라는 용어와 개념이 형성되고 수용된 것은 언제라고 볼 수 있는가? 그 가능성 중 하나로 분큐견구사절(文久遣歐使節)의 활동을 들 수 있다. 분큐견구사절은 제1회 견구사절(遣歐使節), 개시개항연기교섭사절(開市開港延期交涉使節)로도 불리며, 1862년에 유럽에 파견된 사절단을 지칭한다. 정사(正使) 다케우치 야스노리(竹內保德)를 비롯한 36명이 도쿄의 시나가와항(品川港)을 출발하여 나가사키, 홍콩, 싱가포르 등을 거쳐 말타, 프랑스, 영국, 네덜란드, 프로이센, 러시아 등에 체류하면서 개항, 개시를 연기하는 각서를 조인하는 것이 사절단의 주된 임무였다. 주로 20대로 구성되어 있던 단원들은 서구 문물에 대한 관찰을 게을리하지 않았다. 사절단의 단원 중에는 난학자이면서 교육가, 계몽사상가, 그리고 게이오기주쿠(慶應義塾)의 창설자로 잘 알려진 후쿠자와 유키치(福澤諭吉), 사쓰마(薩摩)번의 시의(侍醫)였고 후에 메이지 정부의 외교관, 정치가로 활동한 마쓰키 고안(松木弘安),[12] 난학자이면서 교육가인 미쓰쿠리 슈헤이(箕作秋坪)도 포함되어 있었다. 마쓰키는 이들과 함께 유럽의 의학 및 의료 등을 관찰하고 다수의 견문기를 남겼는데, 견문기에는 병원에 관한 기록도 포함되어 있다.[13] 그리고 후쿠자와는 그의 자전에 유럽에서 환대를 받은 경험을 적으며 병원을 거론하기도 하였다. 병원에 가면 해부하는 것을 보여준다고 하고, 그가 유럽에 머무는 동안 작성했던 일기인『서항기(西航記)』(1862)에서 어느 병원을 방문하였는지에 대해서 구체적으로 언급하는 등 그가 병원이라는 공간에 대한 이해와 함께 시설면에 크게 관심을 두었다는 사실을 확인할 수 있다. 후쿠자와는 홍콩, 프랑스 파리, 영국 런던, 프로이센 베를린, 러시아 페테르부르크 등에서 방문한 병원을 언급하면서, 남녀의 구분 및 병실의 개수, 병실의 병상 수 등 병원시설에 대해 구체적으로 묘사하였다. 이와 함께 농아학교[養啞院], 맹아학교[養盲院]와 정신병원[養癲院]의 개념과 시설에 대해서도 설명하였다.[14]

특히 후쿠자와는『서양사정(西洋事情)』(1866)에서 프랑스의 병원과 프랑스, 러시아, 영국의 빈원(貧院)의 상황에 대하여 자세하게 설명하고 있는데, 그 내용을 간략하게 소개하도록 하겠다.[15]

병원

병원은 의약을 얻을 수 없는 빈민을 위해 설립한 곳이다. 정부가 만든 것이며, 사적으로 회사를 결성하여 만든 것도 있다. 영국 및 합중국에 이러한 것이 가장 많은데, 사적으로 만든 병원은 조직의 왕공귀족, 호상(豪商) 등을 설득하여 기부를 청하고, 병원이 만들어진 이후에도 매년 일정한 기부금을 모아 병원을 유지한다. 또한 병원에 입원하는 자는 극빈자는 전혀 비용을 내지 않지만, 어느 정도 재산이 있는 자는 빈부에 따라 의료비를 지불한다. 각국의 도시부에 (병원이) 없는 곳이 없다. 병원의 법은 각국이 대동소이하므로, 다음의 프랑스 병원의 법을 제시한다.

파리에는 크고 작은 병원이 13곳이 있다. 병원마다 의사는 각각 8명에서 15명, 가장 큰 병원에는 30명이 있다. 간호원[介抱시]은 남녀의 간호원이 있는데, 각 성별에 따라 병자를 담당하며, 환자 50명을 간호원 10명이 돌보는 것이 기준이다 ……

13개 병원이 각지에 존재한다고는 하나, 왕궁의 근방에 관공서가 있어 관에서 관리를 두고, 모든 병원을 지배한다. 따라서 도시의 인민, 병원에 가고 싶은 자는 먼저 역소(役所)에 가서 관의 면허를 받은 후에 병원에 들어간다. 병원의 비용은 모두 정부에서 나오는 것은 아니다. 처음에 병원을 세울 때에는 도시에 명령하여 각 호(戶)에서 빈부에 따라 비용을 내고, 그후에 병원을 수리하거나 병자에게 주는 약품, 의복값 및 일하는 사람[婢僕]의 급료 등의 비용은 다음의 법에 따라 비용을 모은다 ……

병원과 같이 소개하고 있는 빈원은 별칭 및 용어, 수용 대상에 대하여 다음과 같이 설명하고 있다. 빈원은 노원(老院), 유원(幼院)이라는 별칭이 있고, 이를 총칭하여 빈원이라고 불렀고, 노인이나 어린이 중에 신체 불구자, 허약한 자, 빈곤하여 생계를 꾸리기 힘든 자들이 수용 대상이었다는 점, 빈원을 건설하는 때에는 병원의 개원과 동일한 법령을 적용하도록 규정했다.[16]

이러한 유럽의 사례에 따르면 병원의 조건은 빈민을 위한 의료시설로, 정부가 개원하는 것이 일반적이며, 일부는 사적으로 개원한 병원도 포함하는 개념으로 이해할 수 있다. 그리고 병원의 운영은 정부의 지배하에 두지만, 사적으로 만들어진 경우에는 회사조직의 지도층에게 기부금을 받아 이 기부금으로 운영하되, 최극빈층이 아닌 경우에는 의료비를 징수하는 것을 기본 방침으로 하고 있다. 1860년대 초에 일본에 설립된 의료시설을 보면, 정부 주도로 근대 서양의학에 기초한 공간에 환자를 입원시켜 치료를 실시하고, 그 과정에서 유상 및 무상치료가 이루어졌다는 점에서 서구의 병원의 개념을 수용하고 있음을 확인할 수 있다.

사전에 나타나는 '병원'의 번역어

1862년에 사절단의 일원으로 서양을 견문하고 온 사람들 중에는 난학을 배우고 영어를 습득한 자들이 다수를 차지했다. 따라서 서양에서 처음 접하는 공공기관을 일본어로 번역하고, 일본어에 대응시키는 작업도 같이 이루어졌다. 병원도 역시 그러한 예에 해당한다고 볼 수 있다.

그러면, 일본에서 출판된 사전은 병원을 지칭하는 'hospital'을 어떤 의미에 대응시켜서 번역하였을까? 이를 위해 먼저 1860년대를 전후한 시기에 일본에서 발간된 사전류에는 어떤 것이 있었는지 살펴보도록 하자. 일본에서 발간된 첫 영일사전은 에도막부 직할의 양학연구교육기관인 요가쿠시라베쇼(洋學調所)에서 발행한『영화대역수진사서(英和對譯袖珍辭書)』(1862)[17]이다. 초판은 1862년에, 개정증보판은 1869년에 발행되었는데, 개정증보판은 두 종류가 확인된다.[18]

1860년대에는 일영사전도 다수 출간되었다. 일본에서 가장 이른 시기에 간행된 영일·일영 단어집으로 평가되는『영어전(英語箋)』[19]은 전편[英日部]과 후편[日英部]으로 구성되었는데, 1857년에 발간된『영어전전편』(영일사전)은 전 3권으로, 5,100 단어 이상을 수록하였고, 이어서 1863년에『영어전후편』(일영사전)이 전 4권으로 발간되었다. 원저의 저자인 메드허스트(W. H. Medhurst, 1796~1857)가 실제로 일본에 왔다는 기록은 없기 때문에, 그가 일본을 방문한 경험이 있는 네덜란드 사람 등으로부터 일본어 지식을 전해들은 것을 기초로 사전을 편찬한 것이라고 평가된다. 그럼에도 불구하고 이 사전은 당시 유효한 사전 중의 하나였다.

이외에도 일본어의 로마자 표기의 근간을 마련한 사전으로 평가되는, 미국 장로회의 의료선교사였던 헵번(J. C. Hepburn, 1815-1911)이 직접 편찬한『화영어림집성(和英語林集成, *A Japanese and English Dictionary: with an English and Japanese Index*)』(1867년 초판)[20]

이 있다. 그리고 일본어를 영어로 번역한 것은 아니지만 일본 학자이면서 중국 주재 프랑스공사관이었던 레옹 파제스(Léon Pagès, 1814-1886)가 일본어를 프랑스어에 대응한 'Dictionnaire Japonais-Français'(1868)[21] 등도 발간되었다.

일본에서 출판된 각각의 사전에서는 병원을 어떻게 번역하고, 대응시키고 있는지 위에 언급한 사전을 중심으로 시기순으로 살펴보도록 하겠다.

① 『영화대역수진사서(英和對譯袖珍辭書)』(1862) 및 『개정증보 영화대역수진사서(改正增補 英和對譯袖珍辭書)』(1869), 『화역영사서(和譯英辭書)』(1869)

『영화대역수진사서』의 1862년 초판과 개정증보판에는 각각 hospital이라는 단어가 실려 있는데, 이에 대응하는 일본어 번역어는 병원과 빈원이었다. 이외에도 관련 단어인 dispensary와 infirmary도 찾아보았는데, 초판과 개정증보판 모두에 실려 있고, dispensary는 고유명사가 아닌 '약제를 가난한 자[貧人]에게 베푸는[施] 곳'으로, infirmary는 '병원'에 대응되었다.

② 『영어전전편(英語箋前篇)』(1857) 및 『영어전후편(英語箋後篇)』(1863)

자연, 몸, 신분계층 등의 주제별로 단어를 설명하고 있으며, 각 권에서 의학과 약에 관련된 단어들이 다수 발견되었으나, 병원, 빈원 등의 일본어 단어는 수록되어 있지 않았다. 대신 hospital이 객사(客舍)라는 단어와 서로 호응하고 있음을 확인할 수 있다.[22]

③ *A Japanese and English Dictionary: with an English and Japanese Index*(和英語林集成)(1867)

이 사전은 일본어 로마자 표기의 근간을 이루는 사전이다.[23] 이 사전에서 일본어 단어로서는 처음으로 병원이 수록되었는데, 'BIYO-IN ビャウ井ン, 病院, n. A hospital, infirmary'로 표기하였다. 그리고 hospital, infirmary는 각각 병원의 로마자 표기인 'Biyo-in'으로 일본어 의미를 표기하였다. 다른 사전에서 hospital의 일본어 번역어로 대응되던 빈원, 당시 의료시설을 지칭하던 양생소(養生所), 그리고 메이지시대에 의료시설을 지칭하는 용어로 병원과 함께 사용되던 의원은 수록되어 있지 않았다. 대신 양생(養生)은 'Fostering, or preserving health, the care of one's health'로 설명하고 있다.

④ *Dictionnaire Japonais-Français*(1868)

이 사전은 편찬하는 과정에서 배열 방법[24]이 변경되어 알파벳 순서로 배열되어 있지 않고, 발음 표기도 다른 사전과는 다르다. 이 사전에는 병원이라는 일본어 단어는 수록되어 있지 않다. 대신 병가(病家)라는 단어가 hôspital의 의미로 풀이되었다.

에도 말기부터 메이지 초기에는 위에 언급한 사전류 이외에 다른 사전도 존재한다. 그러나 본문에서는 1860년대에 출판된 사전류를 중심으로 일본어를 영어나 프랑스어로, 또는 영어를 일본어로 번역하는 과정에서 'hospital'과 '병원', 그리고 관련 어휘가 각각 어떠한 의미와 연결되는지를 살펴보앉다. 이 과정에서 나타나는 것은 〈표 1〉에서 확인되는 것과 같이 'hospital'은 대부분 '병원, 빈원'에 대응되고, 'infirmary'는 '병원'에 대응되었다는 점이다.[25] 그리고 메이지유신 직전인 1867년에 편찬된 햅번의 일영사전에서 처음으로 '병원'이라는 일본어 어휘가 등재되었으며, 이를 'hospital'과 'infirmary'에 대응시키면서 '병원'이라는 일본어 단어에 대한 명확한 규정이 처음으로 형성되었다. 즉, 환자의 치료뿐만 아니라 구빈원의 의미로도 대응되었던 병원이 1867년에는 환자를 치료하는 의료시설로서의 의미가 강조되었다고 볼 수 있다.

그러나 이러한 개념 정리는 '병원'이라는 일본어 단어를 영어로 설명하는 경우에만 성립한다. 1880년대 후반에 간행된 영일사전에서는 'hospital'의 의미를 '병원, 빈원, 시제원(施濟院)'으로 표현하여 1860년대 출판된 사전의 그것과 큰 차이를 보이지 않기 때문이다. 이러한 사실을 근거로 생각해보면, 영어의 'hospital'은 병원뿐만 아니라 빈원, 시제원 등 경제적으로 어려운 환자들을 무상으로 치료하는 곳, 사회적 약자를 수용하여 돌보는 곳이라는 의미까지 포함하는 단어[26]로 해석되었지만, 일본어의 '병원'은 경제적으로 빈궁한 환자라는 의미보다는 '환자를 치료하는 곳'이라는 의미가 강조되며 이전의 의미보다 한정적인 의미로 정착되었다고 할 수 있다.

또한 1862년에 출판된『영화대역수진사서』에 infirmary에 대응되는 일본어로 '병원'을 언급하고 있는 것을 보면,『홍모잡화』를 통해 처음 병원이라는 명칭이 일본에 들어온 이래로

〈표 1〉 1860년대 사전에 나타난 '병원'의 번역어(출판 연도순)

사전명	출판 연도	저자 및 역자	사전 형태	병원 관련어 번역	비고
『英和對譯袖珍辭書』 『改正增補 英和對譯 袖珍辭書』 『和譯英辭書』	1862	호리 다쓰노스케 (堀達之助) 역	영일 사전	Hospital: 病院, 貧院 Infirmary: 病院	에도막부 직할기관 번역
『英語箋前篇』 『英語箋後篇』	1857 1863	무라카미 히데토시 (村上英俊) 역	영일 사전	Hospital: 客舍	
			일영 사전	客舍: Hospital 病院: 미수록	
A Japanese and English Dictionary: with an English and Japanese Index (和英語林集成)	1867	햅번 (J. C. Hepburn)	영일 사전	Hospital: Biyo-in Infirmary: Biyo-in	일본어 로마자 표기의 시초
			일영 사전	病院: BIYO-IN / A hospital, infirmary	
Dictionnaire Japonais-Français	1868	레옹 파제스 (Léon Pagès)	일불 사전	病院: 미수록 病家: Hôspital	

1860년대 초반까지 병원이라는 단어가 지속적으로 존재하였고, 의료시설을 지칭하는 의미를 가지고 있었음을 알 수 있다. 그러나 분큐견구사절이 서구의 공공기관을 관찰하고 병원과 빈원을 나누어 설명하면서, 서구의 의료시설에 대응되는 개념을 '병원'이라고 지칭하면서 새롭게 의미가 부여된 것이었다.

분큐견구사절이 병원, 빈원 등의 공공시설을 관찰하고 적은 기록과, 일본에서 출판된 영일·일영사전의 예에서 병원이라는 용어의 사용과 의미를 파악해볼 수 있었다. 그 과정을 살펴보면, 1787년의 서적에서 번역된 병원과 19세기 중반에 일본에서 번역된 병원은 공통점도 있지만, 그 내용·개념상에 있어서 약간의 차이를 보인다고 할 수 있겠다.

그보다 먼저 원(院)에 대한 의미를 정리한다면 병원의 의미가 좀 더 명확해질 것으로 생각한다. 사절단의 기록에 나타나는 병원, 양맹원, 양아원, 양전원, 빈원 등의 예에서 살펴볼 수 있는 것처럼, 경제·의료·교육 등의 측면에서 국가나 단체의 보호가 필요한 사람들을 수용하여 국가의 보호 아래 그들의 생활을 유지시켜주는 공간에 대하여 공통적으로 원이라는 번역어를 사용했다는 점이다.

그러한 법칙에 따라 병원을 설명하는 구절과 병원이라는 용어를 살펴본다면, 영어와 프랑스어를 번역하는 과정에서 병자(病者)를 수용하는 곳[院]이라는 의미를 표현하기 위해 '공공의 의료기관'이라는 의미를 담아, 일본 사회에 존재하기는 하였으나 공식적으로 의미를 부여받지 못했던 병원(病院)이라는 명칭을 사용한 것으로 볼 수 있다. 1860년대 초반에 병원이라는 용어는 학자들 사이에서는 사용되고 있었지만, 아직 사회에 완전히 정착되지는 않은 상태였다. 그러나 점차 메이지 정부가 추구하려던 의료위생정책을 반영하고, 수행하는 의료기관을 설명하는 과정에서 막부 말기부터 사용되기 시작한 병원은 점차 공식적인 용어로 자리 잡아갔던 것이다.[27]

법률 제정과 '병원'의 개념 형성

'병원' 관련 규칙의 제정

1868년 메이지유신으로 신정부가 수립되면서 정치적인 변화뿐만 아니라 의료위생행정도 전환기를 맞이하였다. 그러나 그 변화가 유신 직후부터 순조롭게 이루어진 것은 아니다. 신정부는 수립되었지만, 사쓰마번과 조슈번 등 유력 웅번들의 세력 규합체가 이루어낸 메이지유신에 반대하는 번주들도 많았기 때문이다. 따라서 막부와 이들 세력, 특히 동북 지방의 번들과 신정부의 싸움은 1년 넘게 지속되었다. 이때 신정부군이 승리하기는 했지만, 각지의 번을 없애고 새로운 행정구역인 현을 제정한 폐번치현은 1871년에야 이루어졌다.

1870년대 초반은 조세제도, 교육제도, 징병제도 등 사회 각 분야에 새로운 체제를 도입하는 시기였다. 따라서 메이지 정부 수립 초기의 수년간은 의료위생행정이 본격적으로 이루어지지 못한 시기였다. 당시 의료기관은 보신전쟁 시기에 병사들을 치료할 목적으로 세워진 병원, 각 번을 중심으로 한 의학교 겸 번립병원, 각 지방 유지들의 각출금에 의한 병원 등 다양한 설립 주체에 의해 운영되고 있었다.[28] 본격적인 의료위생행정의 정비는 1874년에 신정부가 「의제(醫制)」를 반포하면서부터라고 할 수 있다.

「의제」는 문부성 총괄하의 위생행정기구를 확립하고, 1872년에 반포된 학제와 관련하여 서양의학에 기초한 의학교육을 확립하여, 이를 근거로 의사개업면허제도를 수립하는 것과 근대적 약포제도를 수립하여 의약분업제도를 확립하는 것을 목적으로 하였다. 그것은 총체적으로 위생행정의 확실한 기초를 만드는 작업이었다.[29] 그러나 1874년에 반포된 「의제」는 총 76개조 중에 일부 조항만이 먼저 실시되었다. 그것은 제6, 7, 37, 42, 45, 71-74조의 조항에 해당하는 것으로, 제6, 7조는 지방의 의무(醫務)담당자 설치와 그 보고에 관한 규정, 제37, 42, 45조는 의사의 자격과 처방 및 치료에 관한 규정에 해당한다. 그리고 제71-74조는 매약 및 매약업자의 단속, 매약의 검사 및 판매에 관한 일련의 조항이다. 그 나머지 규정은 후에 순차적으로 적용되었다.[30] 따라서 1870년대 초반은 아직 「의제」에서 구상했던 규정들이 모두 적용되지는 않았던 시기였다. 「의제」에서 우선적으로 실시된 항목은 의사의 자격과 역할에 관한 조항으로, 그 대부분은 의사의 자격을 서양의학교육을 받은 자로 규정하기 위한 조항이었다. 이는 1872년의 학제의 반포와 함께 새로운 교육체계를 도입하는 과정과 서양의학교육을 추진하려는 움직임이 맞물린 결과였다.

「의제」는 병원에 관한 조항도 포함하고 있었다. 이는 1873년 「의제」 제정 준비의 일환으로 지방의 병원 설립 상황을 파악한 것을 토대로 작성된 것이다.[31] 「의제」의 병원 규정은 바로 실시되지는 않았지만, 서양의학교육을 규정한 항목에 이어서 제19조부터 제26조에 개략하고 있다. 관련 조항을 살펴보면 다음과 같다.

제19조 관비 병원은 의학교에 속하는 것에 한한다.

제20조 의학교 부속병원은 원장 또는 부원장, 당직의사, 약국장 이하를 둬야 한다. 단, 그 수는 원장, 교장에게 협의하고, 위생국 지방관의 협의에 따라 문부성이 결정한다.

제21조 원장은 공사(公私) 병원 상관없이 의술개업면장(제37호)을 소지한 자가 아니면 그 직을 맡을 수 없다.

제22조 의학교 부속병원의 원장은 전임으로 하거나 혹은 교장, 부학장을 겸하기도 한다.

제23조 원장은 공사 병원 상관없이 반년마다 치료한 환자[病客] 수, 치유, 사망, 병명 등의 명세표를 작성하여, 매년 두 번 2월과 7월 중에 위생국 및 지방청에 제출해야 한다.

제24조 의학교에 속해 있는 병원의 비용은 지방에서 그 일부를 지급한다. 단, 입원료, 약종료는 원장, 교장, 지방관 및 위생국과 협의하고 문부성에 신청하여 정한다.

당분간 입원환자를 나누어 3등 혹은 5등으로 하여 지방의 편의에 따라 매년 상응하는 입원료를 수납한다. 아주 빈궁한 것을 증명할 수 있는 자는 비용을 지불하지 않는다. 단 이 병원은 진찰료를 징수하지 않는다.

제25조 하나의 부현(府縣) 또는 유지(有志)가 인민협동하여 병원을 건설하고자 할 때에는 먼저 발기인사 중의 의원, 의사, 교원의 소속, 씨명, 이력 및 회사(会社)의 방법, 자금의 연유, 유지(保続)의 목적을 적고, 학문의 과정, 병실, 약국규칙을 첨부하여 지방관에게 제출하고, 지방관은 이것을 위생국에 협의하여 문부성에 전달하여 허가를 받을 수 있다. (후략)

제26조 매독원(梅毒院), 전광원(癲狂院) 등 각종 병원 설립 방법은 모두 앞의 조항에 기준한다.[32]

즉각적으로 위의 기준에 맞는 병원이 설립된 것은 아니다. 그러나 정부가 서양의학교육을 받은 의사의 개업을 촉진하는 정책을 실시하면서 각 부현(府縣)에는 의학교 부속병원, 공립병원 이외에도 사립병원이 속속 개원하게 되었다.[33] 내무성 『위생국보』의 보고 중에 가장 오래된 1875년도의 병원 통계에 따르면, 병원의 총수는 전염병원과 특수병원을 포함하여 63개였고, 그중 일반병원은 관공립과 사립을 합쳐 59개였다.[34]

이들 병원은 「의제」에서 규정한 것처럼 허가제로 설립되었고, 그 취지는 1876년 내무성에서 각 부현에 포달한 「공립사립병원설립신청서식[公立私立病院設立伺及願書式]」(1876년 3월

31일, 內達乙43)에 의해 구체화되었다. 공립병원의 설립에 대해서는 신청요청서[伺]를 정하여 내무성의 허가를 받게 하였고, 사립병원의 경우에는 설립신청서[願]의 서식을 정하여 부현의 허가를 얻고, 그때마다 지방행정구역인 부현에서 내무성에 보고하도록 하였다. 이에 근거하여 도쿄부에서는 같은 해에 「사립병원설립원서식(私立病院設立願書式)」(1876년 6월 10일, 府達甲45)을 정하여 사립병원설립수속의 세칙을 규정하였다. 이후 지방의 위생행정사무가 정비되면서 병원 설립에 관해서도 일정한 방식이 정해졌는데, 공립병원의 설립 운영에 관한 비용 지출은 부현회(府縣會) 또는 정촌회(町村會)의 결의를 필요로 하였기 때문에 지방자치제도의 확립과 더불어 병원의 설립에 관한 감독은 지방행정구역인 부현에서 일임하게 되었다. 이와 함께 기존의 병원설립서식은 1887년에 폐지되었다.[35] 즉, 1874년 「의제」 제정 이래 중앙정부기관이 병원 설립을 허가해주던 것에서 1887년부터는 각 지역행정단위를 중심으로 병원의 설립이 인가되는 방식으로 변경된 것이다. 이는 이후 의사의 신분, 업무에 관해 규정한 의사법의 제정(1906)과 맞물려 병원 설립의 가속화를 촉진하는 요인이 되었다.

병원과 의원, 그리고 진료소

지방행정구역을 중심으로 일본 전국에 의료시설이 설립되어가는 가운데 이를 지칭하는 용어로 병원, 그리고 또 다른 용어인 의원(醫院)이 등장하였다. 법규정은 '병원'으로 작성되었음에도 불구하고, 의원도 꽤 높은 빈도로 사용되었던 것이다. 의원이라는 단어가 일영사전에 등재되고, 병원과 같은 의미인 hospital, infirmary로 번역되기 시작한 것은 1890년대 초이다.[36] 즉, 그 이전까지는 의료시설을 지칭하는 공식 용어는 병원뿐이었다고 할 수 있다. 그러나 당시 작성된 문서나 의료시설의 명칭으로 병원뿐만 아니라 의원도 사용되고 있음을 확인할 수 있다.

1869년에 작성된 한 문서에는 병원과 의원이 동시에 등장한다. 이 문서는 야마구치번(山口藩)에서 군무관에게 작성한 문서로, 야마구치번의 상비병이 상경하는 데에 따른 조치를 적은 문서이다.[37] 이 문서에 병원을 설명하는 항목이 들어 있는데, 큰 제목은 병원에 관한 것[病院之事]이라고 적고 있는 반면, 이를 설명하는 내용에는 '부대에 의원(醫院)을 설치하여 의생(醫生)을 데려오는 데에 필요한 비용을 지불하라'고 하며 의원이라는 표현을 사용하고 있다. 또 다른 예는 1874년의 '나가사키 가병원규칙(長崎仮病院規則)'을 선정하는 것에 대한 문서로, '의원 및 육해군병원'이라고 두 용어를 동시에 사용하는 경우이다.[38] 병원과 의원 둘 다 의료시설을 지칭하는 용어지만 구별하여 사용하고 있음을 확인할 수 있다.

이와 같은 예는 위와 같은 단편적인 사례 이외에도 도쿄대학 의학부의 예에서도 드러난다. 1877년 도쿄카이세이학교(東京開成學校)와 도쿄의학교(東京醫學校)를 합병하여 도쿄대학이 설립되면서 기존 병원은 도쿄대학 의학부 부속병원으로 개칭되었다. 그 이듬해인 1878년에 도쿄 간다구(神田區) 이즈미정(和泉町) 1번지에 부속병원이 설립되는데, 이때 이 부속병원의 정식 명칭은 '부속의원'이었다.[39] 이후 다시 명칭을 개칭하는 과정에서 혼고(本郷)에 있던 것을 제1의원으로, 간다(神田)에 있던 것을 제2의원으로 하는 등 이후에 의학부부속의료기관의 명칭은 수차례 변경되었다.[40]

도쿄대학 의학부 부속병원과 부속의원은 각각의 규칙이 마련되어 있었다. 의원규칙 및 병원규칙의 통칙(通則)에는 다음과 같은 설명이 있어 각각의 공간이 어떠한 목적을 가진 공간인지 확인할 수 있다. 통칙에는 '본원은 도쿄대학 의학부의 소속으로 의술강습에 도움이 되는 환자를 입원시켜 학생 및 생도에게 임상강의를 하는 것을 목적으로 한다. 따라서 이와 같은 환자가 빈곤하여 약값을 스스로 내지 못하면 도와준다. 그러나 재산이 있는 환자는 모두 자비(自費)로 한다.'고 밝히고 있다. 의원과 병원의 규칙 내용이 동일하게 나타나고 있어, 이 경우 명칭은 다르나 내용면에서는 동일한 기능을 수행하였다고 볼 수 있다.[41]

그 외에 일반 공사립 의료시설의 경우에도 병원과 의원은 혼재된 형태로 나타난다. 메이지시기 전국 의료시설 리스트를 담아놓은 요람류를 찾아보면, 대부분의 의료시설은 병원이라는 명칭을 사용하지만 의원의 사용 빈도수도 꽤 높게 나타난다. 관공립의 경우는 거의 병원이라는 명칭을 사용하고 있으나, 사립의 경우 병원과 의원을 혼용하고 있기 때문에 그 예를

통해 일정한 규칙성을 발견하기는 힘들다.[42]

각 지방에서 펴낸 지방지의 예에서는 병원과 의원을 구분하지 않고 병기하는 사례도 나타난다. 위에 언급한 전국 의료시설요람에서는 의료시설을 지칭하는 항목명이 '병원'으로 설정되었던 데에 반해, 지방지의 사례에서는 항목명이 '병원의원'으로 되어 있다.[43] 병원과 의원의 소개글을 분석해봐도 양자 간의 차이는 크지 않다. 의원이 유명해진 이유를 병원에 비해 자세히 서술하는 정도이다. 따라서 이 역시도 병원과 의원을 명확히 구분 짓는 잣대는 아니다.

위와 같은 예에서 알 수 있듯이 메이지시기 초기에는 공적 문서에 병원과 의원이라는 용어가 구분되어 나타났으나, 시간이 지남에 따라 병원과 의원이 구별 없이 혼재되어 나타나는 양상을 보인다. 이와 같이 의료시설을 지칭하는 법적 용어인 병원과 법적 용어가 아닌 의원이 혼재되어 나타나게 된 것은 의료시설의 지역적 편차와 특성으로 인해 이를 단속하고 감독하는 규칙을 일찍 제정할 수 없었던 점에 기인한다고 볼 수 있다. 1884년 당시 일본의 의학교의 수는 최고점을 찍었다.[44] 그러나 1880년대 전반을 기준으로 공립일반병원과 사립일반병원의 비율은 지역마다 차이를 보였다. 예를 들어, 하코다테(函館), 니가타(新潟), 이와테(岩手), 구마모토(態本), 아오모리(靑森), 네무로(根室) 등의 현은 공립병원 수가 사립병원 수보다 월등히 높게 나타났고, 그에 비해 도쿄(東京), 지바(千葉), 오사카(大阪) 등은 사립병원의 비율이 월등히 높았다.[45] 이처럼 공립

의학교겸병원, 공립병원, 사립병원의 규모는 의료시설마다, 지역마다 큰 편차가 있었다. 내무성의『위생국연보(衛生局年報)』제8차 보고 중 1882년 7월에서 1883년 6월의 통계자료에 따르면, 공립의학교겸병원을 포함한 공립일반병원의 경우, 연간 진료인원 수는 적게는 100명 정도부터 많게는 13,675명에 달했다. 또한 병원의 재산규모도 적게는 100엔 미만부터 많게는 106,769엔에 이르기까지 편차가 심했다.[46] 따라서 이 시기는 지역마다 필요한 형태의 관공립 및 사립병원이 양산되는 시기였다고 할 수 있다. 그러다가 마쓰카타(松方) 내각의 재정긴축정책으로 정부가 부현에서 운영하는 의학교의 비용을 지방세에서 사용할 수 없도록 규정하면서, 각 지역의 중심적인 의료시설로서 역할을 맡고 있던 공립병원들이 다수 폐원하게 되었다.[47] 그 과정에서 병원의 명칭을 사용하던 관공립 의료시설은 크게 감소하고, 병원과 의원을 혼용하여 사용하던 사립 의료시설은 대도시를 중심으로 증가하는 추세를 보였다. 1887년 소득세법 및 1898년의 영업세법 제정 등 개업의에게 유리한 법령이 제정되어 가면서 사립 의료시설[48]은 증가하였고, 병원과 의원이 혼용되는 현상은 더욱 가속화되었다.[49]

개업의를 중심으로 하는 사립 의료시설의 증가와 함께 이를 규제하는 방안이 검토되었는데, 그 과정에서 의료시설의 명칭을 확립하려는 시도가 이루어졌다. 1880-1890년대를 거치면서 사립 의료시설이 총 의료시설의 과반수 이상을 차지하였음에도 불구하고 설립 주체 및 규모를 확인하고 규제할 수 있는 법적 근거가 마련되어 있지 않았기 때문에, 이에 대한 규칙을 마련할 필요가 생겼던 것이다. 이에 1891년에 처음으로 의료 시설을 규모로 분류하는 기준이 마련되었다. 그것은 도쿄부가 마련한「사립병원 및 산원 설립규칙(私立病院竝産院設立規則)」으로, '병원은 환자 10명 이상 입원하는 시설을 의미하며, 이에 해당하지 않는 것은 진료소'라고 규정한 것으로 '병원'이라는 용어의 개념이 확립되었다.[50] 그러나 병원과 함께 사립 의료시설을 지칭하는 용어로 사회에서 통용되고 있던 의원에 대한 규정은 이 규칙에 포함되어 있지 않다.

사립병원에 관한 법 규정이 제정된 이후인 1901년에 출판된 도쿄의 의료시설 요람에는 병원과 의원을 구분하여 수록하고 있다. 병원 항목에는 ○○병원, ○○의원과 같이 용어가 혼재되어 나타나는 반면, 의원 항목에는 병원이라는 명칭은 사용되지 않았음을 확인할 수 있다. 1891년도의 규칙에 근거하여 1900년대 초에는 병원에 대한 규정은 마련되어 용어의 구분이 이루어졌으나, 그 이외의 사립 의료시설을 포괄적으로 지칭하는 진료소에 대한 규정은 아직 확립되지 않았던 것이다. 따라서 의원은 환자 10명 이상을 수용하는 병원에도, 이외의 사립 의료시설을 지칭하는 진료소에도 여전히 사용되었다.[51]

그러한 의미에서 병원과 의원은 동일 범주에 속하기도 하면서 상하관계를 형성하기도 하였다. 그 과정에서 병원과 의원은 서로 다른 특색으로 경쟁적인 관계를 형성하기도 하였다. 병원 운영을 위한 책자에서 의원은 의료시설과 환자의 접근성

면에서 병원과 비교되는 곳으로 파악되었다. 『의원병원경영의 비결(醫院病院經營の秘訣)』(1926)에서는 의원은 지방의 상황, 인기도 등에 따라 건물의 모양을 달리해야 하며, 너무 크게 지어서도 안 된다고 조언하고 있다. 또한 의원은 원장 및 의사들의 신용도와 크게 관련이 있기 때문에 재진환자를 받기 위하여 진료실, 약국, 대기실, 화장실 등의 배치를 효율적으로 할 것을 강조하였다. 이에 비해 병원은 본관 건축에 신경을 써야 하고, 각 등급의 입원실을 적절히 배치하여 이윤을 추구해야 한다는 환자 입원을 통한 영리추구가 강조되었다.[52]

이렇게 1920년대 중반까지 의원은 명확한 법적 근거 없이 병원과 그 이외의 사립 의료시설을 지칭하는 용어로 사용되었다. 그러나 1933년 내무성령 「진료소취체규칙(診療所取締規則)」[53]이 제정되어 의료시설의 용어 사용을 규제하는 과정에서 각각의 용어는 정착되어갔다. 이 규칙에서는 사립 의료시설을 병원과 진료소로 나누고 있는데, 이 구분은 1891년에 만들어진 병원의 개념이 그대로 적용된 결과였다. 이 규칙에서도 의원은 법적인 용어로 지정되지는 않았지만, 10명 이상의 환자를 수용할 수 있는 시설인 병원을 제외한 '공중(公衆) 또는 특정 다수인을 위해 의업을 행하는 장소인 진료소를 일반적으로 일컫는 말'로 해석되었다.[54] 이로써 병원뿐만 아니라 의원 및 진료소 등 전반적인 의료기관의 개념이 명확해졌다고 할 수 있다.

나가며

이 글은 근대 일본이 의료기관을 정비해 나아가는 과정에서 일본에서 병원이라는 용어가 언제부터 사용되었으며, 그 용어가 어떻게 정착되갔는지에 대하여 고찰한 것이다. 근대적인 의미의 의료시설은 에도 말기에도 존재하였으나, 이때는 그 시설에 병원이라는 명칭을 사용하지 않았다. 1862년 사절단이 서구의 공공기관을 관찰하는 과정에서 병원이라는 용어는 사용되었고, 그 시기를 전후하여 사전에도 병원이라는 단어가 수록되었음을 확인할 수 있었다. 여기에 메이지 신정부의 의료위생 정책을 수행하는 과정에서 병원이라는 용어는 의료시설을 지칭하는 공식적인 용어가 되었다.

이후 1874년 「의제」가 반포되면서 병원에 관한 조항이 마련되고, 메이지 정부의 의료위생정책을 근간으로 하여 각지에는 병원이 설립되었다. 그 과정에서 의료시설을 지칭하는 용어는 혼재되어 나타나는데, 이를 규제하고 단속하는 것은 각 지방정부 차원에서 이루어졌고, 전국적인 규제가 이루어지는 데에는 오랜 시간이 걸렸다. 이는 지역별 공사립 의료시설의 편차, 개업의의 증가 및 설립 주체의 다양화, 그리고 1890년대부터 1920년대까지 의사 및 의료기관에 대한 규칙이 제정 및 개정되면서 의료시설이 지속적인 증가 추세에 있었기 때문에 관리 감독이 쉽지 않았던 사실에 기인한 것이었다. 그 과정에서 병원은 의료시설의 규모를 규정하는 법률에 의해 개념 규정이 이루어졌지만, 병원과 함께 쓰이던 의원은 개념이 명확하지 않은 채로 병원과 동일한 의미로 사용되거나 진료소와 더불어 병원의 하위개념으로 사용되었다. 1933년에 의료기관의 규모에 따라 병원, 의원, 진료소 명칭의 사용제한이 전국적으로 적용되면서 비로소 각 용어의 개념이 자리 잡아가게 되었다. 근대 일본이 근대 서양의학을 받아들이며 의료위생행정을 국가의 통치원리로 삼았던 것에 비해, 의료시설을 지칭하는 용어 사용과 구분, 그리고 각 용어의 개념 형성에는 꽤 오랜 시간이 걸린 것을 확인할 수 있었다.

이 글을 통해 향후 동아시아의 맥락에서 의학 용어와 제도, 그리고 의료정책의 비교 분석이 가능할 것으로 생각한다. 한 예로, 일본의 병원의 개념 규정으로는 병원이 의원보다 상위개념으로 사용되고 있는데, 식민지 조선에서는 조선총독부의원, 자혜의원 등 조선총독부가 설립한 공적 의료시설에 의원이라는 용어를 사용하고, 일반 개업의가 설립한 의료기관에는 병원, 의원이라는 용어가 사용된 사실을 들 수 있다. 일본에서 이루어진 병원과 의원 용어의 도입과 개념 정립 과정에 비추어 한국에서 사용된 동일 용어를 분석해보는 것이 가능할 것이다. 이러한 연구는 의료정책의 비교와 더불어 의학 용어와 제도에 있어서 한국과 일본이 공유하고 있는 부분과 그렇지 않은 부분을 구별해주는 단서를 마련해줄 것이며, 각각의 독자성과 보편성을 규명하는 데에 기여할 것이다.

10

메이지시대
콜레라 유행 통계

19세기 중반 콜레라 환자 격리와 피병원

김영수

들어가며

　도쿠가와 막부 말기의 사회는 정치적인 혼란과 더불어 전염병[1]의 공포에 직면했다. 1860년을 전후하여 전통적으로 다수의 사망자를 낸 두창, 홍역에 더하여 외부에서 유입된 콜레라가 유행했다. 특히 홍역, 콜레라는 에도(江戸)에서만 10만 명 이상의 사망자를 내며 사회적으로 큰 파장을 불러일으켰다.[2]

　근대 국민국가 건설을 표방한 메이지 정부는 막부 말기의 혼란한 상황을 일소하고, 근대적 정책의 일환으로 서구의 의료 및 위생제도를 적극 도입했다. 메이지 정부가 근대적 위생행정제도의 기본 방침을 발표한 것은 1874년 「의제(醫制)」를 통해서였는데, 76개 조에 달하는 「의제」의 내용 중에 곧바로 시행된 것은 메이지 정부가 적극적으로 추진한 서양의학교육제도 시행과 관련된 조항 및 매약의 제조, 유통, 판매에 관한 조항 등 총 9개였다.[3] 즉, 1860년대의 전염병 유행이 한 차례 지나갔음에도 불구하고, 메이지 정부가 들어선 후에도 수년간은 전염병의 유행을 대비하기 위한 근대 법령이 바로 반포되지는 않았던 것이다. 전염병의 예방과 방역에 관한 근대적인 규칙이 처음 등장한 때는 메이지 정부 수립 후 10년 가까이 지난 1877년으로, 이해에 콜레라가 크게 유행한 것을 계기로 관련 법령이 제정되었다. 1877년을 시발로 하여 1879년, 1882년, 1886년에 연이어 콜레라가 유행하였고, 이는 전염병 관련 법규 제정을 촉발시켰다.

메이지 정부는 1870년대 이래 콜레라 방역에 관한 법규를 제정해가면서 근대적 위생 및 방역제도를 구축하였다.[4] 1877년 콜레라 유행을 계기로 메이지 정부가 근대 의과학 지식을 바탕으로 하는 방역규칙의 큰 틀을 제정했다고는 하지만, 그 제도가 실제로 적용되어 상용화되는 데까지는 일정한 시간이 소요되었다.[5] 특히, 격리 등 강제성이 수반되는 경우는 제도가 제대로 기능을 하기까지 상당한 시간을 요한다.

특히 전염병원, 격리병원, 혹은 피병원(避病院)[6]이라고 불렸던 전염병 환자의 격리시설은 콜레라 방역규칙을 제정하는 과정에서 처음 법률에 등장하였는데, 이는 콜레라 유행 시에 강제적인 방역을 집행했던 공간으로 표상화되었다. 바꾸어 말하면, 전염병 환자를 신고하는 체계를 만들고, 환자를 피병원에 수용하는 조치는 메이지 정부의 의료위생정책의 상징이었던 것이다. 이 제도는 이후 일본이 식민지를 운영할 때 적극적으로 활용하면서 동아시아의 방역사업을 언급할 때 빠지지 않고 등장한다.

1870-1880년대 메이지 정부가 여러 차례 발생한 콜레라 유행에 대응하기 위해 관련 규칙을 제도화했지만, 그 과정에서 민중은 크게 반발했다. 이를 감안해볼 때 피병원의 설치 및 운영이 제도화 초기부터 매끄럽게 진행될 수 있었을지 의문이 생긴다. 대부분의 피병원은 전염병이 유행할 때 임시로 설치했다가 전염병이 종식된 이후에 폐쇄하는 방식을 취하며 한시적으로 운영되었기 때문이다. 그렇다면, 피병원이 전염병 환자의 격리를 목적으로 항구적인 의료기관으로서 정식으로 운영된 것은 언제부터라고 볼 수 있을까? 이는 근대적인 의료기관인 병원이 설립되고 정착해가는 과정을 확인함과 동시에, 위생의료행정 내에 피병원이라는 격리시설이 본격적인 의미를 갖는 시기를 확인하는 작업이라고 할 수 있다.

콜레라 유행을 다루는 선행연구 중 일본에서 진행된 연구는 콜레라 유행이 지속되는 가운데 나가요 센사이(長與專齋)가 내무국 위생국장으로 지방위생행정을 추진하고자 한 사실과 1886년에 전염병 예방의 일선을 경찰관이 담당하면서 경찰위생행정으로 변모하는 과정을 검토하며 콜레라 방역행정을 포함한 근대 일본의 전염병 방역행정이 어떻게 변화해 나아갔는지를 다루고 있다.[7] 콜레라 유행으로 인하여 근대적인 위생의료행정이 수립되었다는 데에는 이견이 없으며, 그 배경에는 국민국가론[8]을 바탕으로 콜레라 방역에서 시행된 강압적인 방역행정의 문제, 즉 근대위생제도를 도입하는 과정에서 관(官)과민(民) 사이의 긴장과 갈등에 주목하고자 하는 시선이 자리하고 있다.[9] 한국에서도 일본의 콜레라 유행과 위생행정에 관한 몇 가지의 논의가 진행되었다. 메이지 정부에 의한 초기 위생행정은 내무성 위생국장 나가요 센사이와 고토 신페이(後藤新平)가 각각 추구한 모델에 따라 달라지며, 이에 따라 근대적 방역체계의 형성과 굴절이 일어났다고 본다.[10] 또한 근대적인 공중위생 관념을 형성하는 데에 콜레라 유행이 결정적인 계기가 되었다고 파악하고 있다.[11]

콜레라의 유행이 역병과 공존하던 전통적인 생사관을 부정하며, 새로운 대응 방식을 요구했던 것만큼은 사실이다.[12] 다만 선행연구는 1870-1880년대에 복잡하게 돌아간 방역행정을 메이지 정부의 초기 방역행정으로 일원화하여 서술하는 경향이 있다. 예를 들어 1880년에 제정된 「전염병예방규칙」으로 위생행정이 강화되고, 민간에 역할을 부여하기보다는 경찰위생행정으로 해결하는 체제가 만들어졌다는 주장 등이 그것이다. 메이지시기에 경찰이 위생행정의 전면에 등장하기는 하지만, 그렇다고 민의 역할이 일순간에 사라진 것은 아니다. 1870년대 후반은 여전히 각 지역의 유력자 등의 도움 없이는 콜레라 방역사업을 진행하기 어려운 구조였고, 1880년대에 각 지역의 자치적인 위생행정을 담당하기 위해 조직된 위생조합이 나가요가 지지한 자치 위생이 좌절되고 새로운 지방제도가 확립된 이후인 1890년대에도 등장하고 있기 때문이다.[13]

이는 메이지 정부의 위생행정에 관한 규칙이 1870-1880년대에 상당히 빠르고 체계적으로 제정된 점은 부인할 수 없으나, 이후 시기의 변화 및 위생행정의 다른 측면도 다룰 필요가 있음을 보여준다. 따라서 전염병 방역사업에서 중요한 표상으로 대두했으나 기존에는 주목하지 않았던 피병원이 방역행정에서 차지하는 의미와 역할도 살펴보아야 할 것이다. 동 시기는 의료기관의 제도화를 통한 위생의료행정이 실천되는 시기이기도 하므로 메이지 정부의 위생행정을 파악할 때 이에 대한 검토도 필요하다.

이에 이 글에서는 메이지 초기의 피병원 설치와 운용을 통해 콜레라 유행에 대응하며 관련 규정이 제정되는 과정을 확인하는 한편, 1880년을 전후한 시기의 관련 법령의 유효성과 실천의 문제에 대하여 다루어 보고자 한다. 특히 이 시기는 콜레라균에 대한 지식이 확립되기 이전으로, 방역사업의 담당자 및 의과학자들은 원인균에 관한 정확한 지식을 가지고 있지 못했다. 그러나 콜레라 환자를 피병원에 수용하는 정책을 펼쳤고, 이로 인한 민중의 반발은 상당했다. 이러한 상황에서 피병원의 운용은 어떻게 진행되었고, 제도화되기까지의 과정은 어떠했는지를 확인하고자 한다. 이는 '병원'이라는 의료시설[14]이 전국적으로 등장한 지 얼마 지나지 않은 시점에 전염병 통제를 위한 격리시설로 '피병원'을 설치하고 운영한다는 것의 의학사적인 맥락을 함께 살펴보는 작업이 될 것이다.

19세기 중반 콜레라의 재유행과 통제

의학 지식의 부재와 전염병 방역

19세기 중반, 메이지 정부가 들어설 무렵의 일본에서는 여러 전염병이 유행하였다. 전통 사회에서 주기적으로 유행하던 전염병인 두창과 홍역에 더하여 1822년 처음으로 일본에 유입된 콜레라, 그리고 사회적으로 꾸준히 문제가 된 매독도 당대 사회가 대처해야 할 대표적인 전염병이었다.

두창은 전통적인 예방법인 인두법에 더하여 우두법이라는 예방법[15]이 도입되어 치료는 불가능할지라도 예방을 위한 노력이 지속되었다. 반면에 홍역은 특정한 예방법이나 치료법이 밝혀지지 않았기 때문에 에도 말기에 홍역이 유행하자 하시카에(はしか繪)가 제작되고, 홍역을 치료해준다는 음식의 가격이 급등하는 등의 사회적인 변화를 야기했다. 홍역은 1850-1860년대 이국선(異國船)의 출몰과 이에 따른 사회적인 혼란 속에 크게 유행했던 것인데, 홍역 예방과 방역을 위해 취해진 조치는 근대의학 및 과학에 근거한 예방법이나 방역사업이 아니었다. 주술 및 양생(養生)적인 성격이 담긴 각종 출판물이 시중에 퍼졌고, 사람들은 비과학적인 지식에 기댔다. 이는 에도 말기의 전염병 예방책이 전통 사회에서 역병에 대응하던 방식으로 이루어졌음을 보여준다.[16]

그러나 콜레라의 경우는 사정이 달랐다. 19세기에 들어 일본에서 처음 등장한 전염병이었기에 전통 사회로부터 이어져 내려오는 의학 지식은 부재했다. 콜레라의 증상과 치료법에 관한 정보는 데지마(出島)의 네덜란드 상관(商館)을 통해 일본에 전해지기는 했으나, 일본에 처음 콜레라가 유행한 1822년 이래 1858년까지 30여 년간 유행하지 않았기 때문에 그간 관련 정보는 확산되지 않았다. 따라서 1858년에 콜레라가 재유행했을 때 일본 사회가 겪은 충격은 상당했을 것으로 짐작해볼 수 있다. 또한 1862년에는 콜레라와 홍역이 동시에 유행했는데, 에도 및 주요 지역에서 상당한 기세로 유행하여 전염병으로 인한 피해가 컸다. 몇 가지 난방의서(蘭方醫書)에서 콜레라 치료와 예방에 관한 내용을 추린 『호랑리치준(虎狼痢治準)』(1858) 등이 발간되기는 했으나 이때까지도 근대 서양의학에 기초한 전염병 예방법이나 치료법은 마련되어 있지 않았다.

　　다만 1858년의 콜레라 유행은 도쿠가와 막부가 위치한 에도에 영향을 미친 첫 사례였고, 1862년에는 전국적으로 유행했기 때문에 정부 차원의 대응이 시작되었다. 1858년에는 부교쇼(奉行所)[17]와 번(藩) 차원에서 방역 조치를 강구했고, 일반 민중을 대상으로 위생교육을 실시하는 조치를 취했다. 또한 미군 군함이 입항하며 콜레라 유행의 진원지가 된 나가사키(長崎)에서는 환자를 수용하기 위한 병원을 세우는 등의 방역대책이 마련되었다. 그러나 1822년에 일본에서 처음 콜레라가 발생한 이후로 수십 년간 콜레라가 유행한 기록이 없었기 때문에 1858년에 콜레라 유행이 시작되었을 때는 유행하는 병의 정체를 파악하기 어려웠고, 전염성이 있다는 정도만 확인했을 따름이었다.[18]

따라서 에도 말기 콜레라가 유행했을 당시 예방 대책의 내용은 주거지역의 도랑을 깨끗이 청소하고, 화장실을 청결히 하며, 쓰레기 등을 치우는 시설을 만들고, 가옥을 습하지 않고 청결하게 유지하는 것이었다. 이때는 미아즈마설(장기설, miasma theory)에 의거하여 집을 청결히 하고, 공기를 건조하게 유지하고, 악취를 없애는 것을 강조했다. 또한 물과 콜레라 확산의 관련성이 명확히 규명되지는 않았지만, '부패한 공기가 음료수에 혼입되는 때에는 전염병의 증상을 악화시킬 위험이 있다'고 하며, 물을 콜레라 유행의 직간접적인 전염 원인의 하나로 상정하였다.[19]

그러나 이때는 무엇에 의해 전염되는지, 즉 전염원(傳染源)을 정확히 파악하고 있지 못했기 때문에 근대적인 소독법이 시행되거나 피병원을 건설하여 환자를 수용하는 등의 적극적인 방역 조치는 취해지지 않았다. 더 이상 병독이 전파되지 않도록 개인위생을 실시하거나 주거환경을 청결히 하는 조치만이 제시되었다. 이후 1873년 문부성 위생국에서 제시한 의견서에서도 의학적 인식은 크게 달라지지 않았다. 다음에서 그러한 상황을 확인할 수 있다.

콜레라병은 그 독을 전달하는 것이 있어 처음에만 유행하는 것이 아니라 동물 및 식물의 폐물(廢物)이 부패 발효한 결과 이 병인을 생산하기도 한다. 더울 때 습한 지역에서 이것이 특히 현저히 나타난다. 즉, 현재는 인도 지방에 이 병이 유행하므로, 각 해항에 검병 방법을 세워 병독의 전염을 막고 있다. 또한 내지의 인구 밀도가 높은 지역에서는 공기를 오염시켜 음료수를 오염시키는 등의 오염폐물(汚染廢物)이 많이 있어, 이 병은 외국에서 파급된 것이 아니고 오히려 내지에서 병독이 발생할 위험이 적지 않다. 바로 그 병독을 만드는 것이 아닐지라도 평시부터 미아즈마의 부패한 공기가 음료수에 혼입되는 때에는 우연히 침입한 전염병의 증상을 악화시킬 위험이 있다. 따라서 이를 예방하는 방법은 구거(溝渠)의 소통(疏通), 폐기물시설, 변소의 청소 등 모든 시가 및 가옥을 건조시켜 청결히 하는 것으로, 각 지방에 적절한 시설을 만들 필요가 있다.[20]

당시는 콜레라의 발생 원인 및 치료법을 제대로 알 수 없었기 때문에 콜레라는 여전히 '미지의 전염병'으로 여겨졌고, 이에 대한 공포는 상당했을 것으로 추정할 수 있다. 그러나 실상은 콜레라의 첫 유행과 재유행 사이에 36년의 간극이 존재하다 보니 사람들은 이전 유행의 피해 정도나 참혹한 경험 등을 직접 보거나 듣지 못했다. 따라서 콜레라에 대한 두려움이나 경각심은 예상보다는 크지 않았고, 게다가 전염의 원인이나 경로에 대한 의학적 확신이 없어서 무엇을 어떻게 조심해야 하는지도 잘 몰랐기 때문에, 콜레라에 대한 사회적인 경각심은 상당히 낮았고 피해는 클 수밖에 없었다.

1870년대 초까지도 콜레라의 전염성은 여전히 물음표였다. 당대 의학교육기관으로서 권위를 가지고 있던 대학동교(大學東校)에서 발행된 책에서도 콜레라가 전염병인지 아닌지를 확신할 수 없다고 할 정도였다.[21] 이 책을 출판한 인물은 대학동교에서 교편을 잡았다가 나중에 육군 군의가 된 이시구로 타다노리(石黑忠悳)[22]였다. 당시 권위 있는 의학교육기관, 의과학자도 콜레라의 전염성 여부에 대한 확신이 없었다는 점을 확인할 수 있다.

1870년대 콜레라 예방규칙의 과도기적 성격

다만 메이지 정부는 콜레라에 대응하기 위해 과학적인 예방법 및 방역법을 체계적으로 제정해 나아갔다. 전염병 통제에 관한 첫 규정은 1874년에 제정된 「의제」에서 확인할 수 있다. 「의제」는 도쿄·오사카·교토의 주요 3부(府)에 우선적으로 포달되었는데, 총 76개의 조문 중에 제46조에 관련 내용이 포함되어 있다. 제46조는 전염병이 유행할 때 의사가 해야 하는 역할을 규정하고 있는 조항으로, 여기에는 그들이 법적으로 통제해야 할 전염병의 종류가 등장한다. 이 조항에서 장티푸스, 콜레라, 두창, 홍역 등이 전염병(악성유행병)으로 지목되고 있는데, 이는 근대 일본에서 가장 먼저 '법정' 전염병을 규정한 것이었다.[23] 참고로, 이 전염병이 발생할 때 의사는 병을 확인하고 의무취체(醫務取締)를 하며 구호장(區戶長)에 알려야 했다.[24]

「의제」에서 법정 전염병을 규정한 지 3년 만인 1877년에는 콜레라 예방에 관한 첫 근대적인 법령이 마련되었다. 이 법령은 1877년 8월 27일 내무성포달 을(乙) 제79호 「콜레라병예방법심득(虎列剌病豫防法心得)」이다. 이는 같은 해 7월 해외에서 콜레라가 유행하자 피해가 커지는 상황을 우려하여 국내에 콜레

라가 유행하기 전에 제정한 것이다.[25] 1877년은 근대 일본에서
중요한 기점이 되는 해이다. 이해에 근대 일본의 최대의 내란
으로 일컬어지는 세이난전쟁(西南戰爭)이 일어났고, 메이지 신
정부 수립 이래 처음으로 콜레라가 유행한 해이기도 하기 때문
이다.[26] 이 내란은 메이지 신정부가 정책을 펼쳐 나아가는 데에
큰 타격을 줄 수 있는 사건이었기에, 전쟁에 콜레라까지 발생
했을 때 정부의 입지가 좁아지는 것을 우려하고, 콜레라 유행
으로 인해 사회적 혼란이 야기되는 것을 잠재우고자 유행에 앞
서 제정한 것이다.

「콜레라병예방법심득」은 전체 24개 조로 구성되어 있다.
콜레라는 외부에서 유입되는 전염병이었기 때문에, 검역에 관
한 조항을 제1조로 하여, 선박의 검역, 임시 피병원, 피병원의
조건, 완치증명서, 매장, 보고, 신고, 통계, 집단발생, 환자 가족,
군집의 금지, 임시 병원, 표시, 토사물, 소독, 청결, 오염물건, 운
송금지, 사체이동금지, 내국 선박, 소독약 판매에 관한 내용으
로 구성되었고, 콜레라가 발생했을 때 취해야 할 사항들을 포
함하고 있다.[27]

제1조와 제2조는 개항장의 해항검역에 관한 조항이고, 그
이후 조항은 각 지방에서 필요한 방역 대책을 제시한 것인데,
해항검역에 관한 조항은 개항장의 지방장관이 외국 영사에게
협의하여 결정하고 시행하도록 규정하고 있다.[28] 해항검역에
관한 조항은 이전에 외무성에서 작성한 「폭사병예방규칙(暴瀉
病豫防規則)」(1873)[29]에 근거하고 있는데, 규칙을 제정할 당시 검

역주권에 관한 사항이 민감하게 다루어졌다. 1877년의 법령 제정 때에도 성문화 단계에서 각국 영사의 승인을 받아야 할 정도였는데, 검역의 문제에 있어서는 일본과 서양 각국 간에 첨예한 대립이 발생했다.[30]

실제로 병독이 유입된 개항장 등은 치외법권이 적용되는 항구지역이었기에 정부가 실시하고자 한 검역 규정이 제대로 적용되기는 어려웠다. 그러나 이때 정부가 마련한 규정은 방역에 필수적인 사항을 포함하고 있다는 점에서 의의가 있다. 일부 내용은 실효성의 문제를 안고 있으나, 19세기 중후반 콜레라가 유행하면 콜레라 환자와 접촉을 피해야 한다는 인식 아래 시행된 콜레라 방역 조치, 특히 환자의 격리 조치와 소독, 사후처리 등을 실시하고자 하였고, 그것이 어떻게 실시되었는지 확인할 수 있는 자료이다.

콜레라가 발생하면 먼저 「콜레라병예방법심득」의 제16조에 제시된 것과 같이 "검역위원은 콜레라 환자가 있는 가옥, 선박의 문호, 입구에 명확하게 '콜레라 전염병 있음(コレラ傳染病有リ)'이라는 글자를 써 붙여야 하고, 되도록 용건이 없는 사람의 교통을 차단"해야 했다.[31] 환자의 격리와 함께 필수적으로 수반된 것은 소독법의 실시였다. 「콜레라병예방법심득」의 총 24개 조항 중에 소독이라는 조항이 붙은 것은 제18조로, "위원은 콜레라 환자가 있는 가옥, 선박, 기구 등을 소독하거나 혹은 오염이 심한 기구는 구매하여 소각, 매몰하는 등 모든 병독 전파를 방지하는 편의의 방법을 만들어 지방장관의 허가를 받아 시행

해야 한다"라고 명시하고 있다. 그리고 마지막 조항인 제24조에는 소독약의 판매에 관한 규칙이 포함되어 있는데, "콜레라가 유행하는 지방에서는 적당한 장소에 소독약 판매소(종래의약방 혹은 판매소 신설)를 설치하여 위원이 약값을 정하고, 구입할 경우에는 시행 방법도 제시해야 한다. 빈곤한 자에게는 무료로 지급할 수 있다"고 밝히고 있다.[32]

이와 함께 실제 소독을 해야 하는 경우에 대해서도 명시하였다. 피병원 환자가 퇴원할 때의 의복(제5조), 피병원에서 사망한 사체를 매장할 때(제6조), 자택에서 요양하는 환자의 회복 및사망 후(제12조), 환자 운반 시 환자나 사체에 닿은 물건(제20조), 콜레라 환자를 병원 혹은 자택으로 운반한 운송기구(제21조), 일본 내 항구를 왕래하는 선박에 콜레라 환자가 있거나 10일 이내에 병으로 쓰러진 자가 있는 선박(제23조)을 소독하도록 규정하고 있다.[33]

조항을 통해 콜레라 환자, 환자의 물건, 주거지, 운반기구, 선박 등에 대한 소독이 강조되며 소독이 콜레라 예방에서 가장중요한 예방법으로 실천되고 있음을 확인할 수 있다. 그렇다면소독법의 실효성은 얼마나 있었을까? 「콜레라병예방법심득」의 부록으로 반포된 소독약의 종류와 소독 방법에 대하여 상세히 적어 놓은 「예방법 부록 소독약과 그 방법(豫防法附錄消毒藥及其方法)」에서는 소독법이 콜레라 예방법 중에 가장 긴급한 것이라고 재차 강조하고 있다. 또한 예방법을 시행할 때 인민(人民) 각자가 스스로 주의하도록 하는 것으로는 충분하지 않기 때문에 반드시 권장하거나 강압적으로 엄중히 시행해야 함을 밝히며, 콜레라 예방, 특히 소독법에 강제성이 수반되는 것을 용인하고 있다.[34]

이후 1879년, 1882년, 1886년에도 콜레라가 유행하였는데, 1879년의 유행은 1877년의 유행보다 대규모로 확산했기 때문에 이때에도 관련 법령에서는 콜레라 예방을 위해 시행해야 할 중요한 요소 중 하나로 소독을 꼽았다. 1880년에 「전염병예방규칙(傳染病豫防規則)」[35]이 제정되면서 관련 법규로 청결법, 섭생법, 격리법과 함께 소독법이 제정되었는데, 여기에는 이전보다 다양한 소독법이 제시되었고, 인체, 물건, 의복·침구 등 대상을 달리하여 소독약을 다르게 사용해야 한다는 점과 제조법 등이 실렸다.[36]

1879년에 콜레라의 대유행을 거치면서 콜레라가 유행한 지역에서는 지역 유지들을 중심으로 소독을 포함한 방역사업이 진행되었다. 한 예로 1879년 유행 규모가 컸던 이시카와현(石川縣)의 한 유력 선주(船主)는 1879년에 콜레라가 유행했을 때 자택에 석탄산수와 유산철(硫酸鐵)을 살포하도록 지시하고, 지역의 빈민가 200호를 대상으로 석탄산수, 분무기, 회중약 등을 나누어주었다.[37] 1879년은 정부가 콜레라 예방 관련 규칙을 반포하여 의사가 발견한 콜레라 환자를 구호장에게 알리고, 구호장은 지방관청에 환자 수를 보고하고, 지방관청은 환자 수를 집계하고 관련 예방책을 시행하도록 지시하던 시기였다.

소독을 중심으로 하는 방역사업은 지역민의 협조 없이 순조롭게 진행될 수 없었는데, 당시 행해진 지역주민의 방역활동은 콜레라 유행을 예방하는 데에 효과적이었다고 평가된다. 다만 그들이 행했던 방역사업을 메이지시기에 수립된 근대적 방역규칙에 따른 결과로 평가하기는 어렵다. 왜냐하면 선주의 방역활동은 에도시대부터 행해져 온 지역유력자의 자선활동의 일환이었고, 현의 방역 당국자들도 지역유력자의 활동에 의존하는 모습을 띠었기 때문이다.[38] 즉, 메이지 정부가 콜레라 방역에 관한 법령을 제정하여 반포하기는 했지만, 실제 법규에 의거하여 사람들이 방역활동을 시행했다고 보기는 어렵다. 그러나 정부가 의도했던 콜레라 환자나 환가(患家), 우물 등에 대한 소독이 이루어지기는 했다는 점에서 전근대와 근대적인 성격을 동시에 갖는 과도기적 방역사업의 모습이 나타난다.

한편, 콜레라 유행에 대응하는 과정에서 당대의 최신 의학지식이 위생행정에 바로 반영되지 않는 모습도 나타났다. 이것은 콜레라균의 인정 여부와 관련된 것이었다. 1886년 오사카 상법회의소의 회두(會頭) 후지타 덴지로(藤田傳次郎)는 오사카시 콜레라 예방법과 관련하여 중앙위생회, 제국대학 및 사립위생회 등에 질문지를 보냈다.[39] 이는 예년 오사카에서 콜레라를 제대로 예방하지 못하여 유행한 탓에 환자가 다수 발생했을 뿐만 아니라, 상가(商家)에 경제적 손실이 크게 발생했는데, 이것을 오사카시의 흥망성쇠와 관계된 것으로 파악하여 실제적인 예방대책을 세우기 위함이었다. 그가 질문한 사항 중에 몇 개의 예를 들어보면 다음과 같다.

一. 실행 가능 여부는 차치하고, 학리상 이 악역(惡疫)을 박멸할 수 있는 방법

一. 현재 민도(民度), 민정(民情)을 고려한 실행 가능한 방책

一. 오사카의 현재 민도에서 실행 가능한 방법

이와 같은 후지타의 질문에 도쿄제국대학 의학부 교수 오가타 마사노리(緒方正規)는 같은 대학 교수 오사와 겐지(大澤謙二)와 독일인 강사 에르빈 벨츠(Erwin Baelz)에게도 의견을 구하여 답하고 있는데, 그 내용은 당시 콜레라에 대한 지식과 방역 행정의 현재를 보여준다. 독일 유학을 마치고 1884년부터 도쿄제국대학 의과대학에서 위생학과 세균학을 강의하고 1885년에 개설된 위생학교실의 초대 교수가 된 오가타는 콜레라를 전염독(傳染毒)에 의해 발병하는 전염병으로, 대다수의 학자가 하등미생물에 의한 전염병으로 생각하고 있다고 설명하였다. 또한 로베르트 코흐(Robert Koch)가 아시아 지역의 콜레라에서 특수한 콜레라의 병원(病源)을 발견했다는 사실도 같이 기술하고 있는데, 그것에 찬성하는 사람이 많지만, 아직 확정된 것이 아니라고 주장했다. 두 일본인 교수는 독일에서 유학을 마치고 돌아와 도쿄제국대학 의학부 교수가 된 인물이고, 벨츠는 메이지 정부가 고용한 독일인 의사였다. 달리 말하면 이들은 당대 최신 의학 지식에 대한 지견을 가지고 있던 인물이었다고 할 수 있는데, 이들은 콜레라균에 관한 연구는 소개하고 있지만, 그에 전적으로 동의하는 의견을 내지는 않았던 것이다.

다만, 이 시기에 내무성 위생국에서 활동하던 기타사토(北

里柴三郎)는 1885년에 나가사키에서 유행한 콜레라 조사를 담당하면서 콜레라에 감염된 환자의 배설물에서 병원균을 분리하여 순수하게 배양하는 것에 성공하였다. 한 해 전에 로베르트 코흐가 콜레라균을 발견했다는 사실을 공식적으로 발표하였는데, 기타사토는 그의 논문을 참조하여 양자가 같은 균이라는 판정을 내리며 콜레라는 균에 의해 전염된다는 것을 실험으로 밝혔던 것이다.[40]

　　그러나 그의 연구결과는 바로 받아들여지지 않았다. 당시 일본학계에서는 세균병인설을 반대하고, 토양에서 부패성 물질을 제거하는 것이 콜레라 예방을 위해서는 중요하다는 페텐코퍼(Max von Pettenkofer)의 학설이 강하게 자리 잡고 있었기 때문이다. 즉, 코흐의 이론이나 기타사토의 최신 연구 결과는 위생행정에 받아들여지지 않은 채, 기존의 학설에 따른 위생행정이 지속되었다.[41]

피병원의 효용성: 피병원 설립과 콜레라 환자의 자택요양

　　콜레라가 균에 의해 전염되는 것이든, 집의 통풍, 대기, 불결한 토양 등 환경위생의 문제로 전염되는 것이든, 콜레라 환자를 격리 수용하는 것은 법령으로 정해졌고, 그들을 수용하기 위해 세워진 대표적인 공간은 피병원이었다. 일본에 해당 개념이 소개된 것은 서양에서 콜레라가 유행할 때 행해진 조치에 관한 내용을 번역하는 과정에서였다.[42] 도쿠가와 막부 말기에 콜레라가 몇 차례 유행했지만, 관련 용어는 크게 확산되지 않았다. 따라서 메이지 초기 피병원이라는 용어는 사람들에게 친숙한 용어는 아니었고, 1877년에 콜레라가 유행한 뒤, 짧은 주기로 재유행하면서 이 개념이 본격적으로 사용된 것으로 보인다. 일본에서 영어로 제작된 첫 일영사전인 『화영어림집성(和英語林集成)』의 제3판(1886)[43]에 피병원이라는 용어가 처음으로 등장하기 때문이다. 사전에서는 피병원을 다음과 같이 설명한다.

HIBYO-IN ヒビヨウイン 非(避의 오기-필자 주)病院 n. A hospital where persons laboring under infectious diseases are treated.[44]

사전에 피병원이라는 용어가 등장하기 이전부터 법령에는 피병원이라는 용어가 사용되었다. 실제 용례는 1877년 요코하마에 있던 쥬젠병원(十全病院)에서 전염병 환자 수용 및 치료를 위해 세운 공간을 피병원이라고 지칭한 것에서 찾을 수 있다. 이 시설은 피병원 혹은 역병원(疫病院)으로 불렸다.[45] 콜레라가 유행할 때 신문에 역병원이라는 용어가 먼저 등장하고, 포달이 반포된 이후 피병원이라는 용어가 등장하는 것으로 보아 행정기관에서 격리병사를 지칭하던 공식 명칭으로 피병원을 사용했던 것으로 추측할 수 있다.

피병원은 콜레라가 유행할 때 설치한 격리병사로, 인적이 드문 산골에는 지을 필요가 없었지만, 인구가 많은 시가지에는 꼭 필요한 공간이었다. 피병원의 입지 조건은 시가지나 역에 근접하지 않고, 건물 주변에 민가에서 사용하는 하천이나 용수가 흐르지 않는 편리한 장소여야 했다. 또한 환자 상태에 따라 3개의 동(棟)으로 나누어 수용하도록 규정했다.[46]

이와 함께 피병원 건설에는 몇 가지 단서 조항이 있었는데, 그것은 병실의 크기와 수용인원, 욕실 설치 및 입욕을 통한 소독, 환자의 가족 및 친지 등의 병문안 허락 등에 관한 것이었다. 그 내용은 다음과 같다.

병실은 기본적으로 4조(疊)[47]에 1명을 수용하도록 하였으나, 수용 공간이 부족할 경우 2조에 1명을 수용할 수 있게 하였다. 다만 그 이상으로 과밀하게 환자를 수용할 수는 없었다. 또한 피병원에 이송된 환자는 처음부터 피병원을 지옥이나 감옥같이 여겼기 때문에 의사뿐만 아니라 간병인, 관리인 등 관계자는 환자 관리에 세심하게 신경을 써야 했다. 워낙 시중에 피병원에 대한 공포심이 퍼져 있어 피병원이 위험하다고 생각하여 이후 '피병원에 가지 않게' 되어 의외의 소동이 일어날 가능성이 있었기 때문이다. 그리고 피병원에 수용된 환자, 면회자[見舞人] 등이 퇴원할 때는 입욕하거나 아황산가스[48] 훈증 또는 뜨거운 물에 의복 등을 훈증하거나 삶는 등의 소독법을 실시해야 했다.

환자의 가족 및 친지 등 환자와 가까운 사람들이 병문안을 오는 경우 방문 이유를 따져 묻지 않도록 주의해야 했다. 사람들이 피병원에 들어가면 부모, 형제자매를 만날 수 없다고 생각하여 콜레라 환자를 숨기고, 이로 인해 의외의 장소에서 콜레라가 만연하는 경우가 있어 피병원에 환자 가족의 방문을 금지하는 것은 예방의 본의를 관철하는 데에 방해가 된다고 판단했기 때문에 행해진 조치였다. 다만 문병인도 콜레라에 걸릴 위험이 있으므로, 무익하게 병실에 오래 머물지 않도록 하고, 소독해서 내보내도록 규정하였다. 가족 중 간병을 하고자 하는 사람이 있으면 이를 강하게 금지할 규칙이 없어 이를 허락하였고, 환자의 사망 또는 치료된 경우, 간병인[添人]이 원하여 병원을 나가고자 하는 경우는 소독 절차를 밟고 퇴원할 수 있도록 하였다.

피병원에 수용된 환자가 사망할 경우는 사망한 환자를 시체안치실(屍室, 병실에서 보이지 않는 곳에 설치)로 이송하여 소독약에 담근 의복 등으로 싸고, 빨리 가족에게 알리고, 그들이 도착하면 화장 매장의 이해득실을 알리도록 하였다. 친족 등이 12시간 이내에 올 수 없으면 문제가 되지 않았지만, 피병원에서 사망했는데도 가족에게 알리지 않고 처리하는 경우가 많아 이 점으로 인해 사람들이 피병원을 기피하여 콜레라 예방에 방해가 된다고 판단했기 때문이었다. 그리고 피병원에서는 병원에 필요한 물품을 구매하기 위해 별도의 고용인을 두었는데, 이 고용인은 시중에서 사람들과 접하므로, 피병원 관계자는 그를 피병원 내에서도 별도의 공간에 머무르게 하였고, 환자 또는 병독에 오염된 의복, 물건 등에 접촉하지 않도록 주의시켰다.[49]

1877년의 콜레라 유행으로 피병원에 관한 개략적 규정은 마련되었지만, 위의 내용을 보면 환자를 수용할 때 다른 환자와 접촉하지 않도록 공간을 철저히 분리한다거나, 환자 가족의 문병 및 간호를 금지하여 외부인과의 왕래를 막는 철저한 격리는 시행되지 못했음을 알 수 있다. 피병원이라는 시설이 잘 알려지지 않았고, 격리 수용에 대한 민중의 소동이나 반발을 우려하여 철저한 격리는 불가능했던 것으로 보인다.

또한 지역별로 피병원은 비균질적, 임시적으로 운영되어 사회적인 함의를 형성하기 어려웠다. 요코하마와 같이 거류지가 설치되어 있던 지역에서는 다른 지역보다 빠르게 '피병원 취급심득서'를 반포하여 피병원의 역할과 병원 운영 수칙 등을 정하기도 하였다.[50] 그러나 피병원은 필요한 지역에만 세워졌고, 운영은 상당히 불규칙했다. 일반 병원에 부속된 형태로 피병원을 운영하는 경우, 운영이 어려워지면 바로 폐원하는 등 피병원 운영의 지속성은 없었다.[51] 1880년을 전후한 시기에도 피병원은 법제에 규정한 것과는 달리 임시로 운영하고 폐원하는 격리 장소의 하나로 취급되었을 뿐이었다.

그 이유는 피병원이 크게 두 종류로 나누어져 운영되었기 때문이다. 하나는 개항장으로 들어오는 선박의 선원, 승객 중에 진성환자나 의심환자가 발생했을 경우 이들을 수용하기 위한 임시 피병원이고, 다른 하나는 각 지방에서 발생한 콜레라 환자와 그 가족들을 수용하기 위해 새로 확보한 격리병사이다. 전자의 경우 병독의 전파를 저지하기 위한 공간으로 사용되었고, 전염병이 유행하는 시기에만 임시적으로 운영되어 운영의 지속성은 확보되지 않았다. 즉, 환자의 치료가 목적이 아니라 격리시키는 것이 목적으로, 검역을 실시하는 항구 인근 지역은 대부분 이런 형태의 피병원이 운영되었다. 이에 비해 일반 피병원은 격리라는 목적이 우선시되기는 했지만, 치료라는 명분이 포함되어 있어 시설을 조악하게 만들지 않고, 환자를 격리하는 공간을 분류하여, 의사(疑似)·경증·중증 환자 및 사망자를 수용할 수 있는 공간으로 구성되었다. 경우에 따라서는 회복실 및 죄수실 등까지 마련되었다.[52]

그러나 피병원을 설립·운영하고 환자를 수용하는 작업은 순조롭지 못했다. 1877년에 콜레라가 유행할 때 콜레라의 추가 확산을 저지하고, 신속히 환자를 격리하기 위해 가옥이나 선박의 입구에 콜레라 환자가 있음을 표시하도록 하고, 환자를 파악하기 위해 병명표를 부착하는 방법 등을 실시하였다. 그러나 이러한 조치에 대한 두려움과 반발이 커지면서 결국 몇 년 지나지 않은 1882년에 폐지할 수밖에 없었다.[53] 또한 절[寺]의 본당을 피병원으로 내어주는 것에 대해서 불만을 토로하는 경우도 있었고, 피병원의 설치에 관한 일로 수백 명에서 천여 명이 넘는 주민이 봉기를 일으키는 일도 발생했다.[54]

피병원 자체에 대한 거부감도 커서 소문만 믿고 입원을 꺼리는 자도 많았다.[55] 도쿄에서는 피병원은 살아서 돌아올 수 없는 곳이라는 풍문이 돌면서 거부감과 두려움이 확산되었는데, 이것은 간토(關東) 지방의 언어 관습에 기인한 것이었다.[56] 피병원의 일본어 발음은 '히뵤인'인데, 이것은 간토 지방의 언어 관습상 '시뵤인'으로 발음되고, '시'라는 발음은 죽음을 나타내는

'사(死)'의 일본어 발음과 동일하기 때문에 이와 같은 풍문이 돌았던 것이다. 이에 도쿄지방위생회에서는 정기적으로 피병원에 입원했다가 완치되어 퇴원한 사람들의 명단을 신문에 실어 피병원 입원이 죽음과 연결되지 않는다는 점을 피력하였다.[57]

앞서 언급한 것과 같이 피병원은 방역상 환자를 철저하게 외부와 격리시켜 수용할 필요가 있어서 시가지와 인접하지 않은 곳에 지어졌다. 따라서 피병원에 입원하는 자는 본인의 의지와 상관없이 콜레라 환자로 분류되어 끌려가고, 문병이나 간호가 가능하다고 규정하기는 했지만, 실제로는 가족 및 친지 등과 소통이 단절되는 공간에 수용된다는 이미지가 강조될 수밖에 없었다. 따라서 각 지방정부에서는 주민에게 피병원이 어떠한 공간인지에 대하여 충분히 설명을 해줘야 했고, 치료를 받으면 완쾌할 수 있다는 이미지를 심어줘야 했다. 앞서 제시한 신문 기사와 같이 피병원에서 완치되어 퇴원한 자들을 언급하기도 하고, 피병원 시설이 좋다는 점을 강조하거나, 자비를 들여서라도 피병원을 건설하고자 하는 사람들의 이야기를 신문에 실었다.[58] 또한 콜레라 예방을 위한 안내서를 발간하면서 병원 시설과 치료, 간병, 소독 등에 관한 자세한 내용을 실었다. 부현(府縣)에서는 피병원에 주야로 의사가 치료에 종사하며 간호 등에 힘써 중증 환자도 차츰 완치되어 그 효과와 이익이 적지 않다고 고시(告示)하는 등 콜레라 환자를 피병원에 수용하기 위한 다양한 방안이 마련되었다.[59]

한편 1879년에 「콜레라병예방가규칙(虎列剌病豫防假規則

ノ件)」(태정관포고 제23호, 1879년 6월 27일)이 새롭게 제정되었다. 이 법령에서는 환자가 자택에서 요양을 할 수 있도록 하고, 환자 가족이 소독법을 시행할 수 있도록 규정하였다.[60] 환자의 자택요양에 대해서는「콜레라병예방가규칙」이 반포되기 이전인 1878년 3월 내무성이 도쿄부를 상대로 내린 조항 속에도 포함되어 있었는데, 이때에는 환자의 자택요양을 일차적으로 진료의사의 직무로서 관리하도록 하였고, 검역위원과 순사가 이를 감독하도록 규정하고 있었다.[61] 자택요양을 하는 경우에는 집의 문 앞에 병명을 적은 팻말을 부착하여 다른 사람이 집 근처에 오지 못하도록 조치하여 격리 및 차단하였다.[62]

「콜레라병예방가규칙」은 1877년에 이어 1879년에 콜레라가 재유행함에 따라 반포한 것으로, 내무성이 1879년 1월에「전염병예방규칙」을 제정하기 위해 법정전염병에 대한 규정을 만들어놓은 것 중에 콜레라에 관련된 사항만 추려서 미리 반포한 것이다.[63] 1879년 6월에 반포되었으나, 급하게 반포하면서 2개월 후에 관련 내용 중 일부를 개정하였다. 원 규칙에서는 피병원 설치의 필요성과 콜레라 환자 및 의심 환자를 피병원에 이송해야 한다고 규정하고는 있지만, 피병원은 홀로 살거나 형편이 어려워 간병인을 고용할 수 없는 자, 가족이 어리거나 노쇠하여 간병이나 소독을 행할 수 없는 자, 불결한 지역에 잡거하여 예방소독법이 미치지 않아 병독 전파를 막기 어렵다고 확인된 자 등에 한하여 강제 입원을 실시한다고 규정하였다. 동시에 별실(別室)에 환자를 격리하고, 가족이 간병·소독할 수 있는 경우에는 자택요양을 허락한다고 하였다. 그러나 이 규정은 2개월 후에 반포된 개정 조문에서는 하나로 합쳐졌다. 콜레라 환자로 자택에서 치료받는 자는 반드시 공간을 별도로 마련하지 않으면 안 된다는 문구가 새롭게 추가되었으나, 결과적으로 모든 환자를 피병원으로 이송하는 조치는 취해지지 않고, 해당 자를 제외하고는 자택에서 치료를 받을 수 있게 규정했던 것이다.[64] 그리고 피병원에서 퇴원하는 경우에 소독을 충분히 한 후에 퇴원이 가능하다는 문구가 추가되었고, 피병원 입원환자에게 가족 문병을 허락하고, 대신에 방문자에 대한 충분한 소독을 실시하는 방안[65]이 제시되는 등 콜레라 환자에 대한 격리 수용을 더 강제하기보다는 소독법에 의해 콜레라 유행을 저지하는 방향으로 변화되어 갔다.

이는 1880년에 「전염병예방규칙」과 더불어 반포된 시행규칙인 「콜레라병예방법 및 소독법 심득」과 「전염병예방심득서」에서도 드러난다.[66] 이 규칙은 콜레라를 포함한 법정전염병 전반에 대한 예방규칙을 다룬 규정인데, 콜레라 유행 시에 필요한 피병원 격리와 사체 처리 방법 등에 대해 명확히 규정하고 있지 않다.

표면적으로는 1879년의 콜레라 유행을 계기로 이듬해까지 위생위원제도, 부현에 위생과 설치, 「전염병예방규칙」의 반포, 「전염병예방법심득서」 등 콜레라 및 전염병 예방에 기초가될만한 여러 규칙과 제도가 만들어졌기 때문에, 일반적으로 이 시기를 근대 일본의 위생행정의 기본적인 방침과 체제가 마련

된 시기로 본다.[67] 그러나 콜레라 예방과 방역사업에서 중요하
게 거론되는 피병원의 설치와 운영 사례를 살펴보면 법제도로
는 존재했지만, 실제로 관련 규정이 명확하지 않고, 민중의 반
발로 인해 정부가 의도했던 대로 피병원을 운영하기 어려웠던
현실을 확인할 수 있다. 이는 1880년을 전후한 시기에 아직 콜
레라균을 발견하지 못하여 명확한 감염 경로를 파악하기 어려
웠고, 이에 따라 환자 격리의 명분이 불명확했던 것에 기인하
는 부분이 크다고 하겠다. 또한 피병원에 대한 부정적인 인식,
그리고 법규에 명시되어 있듯이 피병원은 콜레라 환자 중에서
도 가족이 없거나 불결한 지역에 잡거한 자 등이 일부 계층이
수용되는 곳이라는 이미지가 형성되었던 것도 영향을 미쳤다
고 볼 수 있다. 바꾸어 말하면, 1880년을 전후한 시기에 콜레라
환자는 사람들이 입원하기를 기피하는 피병원이 아닌 자택요
양을 선택할 수 있었기에 피병원은 콜레라 환자를 수용하는 상
징적인 공간으로의 성격이 더 짙었다고 볼 수 있다.

그렇다면 피병원이 상징적인 공간, '임시 격리병사(避病+
院)'에서 전염병 환자를 수용하는 의료기관(病院)의 하나로 본
격적으로 등장하게 된 시기, 즉 피병원의 본격적인 제도화는
언제부터라고 할 수 있을까?

피병원은 상당 기간 지역사회의 보호를 받지 못하는 자,
또는 관리가 필요한 자를 대상으로 운영되었다.[68] 그러다가
1897년에 제정된「전염병예방법(傳染病豫防法)」에서는 '전염병
예방상 필요에 따라 수용'하도록 피병원의 수용 대상을 변경

하였다.[69] 이 법령의 제정으로 수용 대상이 일부 계층에서 전체 전염병 환자로 확대되었고, 피병원은 전염병원이라는 새로운 이름으로 불리게 되었다. 즉, 법적 근거를 바탕으로 전국에 상설 피병원이 마련되기 시작한 것이다. 1897년에 도쿄시(東京市)[70]에 고마고메병원(駒込病院)[71]이, 1900년에 시즈오카현(靜岡縣)에 첫 전염병원이 개원하였다. 이러한 피병원의 제도화는 1860년대 후반부터 의사가 환자를 진료하고, 치료하는 의료공간인 병원이 등장하고, 그것이 발전해가는 과정과도 맞물려 있다고 하겠다.[72]

나가며

이 글에서는 메이지 정부가 1870년대 후반부터 콜레라 유행에 대응하고자 관련 규정을 제정하는 과정과 이 과정에서 구체적인 방역 대책으로 등장한 피병원의 운영에 대해 살펴보면서 제도와 실천의 간극을 확인하고자 하였다. 아울러 방역사업의 가장 필요한 격리 공간으로서의 피병원의 제도화 문제를 검토하여 일본의 위생의료제도의 형성에 관한 기존의 이해에 새로운 시각을 부여하고자 하였다.

메이지 정부 수립 이래 1877년에 처음으로 콜레라가 유행하고, 위생의료행정에 관한 기본 법령들이 차례로 반포됨에 따라 외형적으로는 근대의학을 바탕으로 한 법제도의 기틀이 마련된 것으로 보인다. 그러나 제도를 적용하는 과정을 살펴보면 그렇지 못했던 현실을 확인할 수 있다. 콜레라 유행에서 가장 중요하게 여겨진 격리 조치는 의과학 지식의 부재와 대표적인 격리 공간으로 상정된 피병원에 대한 부정적인 인식이 겹치며 일부 계층이나 특수한 조건하의 환자만을 대상으로 시행되었고, 교통 차단 및 청결, 소독, 섭생이 전염병 방역을 시행하는 데에 있어 중요 대책으로 다루어졌음을 확인하였다.

즉, 피병원은 설립 초기에는 방역사업에서 차지하는 실질적 역할보다는 콜레라에 걸리면 이송되는, 이송되어야 하는 전염병 방역의 상징적인 공간으로서의 기능이 더 컸다고 볼 수 있다. 그러던 것이 병원이라는 의료시설의 등장과 성장 속에서 점차 제도화되어가기 시작했다. 위생행정이 정비되는 과정에서 피병원은 1880년대까지만 해도 '임시'적인 성격을 띤 강제격리의 공간이라는 이미지를 탈피하지 못했고, 1890년대 후반이 되어서야 전염병 환자를 수용하는 의료기관으로 상설화되고, 병원의 한 형태로 자리 잡게 되었음을 알 수 있었다.

위생행정의 제도화 과정에서 피병원의 상설화는 일본의 위생행정에서 가장 중요하게 다루어진 전염병 대책의 공고화를 보여준다는 점에서 의미를 갖는다. 이는 전염병 환자의 격리시설로서의 피병원에 대한 정치사회적인 합의가 이루어진 것을 보여주고 있고, 의과학을 바탕으로 위생행정을 실천하는 데에 있어서 피병원이 더 이상 상징적인 존재가 아닌 현실적인 필요에 의한 하나의 의료시설로 제도화되었음을 보여주고 있다.

미주

1. 병원의 철학

* 이 글은 여인석, 「병원의 의료화와 의료의 병원화: 병원의 개념적 전환을 통해 본 의학의 문제」, 『의철학연구』 27, 2019를 수정·보완한 것이다.

1 Georges Canguilhem, *Études D'Histoire et de Philosophie des Sciences*, Paris: J. Vrin, 1989, pp. 20-22.

2 병원에 대한 인류학적 연구작업은 많이 이루어지고 있다. 다음이 대표적이다. Marie-Christine Pouchelle, *L'Hôpital Corp et Âme*, Paris: Seli Arslan, 2003.

3 병원 일반의 통사적 역사에 대한 연구서로는 리스의 연구가 종합적이다. Guenter B. Risse, *Mending Bodies, Saving Souls*, Oxford: Oxford University Press, 1999. 사회사적 연구로는 로젠버그의 연구가 대표적이다. Charles E. Rosenberg, *The Care of Strangers-the rise of America's hospital system*, New York: Basic Books, 1987.

4 Jean Lombard et Bernard Vandewalle, *Philosophie de l'hôpital*, Paris: L'Harmattan, 2007, p. 32.

5 플라톤, 박종현 역주, 『국가』, 서광사, 1997, 228쪽. 박종현은 'iatreia'를 '의원(醫院)'으로 번역하고 있다.

6 남성현, 「초기 비잔틴 시대(4-7세기)의 기독교적 빈민 보호시설의 발전과 병원의 탄생」, 『의사학』 24(1), 2015, 224쪽.

7 Jean Lombard et Bernard Vandewalle, *Philosophie de l'hôpital*, p. 35.

8 Boisseau, 'hôpitaux, hospices', *Dictionnaire Encyclopédique des Sciences Médicales*, tome quatorzième, Her-Hyg. Paris: G. Masson, 1888, p. 275.

9 파리의 경우 시내 한가운데인 노트르담 사원 바로 옆에 이 병원이 있다.

10 Raice Delorme, 'hôpital', *Dictionnaire de Médecine*, tome onzième, Hémé–Hyst, Chez Béchet Jeune, 1824.

11 Boisseau, 'hôpitaux, hospices', p. 273.

12 Diderot, *L'Encyclopédie, Brisson*, Duran, tome 8, 1766, p. 293.

13 Sylvian Riquier, Avant–Propos, Jacques Tenon, *Mémoires sur les hôpitaux de Paris*, Paris: L'Imprimerie de Ph.–D. Pierres, 1788.

14 Jacques Tenon, "Préface", *Mémoires sur les hôpitaux de Paris*, Paris: L'Imprimerie de Ph.–D. Pierres, 1788, p. xiv.

15 Michel Foucault, "La politique de la santé", *Les Machine A Guerir* (*aux origines de l'hôpital moderne*), Paris: Institut de L'Environment, 1976, pp. 12–13.

16 인턴제도와 관련해서는 다음의 책이 참고가 된다. Jacques Fossard, *Histoire Polymorphe de L'Internat en Médecine et Chirurgie des Hôpitaux et Hospices Civils de Paris*, Paris: C. P. B. F. Grenoble, 1981.

17 이 논란들은 대개 무엇을 병원의 시초로 볼 것인가에 대한 것이다.

18 여인석, 「아스클레피오스 신앙과 초기 기독교의 관계에서 본 병원의 기원」, 『의사학』 26(1), 2017, 3–28쪽.

19 Jacques Tenon, "Préface", p. 302.

20 Maurice Rochaix, *Essai sur l'évolution des questions hospitalière de la fin de l'Ancien Régime à nos jours*, Dijon: Imprimerie Delavaud–Sainte, 1959, p. 73.

21 Maurice Rochaix, *Essai sur l'évolution des questions hospitalière de la fin de l'Ancien Régime à nos jours*, p. 75.

22 P. J. G. Cabanis, "Observation sur les hôpituax", *Du degré de certitude de médecine*, Paris: L'Imprimerie de Crapelet, 1803, p. 170.

23 C. L. Montesquieu, *De l'ésprit des lois 2*, GF–Flammarion, 1979, XXIII/XXIX, p. 135.

24 Michel Foucault, "La politique de la santé", p. 18.

25 Michel Foucault, "La politique de la santé", p. 20.

26 토머스 모어, 주경철 역, 『유토피아』, 을유문화사, 2017, 81쪽.

27 토머스 모어, 주경철 역, 『유토피아』, 57쪽.

28 조지 오웰, 박경서 역, 「가난한 자들은 어떻게 죽는가」, 『코끼리를 쏘다』, 실천문학 사, 2003, 45 – 62쪽.

29 조지 오웰, 박경서 역, 『코끼리를 쏘다』, 58쪽.

2. 치료 이전, 치유가 있었다

• 이 글은 여인석, 「아스클레피오스 신앙과 초기 기독교의 관계에서 본 병원의 기원」, 『의사학』 26(1), 2017을 수정 · 보완한 것이다.

1 Timothy S. Miller, *The Birth of the Hospital in the Byzantine Empire*, Baltimore: Johns Hopkins University Press, 1997, pp. 21 – 22.

2 『누가복음』 10장 25 – 37절.

3 Timothy S. Miller, *The Birth of the Hospital in the Byzantine Empire*, p. 5.

4 Andrew T. Crislip, *From Monastery to Hospital,* Ann Arbor: The University of Michigan Press, 2005, pp. 103 – 109.

5 Andrew T. Crislip, *From Monastery to Hospital*, pp. 100 – 101.

6 남성현, 「초기 비잔틴 시대(4 – 7세기)의 기독교적 빈민보호시설의 발전과 병원의 탄 생」, 『의사학』 24(1), 2015.

7 Andrew T. Crislip, *From Monastery to Hospital*, p. 102.

8 Gary B. Ferngren, *Medicine and Health Care in Early Christianity*, Baltimore: The Johns Hopkins University Press, 2009, p. 127.

9 Georges Canguilhem, *Etudes d'Histoire et de Philosophie des Sciences*, Paris: J. Vrin, 1989, pp. 21 – 22.

10 조르주 깡귀엠, 여인석 역, 『생명과학의 역사에 나타난 이데올로기와 합리성』, 아카 넷, 2010, 47쪽.

11 Gary B. Ferngren, *Medicine and Health Care in Early Christianity*, p. 126.

12 Emma J. Edelstein and Ludwig Edelstein, *Asclepius*, Baltimore: The Johns Hopkins University Press, 1998, pp. II 176.

13 Gary B. Ferngren, *Medicine and Health Care in Early Christianity*, p. 137.

14 Gary B. Ferngren, *Medicine and Health Care in Early Christianity*, p. 138.

15 Emma J. Edelstein and Ludwig Edelstein, *Asclepius*, p. 66.

16 Emma J. Edelstein and Ludwig Edelstein, *Asclepius*, p. I 127.

17 Emma J. Edelstein and Ludwig Edelstein, *Asclepius*, p. II 123.

18 인큐베이션은 아스클레피오스 신전에서 자는 것만을 말하지는 않으며, 일반적으로 신전에서 자는 행위를 지칭하는 말이다. Mary Hamilton, *Incubation or the Cure of Disease in Pagan Temple and Christian Churches*, London: W. C. Henderson & Sons, 1906.

19 특히 에피다우로스의 신전 유적에서 이런 비문들이 많이 발견되었다. Rudolf Herzog, *Die Wunderheilungen von Epidauros*, Philologus, Supplementband XXII, Heft III, Dieterich'sche Verlagsbuchhandlung, 1931; Lynn R. LiDonnici, *The Epidaurian Miracle Inscriptions – Text, Translation, and Commentary*, Atlanta: Scholars Press, 1995.

20 Rudolf Herzog, *Die Wunderheilungen von Epidauros*, p. 92.

21 시대별로 치유 사례들을 어떻게 이해해왔는가는 다음에 잘 정리되어 있다. Emma J. Edelstein and Ludwig Edelstein, *Asclepius*, pp. 142–145.

22 A.–J. Festugière, "Types Epidauriens de Miracles dans la vie de Syméon stylite le jeune," *Études D'Histoire et de Philologie*, Paris: J. Vrin, 1975, pp. 224–227.

23 山形孝夫,『聖書の起源』, 講談社, 1976, 152–162쪽.

24 Howard Clark Kee, *Medicine, Miracle and Magic in New Testament Times*, Cambridge: Cambridge University Press, 1986, p. 85.

25 초기 교부들의 의학에 대한 태도는 다음의 논문이 참고가 된다. Darrel W. Amundsen, "Medicine and faith in early Christianity," *Bulletin of The History of Medicine* 56, 1982, pp. 326–350.

26 山形孝夫,「初期キリスト教におけるキリスト–アスクレピオス競合」,『レバノンの白い山』, 未來社, 1981, 247쪽.

27 Adolf von Harnack, *Die Mission und Ausbreitung des Christentums in den Drei*

Jahrhunderten, Wiesbaden: VMA – Verlag, Wiesbaden, 1924, pp. 129 – 150.

28 『마태복음』 9장 10절.

29 Eusebius Caesariensis, *Demonstratio evangelica*, IV. 10. 17.

30 여인석·이기백 역, 「공기, 물, 장소에 관하여」, 『히포크라테스 선집』, 나남, 2010.

31 『마태복음』 8장 20절.

32 『마가복음』 6장 7절.

33 『마가복음』 6장 7 – 13절.

34 에티엔느 트로크메, 유상현 역, 『초기 기독교의 형성』, 대한기독교서회, 2016, 18 – 21쪽.

35 Hector Avalos, *Illness and Health Care in the Ancient Near East – The Role of the Temple in Greece, Mesopotamia, and Israel*, Atlanta: Scholar Press, 1995, pp. 28 – 30.

36 R. A. Tomlinson, *Epidauros*, Austin: University of Texas Press, 1983, p. 41.

37 『열왕기하』 5장 1 – 27절.

38 Hector Avalos, *Illness and Health Care in the Ancient Near East – The Role of the Temple in Greece, Mesopotamia, and Israel*, pp. 324.

39 『레위기』 13장 1절 이하.

40 John Scarborough, *Roman Medicine*, Ithaca: Cornell University Press, 1976, p. 19.

41 Tertullianus, *Ad Nationes*, II, 14.

42 Arnobius, *Adversus Gentes*, VII, 44 – 48.

43 Lactantius, *Divinae Institutiones*, II, 16, 11.

44 Lactantius, *Institutionum Epitoma*, 32, 4 – 5.

45 Tatianus, *Ad Graecos*, 18.

46 Darrel W. Amundsen, "Tatian's 'rejection' of medicine in the second century," Ph. J. van der Eijk et al ed., *Ancient Medicine and Its Socio - cultural Context II*, Amsterdam: Rodopi, 1992, pp. 377 – 391.

47 Arnobius, *Adversus Gentes,* VII, 44.

48 『민수기』 21장 4 – 9절.

49 Arnobius, *Adversus Gentes*, I, 38.

50 Arnobius, *Adversus Gentes*, I, 48; III, 23.

51 Lactantius, *Divinae Institutiones*, IV, 27, 12

52 Justinus, *Apologia* 1, 22.

53 한스 폰 캄펜하우젠, 김광식 역, 『희랍교부연구』, 대한기독교출판사, 1984, 24–25쪽.

54 Justinus, *Apologia* 1, 46.

55 『마태복음』 18장 3절.

56 Clemens, *Stromateis*, V, 1, 13.

57 Basilisus Magnus, *Interrogatio*, 55.

58 Owsei Temkin, *Hippocrates in a World of Pagans and Christians*, Baltimore: The Johns Hopkins University Press, 1991, p. 176.

59 Basilius Magnus, *Homilies* I, 2.

60 Basilius Magnus, *De Hominis Structura Oratio* II, 14, 15.

61 Emma J. Edelstein and Ludwig Edelstein, *Asclepius*, p. II, 176.

62 A. R. Hands, *Charities and Social Aid in Greece and Rome*, London: Thames and Hudson, 1968, p. 141.

3. 사찰에 있었던 기도와 치유의 공간

* 이 글은 이현숙, 「동아시아 병원의 기원」, 『연세의학사』 23(2), 2020을 수정·보완한 것이다.

1 『說文解字』, '病, 疾加也.', 漢典, http://www.zdic.net(2020년 10월 20일 검색).

2 『한국민족문화대백과사전』, '병원' 항목, https://encykorea.aks.ac.kr(2020년 10월 20일 검색).

3 1921년에 설립되었던 베이징협화의원 그리고 중국 베이징대학의 부속병원은 '베이 징대학 인민의원(人民醫院)'이라고 하여 한국 및 일본과는 달리 '의원'이라는 용어를 사용하고 있다.

4 일본 의료법을 영문 번역과 함께 소개하는 일본 법무성의 웹사이트에 따르면, 의료기관에 대한 설명 중 병원(病院, Hospitals), 진료소(診療所, Clinics), 조산소(助産所, Birthing Centers)라고 표기하여 의원이라는 용어를 거의 사용하지 않고 있다. 즉 제1장 총칙 제3조에 따르면, "질병의 치료(조산을 포함)를 하는 곳으로서 병원 또는 진료소가 아닌 곳은 이에 병원, 병원분원, 산원, 요양소, 진료소, 의원, 기타 병원 또는 진료소에 혼동하기 쉬운 명칭을 붙여서는 안 된다."라고 하여, 의료법 중 의원이라는 용어를 유일하게 사용하고 있다.

5 김영수, 「근대 일본의 '병원': 용어의 도입과 개념형성을 중심으로」, 『의사학』 26(1), 2017, 29-55쪽.

6 대표적인 연구를 소개하면 다음과 같다. 김영수, 「근대 일본의 '병원': 용어의 도입과 개념형성을 중심으로」; 신규환·서홍관, 「한국 근대 사립병원의 발전과정: 1885년-1960년대까지」, 『의사학』 11(1), 2002; 신규환, 「한중 선교병원의 "정체성" 논쟁 비교연구: 제중원과 시의원의 사례를 중심으로」, 『동방학지』 172, 2015; 신규환, 「근대 병원건축의 공간변화와 성격」, 『역사와 경계』 97, 2015.

7 『관중창립계단도경』에서 관중(關中)은 당의 수도 장안을 중심으로 하는 지역을 의미한다.

8 釋道宣 撰, 『關中創立戒壇圖經』 제1권, "玄奘法師『西域傳』中 …… 今約祇樹園中, 總有六十四院, 通衢大巷, 南有二十六院"(신수대장경 T45n1892_001). 이하 이 글에서 이용한 신수대장경은 모두 CBETA 漢文大藏經(http://tripitaka.cbeta.org)에서 인용하였다.

9 釋道宣 撰, 『關中創立戒壇圖經』 제1권, "中院東門之左七院(初·律師院, 二·戒壇院, 三·諸論師院, 四·修多羅院, 五·佛經行院, 六·佛洗衣院, 七·佛衣服院); 中院北有六院(初·四韋陀院, 二·天下不同文院, 三·天下陰陽書院, 四·天下醫方院, 五·僧淨人院, 六·天下童子院); 中院西有六院(初·無常院, 二·聖人病院, 三·佛示病院, 四·四天王獻佛食院, 五·浴室院, 六·流廁院)"(신수대장경 T45n1892_001).

10 那航碩, 「『戒壇圖經』與佛寺建築中國化」, 『中國宗教』 2018年12期, 2018. 이에 따르면, 불탑 중심의 고대 인도의 사찰 건축이 중국에 전파되면서 불당 위주의 건축물로 중국화되었다고 한다.

11 釋道宣 撰, 『中天竺舍衛國祇洹寺圖經』, "東頭第一名, 曰違陀院. 外道同宗以爲
極教, 佛許比丘一時讀之, 爲伏外道故中有周閣, 四天下中韋陀之文普集其中,
院有七寶小鼓子"(신수대장경 T45n1899_002). 기원사의 경우, 약지수원과 건물 위치
가 조금씩 다르다. 그러나 건물 명칭이 거의 같아서 도선이 『계단도경』에서 설명하
는 건물들의 기능과 의미를 짐작할 수 있다.

12 釋道宣 撰, 『中天竺舍衛國祇洹寺圖經』, "次西第二院, 名爲書院. 大千界中不同
文書竝集其中, 有大重閣安置書籍."

13 釋道宣 撰, 『中天竺舍衛國祇洹寺圖經』, "次西第三院, 名陰陽書籍院. 百億天下
陰陽群籍總集此坊, 佛開比丘一時有閱爲惟異術."

14 釋道宣 撰, 『中天竺舍衛國祇洹寺圖經』, "次西第四, 醫方之院. 諸天下中所有醫
方皆集. 坊中有銅鈴, 狀如麥角可受三斗, 以金師子爲鼻. 比丘入院鈴鳴門開不
勞寺人, 音如琴音聲. 比丘聞之自然開解諸業通塞, 三果已上有病, 來入此院聞
鈴便愈." 의방원에는 의서뿐만이 아니라 청동방울을 두어 삼과(三果) 이상의 병으
로 입원한 아픈 승려가 그 소리를 듣고 치유된다고 한다.

15 釋道宣 撰, 『中天竺舍衛國祇洹寺圖經』, "次西第五院, 名僧家淨人坊. 十八以上
二十已下, 諸子等常止此中, 掃洒諸院清潔無勝." 정인들은 주로 사찰의 청결을
담당하였기에, 사찰 내 노역에 종사하는 자들이 머무는 공간이라고 할 수 있다.

16 釋道宣 撰, 『中天竺舍衛國祇洹寺圖經』, "次西第六, 名天童院. 諸天童子常有
三百爲供, 佛故止此院中."

17 釋道宣 撰, 『中天竺舍衛國祇洹寺圖經』, "西塞名無常院. 中有一堂但以白銀. 四
面白廊白華充滿. 畫白骨狀無處不有. 諸欲無常皆舉至此. 令見白骨諸非常相.
既命終已."

18 이현숙, 「고려 불교의학의 한 단면: 승려의 질병과 치료」, 『한국중세사연구』 48, 2017.

19 釋道宣 撰, 『中天竺舍衛國祇洹寺圖經』, "次小巷北第二院, 名聖人病坊院. 開門
如上, 舍利弗等諸大聖人有病投中, 房堂眾具須皆備, 有醫方藥庫常以供給, 但
擬凡聖非所止."

20 釋道宣 撰, 『中天竺舍衛國祇洹寺圖經』, "次北第三院, 名佛病坊, 開門如上, 堂
宇周列花樹兩列. 耆婆・阿難在此瞻侍, 大梵天王施八部樂, 一一樂器有十六種,

皆以金銀七寶所成, 佛為眾生示疾."

21 (唐)義淨 譯, 『근본설일체유부비나야약사』 1권, "我今當說收擧法式. 若苾芻所用
殘脂, 若餘苾芻來, 從求索者, 應卽相與. 若無人求者, 當送病坊, 病坊好為藏貯.
若有須者, 於彼處取, 守持而服. 不依教者, 得越法罪" (K1389 v37, p.601c01). 이하
고려대장경의 원문과 번역은 불교기록문화유산아카이브(https://kabc.dongguk.edu)
의 것을 이용하였다. 이 글의 번역은 필자가 문맥이 맞도록 일부 수정을 한 것이다.

22 (唐)義淨 譯, 『근본설일체유부비나야출가사』 3권, "師卽告曰: 我之住處乃是病坊,
諸有病者, 皆投來此" (K1391 v37, p.916b01).

23 소현숙, 「隋의 國家大寺 大興善寺」, 『중국사연구』 88, 2014.

24 中國社會科學院考古研究所·河北省文物研究所 鄴城考古工作隊, 河北臨漳縣
鄴北城遺址東魏北齊佛寺塔基遺跡的發現與發掘(『考古』 2003-10); 소현숙, 「隋
의 國家大寺 大興善寺」, 61-62쪽에서 재인용.

25 정전(正殿) 아래로 동서(東西)에 붙여 지은 건물을 뜻한다.

26 (宋)曹勛 撰, 『松隱集』 권31, 仙林寺記, "臨安在東南, 自昔號一都會. …… 自紹興
十有三年創為三門·佛殿·藥師殿·法堂·佛閣戒壇·寢室·方丈僧堂·厨庫·廊
廡·鐘樓·磨坊·病院·選僧·浴厠, 無一不備 …… 至紹興三十年落成."

27 불당(佛堂) 즉 부처를 모신 대청(大廳)을 뜻한다.

28 현전하는 신라 승려의 주석서 명칭을 분석해본 결과 『범망경(梵網經)』과 『사분율(四
分律)』에 관한 것이 대부분이라는 점에서 한국 고대불교 사찰에서 『사분율』의 중
요성을 짐작할 수 있다. 최원식, 「신라의 보살계 수용과 그 유포」, 『국사관논총』 29,
1991; 이현숙, 「치유 공간으로서의 한국고대 사찰」, 『신라사학보』 46, 2019, 191-
192쪽.

29 『羯磨』 제1권, "受七日藥文: 先從淨人邊受已, 持至大比丘所作如是言; '長老一
心念, 我比丘某甲, 有病因緣, 是七日藥為共宿七日服, 故今於長老邊受.' 如是三
說" (고려대장경 K0915; 신수대장경 T22n1433_001).

30 『羯磨』 제1권, "受盡形壽藥文: 先從淨人邊, 受持至大比丘所作如是言; '長老一
心念, 我比丘某甲, 有病因緣, 此盡形壽藥, 為共宿長服, 故今於長老邊受.' 如是
三說."

31 服部敏郎 저, 이경훈 역, 『불교의학』, 경서원, 1986, 202쪽.

32 服部敏郎 저, 이경훈 역, 『불교의학』, 202쪽.

33 자각 종색 선사 원저, 최법혜 역주, 『고려판 선원청규 역주』, 가산불교문화연구원, 2001, 269쪽.

34 자각 종색 선사 원저, 최법혜 역주, 『고려판 선원청규 역주』, 269쪽.

35 이현숙, 「고려 불교의학의 한 단면: 승려의 질병과 치료」, 282쪽.

36 8가지 복전은 ① 광야에 길을 만들고 우물을 파는 일, ② 수로나 교량을 만들고 우물을 파는 일, ③ 험한 길을 고르게 만드는 일, ④ 부모를 효심으로 봉양하는 일, ⑤ 스님을 공양하는 일, ⑥ 병자를 공양하는 일, ⑦ 남의 괴로움이나 재앙을 구제하는 일, ⑧ 무차대회를 설하는 일 등이다. 服部敏郎 저, 이경훈 역, 『불교의학』, 231쪽.

37 (後秦)龜茲國 三藏 鳩摩羅什 譯, 『梵網經』 제2권, 梵網經盧舍那佛說菩薩心地戒品第十, "十重大戒 …… 若佛子! 見一切疾病人, 常應供養如佛無異, 八福田中看病福田, 第一福田. 若父母師僧弟子病, 諸根不具·百種病苦惱, 皆養令差, 而菩薩以惡心瞋恨, 不至僧房中, 城邑曠野山林道路中, 見病不救者, 犯輕垢罪"(고려대장경 K0527 v14, 322c22).

38 『고승법현전』 1권, "凡諸中國唯此國城邑爲大, 民人富盛, 競行仁義, …… 其國長者·居士, 各於城內, 立福德醫藥舍. 凡國中貧窮·孤獨·殘跛, 一切病人皆詣此舍, 種種供給. 醫師看病, 隨宜飮食及湯藥, 皆令得安, 差者自去"(K1073 v32, p.749c01).

39 『변정론』 4권, "魏寧遠將軍侯莫陳引[造祇園寺]. 本漢中山靖王之胤, 涉漢已來, 肇有豐國, 因侯而氏, 遂號陳焉. 造祇園等寺, 常營齋講, 及施悲田"(K1076 v33, p.30b01).

40 『법원주림』 86권, 懺悔篇(K1406 v39, p.1160c01).

41 『법원주림』 33권, "唐梓州通泉寺釋慧震, …… 春秋六十有六. 停喪待滿香氣猶存. 兄弟三人各捨錢五十萬, 於墓所作僧德施及以悲田"(K1406 v39, p.612a01 - 627c15).

42 『속고승전』 15권, "歲建檀會, 終盡京師, 悲敬兩田無遮供養, 自所服用, 麤弊而已"(K1075 v32, p.1075b08 - b09).

43 이현숙, 「치유 공간으로서의 한국고대 사찰」, 193쪽.

44 『續日本記』권18, 天平勝寶 2년 2월 무진일(이근우 역, 『속일본기』 2, 지식을 만드는 사람들, 2012, 349쪽); 이현숙, 「치유 공간으로서의 한국고대 사찰」, 197쪽. 이 글에서 필자는 쇼무 덴노를 몬무 덴노로 오기하였다.

45 이현숙, 「치유 공간으로서의 한국고대 사찰」, 197-199쪽.

46 후쿠나가 하지메 저, 신영전·최선우·이준석·다나카 신이치 역, 『일본병원사』, 한울, 2017, 40-42쪽.

47 看護史研究會 編, 『看護學生のための日本看護史』, 醫學書院, 1989, 12쪽; 후쿠나가 하지메 저, 신영전·최선우·이준석·다나카 신이치 역, 『일본병원사』, 418쪽.

48 (宋)王溥 撰, 『唐會要』권7, "病坊, 開元五年, 宋璟奏. 悲田養病, 從長安以來, 置使專知, 國家矜孤恤窮, 敬老養病, 至於安庇, 各有司存. ……"

49 (後晉)劉昫 撰, 『舊唐書』권8, 현종 상, 開元 22년, "是歲, …… 斷京城乞兒."

50 (宋)高承 撰, 『事物紀原』권7, 庫務職局部 34, 貧子院.

51 『事物紀原』권7, 庫務職局部 34, 貧子院.

52 이현숙, 「원 법제 도입에 따른 장애인 정책의 변화」, 『역사와 현실』 95, 2016에서 독질·폐질·잔질에 대해 상론하였다.

53 (唐)段成式 撰, 『酉陽雜俎續集』권3, 支諾皐下, "成都, 乞兒嚴七師, 幽陋凡賤, 塗垢臭不可近, 言語無度, 往往應於未. 居西市悲田坊, …… 凡四五年間, 人爭施與, 每得錢帛, 悉用修觀, 語人曰: 寺何足修? 方知折寺之兆也, 今失所在."

54 (宋)黃休復 撰, 『茅亭客話』권3, 淘沙子, "僞蜀大東市有養病院, 凡乞丐貧病者, 皆得居之."

55 郭文佳, 『宋代社会保障文化研究』, 國文史出版社, 2014, 189쪽.

56 『宋史』권131, 식화지 상, 진휼, "京師舊置東·西福田院, 以廩老疾孤窮丐者, 其後給錢粟者才二十四人. 英宗命增置南·北福田院, 並東·西各廣官舍, 日廩三百人, 歲出內藏錢五百萬給其費, 後易以泗州施利錢, 增爲八百萬."

57 복전원 이외에도 또한 1106년 송 휘종연간과 1131년에는 고아들을 양육하는 거양원이 건립되었다고 한다. 郭文佳, 『宋代社会保障文化研究』, 190-193쪽.

58 岩本健壽, 「奈良時代施藥院の変遷」, 『早稻田大學大學院文學研究科紀要』第

4分冊54卷, 2008.

59 이현숙, 「치유 공간으로서의 한국고대 사찰」, 209-210쪽.

60 고려의 동서대비원 제도에 대해서는 이경록, 「고려 전기의 대민의료체제」, 『한국사연구』 139, 2007 참조.

61 『고려사』 권80, 식화지3, 水旱疫癘賑貸之制, 정종 2년 11월조.

62 『高麗古都徵』 권7, 東西大悲院, 『松都誌』云, 龍首山南, 有大悲峴, 疑因院名, 其在補國寺傍者爲西院, 而在龍首山南者爲東院與?"

63 후쿠나가 하지메 저, 신영전·최선우·이준석·다나카 신이치 역, 『일본병원사』, 55-57쪽.

64 후쿠나가 하지메 저, 신영전·최선우·이준석·다나카 신이치 역, 『일본병원사』, 62쪽.

65 (明)艾儒畧 撰, 『職方外紀』권2 歐邏巴總說, "又有病院, 大城多至數十所, 有中下院, 處中下人, 有大人院, 處貴人. 凡貴人若覊旅, 若使客偶患疾病, 則入此院. 院倍美於常屋, 所需藥物, 悉有主者掌之. 預備名醫, 日與病者診視.複有衣衾帷幔之屬, 調護看守之人, 病癒而去. 貧者量給資斧. 此乃國王大家所立, 或城中人並力而成. 月輪一大貴人, 總領其事, 凡藥物飮食皆親自驗視之."

66 김영수, 「근대 일본의 '병원': 용어의 도입과 개념형성을 중심으로」, 29-58쪽.

67 李坤 撰, 『燕行記事』 聞見雜記 下, "大西諸國. 皆設養病院. 養病院亦有三. 有可醫之病. 有不可醫之病. 又有不可醫而傳染之病. 此三類. 各分其所. 隨病救護." 원문과 번역문은 고전번역원DB(https://db.itkc.or.kr)를 이용하였다.

68 후쿠나가 하지메 저, 신영전·최선우·이준석·다나카 신이치 역, 『일본병원사』, 78-86쪽; 김영수, 「근대 일본의 '병원': 용어의 도입과 개념형성을 중심으로」, 54-55쪽.

69 김영수, 「근대 일본의 '병원': 용어의 도입과 개념형성을 중심으로」, 55쪽.

70 『日槎集略』地, 4월 18일 기유, "又往療病院.而有醫長十人, 敎授學徒三四百人. 病者亦爲幾百人, 或蒙衾而臥, 或依床而坐, 有木刻人形半身, 具臟腑筋絡, 倣古銅人形. 且刮骨割肉納喉探胱之器, 具以鐵爲之. 聞以尸身剖見臟腑, 驗其病因云, 尸則或無主者, 或許賣者云, 不勝驚怪, 不忍言也." 원문과 번역문은 고전번역원DB의 것을 이용하였다.

71 후쿠나가 하지메 저, 신영전·최선우·이준석·다나카 신이치 역, 『일본병원사』,

391쪽의 「병원 및 병원 관련 연표」 참조.

72 김남일 외, 『중국의학사』, 대성출판사, 2010, 131-140쪽.

73 신규환, 「한중 선교병원의 "정체성" 논쟁 비교연구: 제중원과 시의원의 사례를 중심으로」, 『동방학지』 172, 2015, 170쪽.

74 신규환, 「한중 선교병원의 "정체성" 논쟁 비교연구: 제중원과 시의원의 사례를 중심으로」.

4. 부처를 섬기듯 병든 자를 살펴라

* 이 글은 이현숙, 「치유공간으로서 한국 고대 사찰: 신라 흥륜사를 중심으로」, 『신라사학보』 46, 2019를 수정·보완한 것이다.

1 치유는 질병 치료에 있어서 인위적인 것뿐 아니라 자연적으로 낫는 것까지 포함하는 개념으로 치료에 비해 보다 포괄적인 의미로 파악하여, 이 글에서는 치료 대신 치유라는 용어를 사용하기로 한다. 특별한 치료 없이 사찰에서 잘 먹고 편안하게 쉬는 정양만으로도 질병이 낫는 경우가 있기 때문이다.

2 전근대뿐 아니라 1960년대와 1970년대 국민의료보험이 본격적으로 실시되기 이전까지 한국 사회에서 질병으로 일상생활이 힘든 경우, 사찰에 가서 정양하는 경우가 많았다. 일상과 번잡한 인간관계를 떠나 자연 속의 조용한 산중 사찰에서 질병 치료에 집중할 수 있었기 때문이다.

3 이현숙, 「고려시대 官僚制下의 의료와 민간 의료」, 『동방학지』 139, 2007; 이현숙, 「고려 일상생활의 疾病과 치료」, 『溫知論叢』 20, 2008 참조. 이색(1328-1396)의 경우, 의원을 불러 집에서 치료를 받다가 병이 깊어지자 개경의 묘각사(妙覺寺)에 가서 채수좌(蔡首座)의 간병을 받았다. 그는 첩약을 사용하여 이색의 질병을 치료하였다.

4 핫토리 도시오(服部民郎), 『佛教教典を中心とした釋迦の醫學』, 黎明書房, 1968; 이경훈 역, 『불교경전을 중심으로 佛教醫學』, 경서원, 1983, 52-54쪽. 이에 따르면, 오명(五明)은 성명(聲明)·인명(因明)·의방명(醫方明)·공교명(工巧明)·내명(內明)

등 5가지이며, 의방명에는 상파(傷破)·침자(針刺)·신질(身疾)·귀신(鬼神)·악독(惡毒)·해년(孩年)·연년(延年)·증기력(增氣力) 등 8가지가 있었다.

5 『신당서』 예문지 가운데 의서를 정리해보면, 위진남북조시대 불교 승려가 찬술한 의서 이름이 많다. 이름이 전하는 불교 승려들이 찬술한 의서를 소개하면 다음과 같다. 『釋僧匡針灸經』1권(僧匡), 『釋僧深藥方』30권(僧深), 『諸藥異名』8권(沙門 行矩), 『摩訶出胡國方』10권과 『范曄上香方』1권(摩訶 胡沙門), 『雜香膏方』1권, 『龍樹菩薩藥方』4권, 『龍樹菩薩和香法』2권, 『龍樹菩薩養性方』1권, 『西域波羅仙人方』3권, 『西域名醫所集要方』4권, 『婆羅門諸仙藥方』20권, 『婆羅門藥方』5권, 『耆婆所述仙人命論方』2권, 『乾陀利治鬼方』10권, 『新錄乾陀利治鬼方』4권 등이다. 인도의학서와 서역의학서들이 많이 번역되었던 것을 알 수 있다. 이 가운데 『석승심약방』은 『심사방』이라는 명칭으로 후대 752년에 출간된 『외태비요』와 일본에서 982년에 출간된 『의심방』에 다수 인용되었다.

6 『신라법사방』은 일본의 단바노 야스요리(丹波康賴)가 편찬한 『의심방』에 3개의 처방이 인용되어 그 존재를 알 수 있다. 경덕왕 무렵에 신라 법사들에 의해 편찬된 의서로 추정되고 있다.

7 이현숙, 「질병, 치료, 종교: 한국고대불교의학」, 『한국사상과 문화』46, 2009; 오재근·전종욱·신동원, 「신라 승려의 『금광명경』 제병품 주석을 통해 살펴본 한국 고대 불교의학」, 『의사학』25(3), 2017.

8 원효는 『금광명경』에 대한 주석에서 계절과 기후의 변화와 관련된 질병을 논의하면서 중국의 음양론을 차용하여 설명하고, 불교의 지수화풍(地水火風) 사대(四大)에 대한 설명은 오행론을 통하여 해석하고 있다고 한다(여인석·박형우, 「우리나라 고대 불교의학의 한 단면: 원효의 경우」, 『의사학』4(2), 1995). 원효가 저술한 『금광명경소』8권은 현존하지 않지만, 일본에서 편찬된 『금광명최승왕경현추』에 일부 내용이 전하고 있다.

9 오재근·전종욱·신동원, 「신라 승려의 『금광명경』 제병품 주석을 통해 살펴본 한국 고대 불교의학」.

10 服部民郎, 『佛教教典を中心とした釋迦の醫學』, 黎明書房, 1968; 이경훈 역, 『불교경전을 중심으로 佛教醫學』, 경서원, 1983, 63-92쪽.

11 최원식, 「신라의 보살계 수용과 그 유포」, 『국사관논총』 29, 1991, 83 – 84쪽.

12 최원식, 「신라의 보살계 수용과 그 유포」, 83 – 85쪽.

13 최원식, 「신라의 보살계 수용과 그 유포」, 83쪽의 〈표 1〉을 참고하여 작성하였다.

14 자장에 대한 연구성과는 너무 많아서 최근에 이루어진 대표적인 것만 살펴보기로 한다. 기존의 연구성과를 총합하여 자장에 대한 종합적인 고찰은 남무희, 『신라자장 연구』, 서경문화사, 2012에서 이루어졌다. 자장의 계율에 대한 대표적인 연구성과 는 다음과 같다. 남동신, 「자장정율과 사분율」, 『불교문화연구』 4, 1995; 김복순, 「자장의 생애와 율사로서의 위상」, 『대각사상』 10, 2007; 박미선, 「자장정율조로 본 자장의 생애와 정률의 의미」, 『신라문화』 33, 2012; 김영미, 「신라 中古期 三綱制의 시행과 그 기능: 慈藏의 활동과 관련하여」, 『한국고대사연구』 72, 2013; 양숙현(雪敏), 「신라 자장의 계율활동과 전법」, 『동아시아불교문화』 20, 2014.

15 김영미, 「신라 中古期 三綱制의 시행과 그 기능: 慈藏의 활동과 관련하여」, 235 – 237쪽에 따르면, 반월설계(半月說戒)는 포살(布薩)이라고도 하며 봄과 겨울에 의식을 대대적으로 거행하였다고 한다. 이 의식에서 상좌는 모임을 주도하고 계를 설하며, 유나는 의식의 진행을 맡았으므로, 사찰 내의 삼강 조직이 그 중심에 있었던 것이다.

16 『四分律』 권41, 衣揵度 3, "世尊有教, 應看病人, 不應不看, 應作瞻病人, 不應不作瞻病人, 應供養病人, 不應不供養病人, 其有供養病人, 是為供養我"[T22n1428_041, 0862a01; CBETA 漢文大藏經(http://tripitaka.cbeta.org)에서 인용(2019년 6월 20일 검색)]. 이하 불교경전은 모두 CBETA에서 인용하였다.

17 『四分律』 권41, 衣揵度 3, "佛言, 不應如是小小瞻病便取彼衣鉢, 有五法, 看病人不應取病人衣物. 何等五? 一, 不知病者可食不可食, 可食而不與, 不可食而與. 二, 惡賤病人大小便唾吐. 三, 無有慈愍心, 爲衣食故. 四, 不能爲病人經理湯藥, 乃至差若死. 五, 不能爲病人說法令病者歡喜 ……"(T22n1428_041, 0862b05).

18 『사분비구니갈마법(四分比丘尼羯磨法)』(K-919)은 7세기 중엽 당(唐) 서태원사(西太原寺)의 학승(學僧) 회소(懷素)가 『사분율』에 따라 비구니의 여러 법식과 절차에 대한 사항을 편집한 것으로 총 3권 17편으로 구성되었다. 그런데 이와 대비되는 『사분비구갈마법(四分比丘羯磨法)』에는 간병계에 대한 설명이 없다. 따라서 간병은 비

구니에게 특히 강조된 계율이었던 것으로 여겨진다.

19 『사분비구니갈마법』, 68-69쪽; https://abc.dongguk.edu/ebti(2019년 6월 20일 검색). 이하 『사분비구니갈마법』은 동국대학교의 한글대장경을 이용하였으나, 필자가 괄호도 첨가하고 번역에 수정을 더하여 문맥의 이해를 도왔다.

20 이현숙, 「고려시대 管僚制下의 의료와 민간의료」, 7-45쪽.

21 김복순, 「신라왕경의 사찰분포와 체계」, 『신라문화제학술발표논문집』 27, 2006. 이에 따르면, 신라왕경에 총 103개 또는 104개의 사찰이 존재하였다고 한다.

22 이근우 역, 『令義解譯註』 상권, 세창출판사, 2014, 130쪽.

23 『日本書紀』 天武 8年 10月 戊午條, "是月, 勅曰: 凡諸僧尼者, 常住寺內以護三寶. 然或及老·或患病, 其永臥狹房久苦老疾者, 進止不便·淨地亦穢. 是以自今以後, 各就親族及篤信者而立一二舍屋于間處, 老者養身·病者服藥." 원문과 번역문은 전용신 역, 『完譯 日本書紀』, 일지사, 1989를 참고하였다. 번역문은 맥락의 이해를 위하여 수정하였다.

24 『孤雲集』 권2, 「鳳巖寺智證大師碑」, "至八年丁亥, 檀越翁主使茹金等, 持伽藍南畝暨臧獲本籍授之, 爲壞袍傳舍, 俾永不易. 大師因念言, 王女資法喜, 尙如是矣; 佛孫味禪悅, 豈徒然哉? 我家非貧, 親黨皆沒, 與落路行人之手, 寧充門弟子之腹". 逐於乾符六年, 捨庄十二區, 田五百結隷寺焉. 飯孰饑囊? 粥能銘鼎. 民天是賴, 佛土可期. 雖曰我田, 且居王土. 始質疑於王孫韓粲繼宗·執事侍郞金八元·金咸熙, 及正法司大統釋玄亮, 聲九皐應千里. 贈太傅憲康大王恕而允之, 其年九月, 敎南川郡統僧訓弼, 標別墅, 畫正場." 이 글에서 인용한 문집은 『孤雲集』을 위시하여 모두 한국고전번역원DB의 원문과 번역문을 이용하여 일부 수정함.

25 신라 하대에 창건된 경주 지역의 사찰은 숭복사와 같이 대부분 왕실이나 귀족의 원당이었기 때문에 가능하였던 것으로 보인다.

26 『영의해 역주(令義解 譯註)』 상권, 승니령(僧尼令), 135쪽.

27 『영의해 역주』 상권, 승니령, 139쪽.

28 關晃, 「遣新羅使の文化史的意義」, 『山梨大學學藝學部硏究報告』 6, 1955.

29 홍순창, 「7-8세기 신라와 일본의 관계」, 『한일고대문화교섭사연구』, 1978, 9-42쪽.

30 『삼국사기』 권7, 신라본기7, 문무왕 21년 가을 7월 1일, "律令格式, 有不便者, 即便

改張. 布告遠近, 令知此意, 主者施行".

31 『영의해 역주』 상권, 승니령, 132쪽.

32 『영의해 역주』 상권, 승니령, 132쪽의 각주 23에서 재인용.

33 『영의해 역주』 상권, 승니령, 134쪽. 이외에도 사주(師主)를 찾아뵙거나 재회(齋會)
참석, 수선공덕(修善功德), 청학(聽學)의 경우도 비구니와 비구가 같은 공간에 있을
수 있었다.

34 『영의해 역주』 상권, 승니령, 128쪽.

35 『속일본기(續日本記)』 권18, 천평승보(天平勝寶) 2년 2월 무진일; 이근우 역, 『속일
본기』 2, 지식을 만드는 사람들, 2012, 349쪽.

36 『속일본기』 권18, 천평승보 3년 8월 임신일; 이근우 역, 『속일본기』 2, 360 - 361쪽.

37 『속일본기』 권18, 천평승보 8년 3월 병자일; 이근우 역, 『속일본기』 2, 405 - 406쪽.

38 『속일본기』 권18, 천평승보 8년 5월 정축일; 이근우 역, 『속일본기』 2, 406쪽.

39 『속일본기』 권18, 천평승보 8년 4월 임자일; 이근우 역, 『속일본기』 2, 401쪽.

40 『삼국유사』 권6, 神呪, 密本摧邪, "善德王德曼遘疾彌留, 有興輪寺僧法惕, 應詔
侍疾, 久而無效, 時有密本法師, 以德行聞於國, 左右請代之, 王詔迎入內, 本在
宸仗外讀藥師經, 卷軸纔周, 所持六環飛入寢內, 刺一老狐與法惕, 倒擲庭下, 王
疾乃瘳, 時本頂上發五色神光."

41 『삼국사기』 권4, 신라본기4, 진흥왕 37년조.

42 『삼국사기』 권43, 김유신 전.

43 『梅溪先生文集』 권4, 「書海印寺田券後」(원문은 고전번역원DB의 것을 이용하였다)
"…… 新羅越在海外, 改元頒朔, 或踰年, 或隔年, 然後始到故也, 其稱藪者, 卽叢
林之謂也. 乙巳以前, 只稱北宮海印藪, 庚戌以後, 始稱惠成大王願堂者, 蓋角干
魏弘, 死於戊申二月, 實眞聖女主之二年也. 主念弘私侍之寵, 追封爲惠成大王,
則此云惠成者, 其爲魏弘無疑, 而康和夫人者, 亦必弘之妻也. 後十一年丁巳六
月, 眞聖傳位於孝恭王, 而十二月, 薨於北宮, 則竊意海印爲弘之願堂, 故主去位
釋權, 惟娛毒之是念, 托身佛宇之中, 竟殂於此, 其欲同穴之志, 亦皎然矣." 진성
여왕의 부군 각간 위홍을 혜성대왕으로 추숭하고 그 원당을 해인사에 세웠으며, 양
위 후 북궁 해인사에서 사망하였다고 한다. 『매계선생문집』은 조선 전기의 문인 조

위(1454 - 1503)의 문집으로 해인사 비로자나불의 복장에서 발견된 해인사 전권에 대한 이야기를 기록한 것이다.

44 중국 당 태종 사후, 황제의 후궁들은 모두 감업사(感業寺)라는 사찰에서 비구니로 살아가야 했다. 『舊唐書』 권6, 則天武后, "則天皇后武氏, …… 及太宗崩, 遂爲尼居感業寺."

45 『삼국유사』 권3, 塔像4, 芬皇寺千手大悲盲兒得眼.

46 『속일본기(續日本紀)』 권12, 天平7년, "是歲, 年頗不稔, 自夏至冬, 天下患豌豆瘡[俗曰裳瘡], 夭死者多."

47 富士川游, 『日本醫學史』, 賞花坊, 1904; 박경·이상권 공역, 『일본의학사』, 법인문화사, 2006, 88 - 89쪽.

48 이현숙, 「신라 통일기 전염병의 유행과 대응책」, 『고대사연구』 31, 2003, 209 - 256쪽 참조.

49 이현숙, 「신라 통일기 전염병의 유행과 대응책」, 〈표 1〉 가운데 7 - 8세기 부분만 재인용한 것이다.

50 이현숙, 「신라 통일기 전염병의 유행과 대응책」, 209 - 256쪽 참조.

51 배종도, 「신라하대의 지방제도 개편에 대한 고찰」, 『학림』 11, 1989. 2군 7현의 이름이 사라진 것은 성덕왕과 경덕왕 대의 연이은 두창의 유행으로 인구가 급감해서 군현을 지탱할 수 없는 지역들이 생겨났기 때문으로 보인다.

52 『삼국유사』 권3, 탑상4, 芬皇寺藥師, "又明年乙未, 鑄芬皇藥師銅像, 重三十万六千七百斤, 匠人本彼部強古乃未."

53 유근자, 「통일신라의 약사불상의 연구」, 동국대 석사학위논문, 1993; 곽도희, 「統一新羅時代 藥師信仰 및 藥師佛像 研究」, 중앙승가대학 석사학위논문, 2015. 필자는 일찍이 신라통일 이후 명문이 새겨진 약사여래상이 집중적으로 조성되었던 원인은 질병 치유를 간구하는 이들이 약사여래에게 기도할 수 있는 기도처를 제공하기 위한 것으로 파악하였다. 이현숙, 「신라 애장왕대 당 의학서 『광리방』의 도입과 그 의의(2)」, 『동양고전연구』 14, 2000, 213 - 214쪽.

54 『향약집성방』 권80, 本草木部中品, 山茱萸, "藥性論云 山茱萸使, 味鹹, 辛, 大熱. 治腦骨痛, 止月水不定, 補腎氣, 興陽道, 堅長陰莖, 添精髓, 療耳鳴, 除面上瘡.

主能發汗, 止老人尿不節."

55 『삼국사기』 권5, 신라본기5, 선덕왕 5년 3월조, "三月, 王疾, 醫禱無效, 於皇龍寺設百高座, 集僧講仁王經校勘 011, 許度僧一百人."

56 『삼국유사』 권5, 神呪6, 密本摧邪, "善德王德曼遘疾弥留, 有興輪寺僧法惕應詔侍疾久而無効. 時有密本法師以徳行聞於國, 左右代之, 王詔迎入內. 本在宸仗, 外讀藥師経. 卷軸纔周, 所持六環飛入寝內, 刺一老狐與法惕, 倒擲庭下. 王疾乃瘳, 時本頂上發五色神光覩者皆驚."

57 여인석·박형우, 「우리나라 고대 불교의학의 한 단면: 원효의 경우」; 김연민, 「密本의 『藥師經』 신앙과 그 의미」, 『고대사연구』 65, 2012. 김연민에 따르면, "치병주술에 있어서 밀본과 법척의 차이는 『약사경』에 있다. 법척의 치병주술이 무격과 다르지 않다면 밀본은 구체적인 불경에 근거한 『약사경』 신앙을 내세웠다. 그런데 『약사경』 신앙은 매우 보편적인 성격을 띠고 있어서 어느 종파에서나 부각될 수 있다. 결국 밀본의 치병주술은 토착신앙과 혼재된 불교를 배격하면서 보편적인 불교신앙을 신라 사회에 정립시키고자 한 것"이라고 파악하였다.

58 『삼국유사』 권5, 密本摧邪, "又承相金良圖爲阿孩時, 忽口噤體硬不言不逐. 每見一大鬼, 率群小鬼来家中, 凡几有盤肴, 皆啖嘗之. 巫覡来祭則群聚而争侮之. 圖雖欲命撤而口不能言. 家親請法流寺僧亡名来轉経, 大鬼命小鬼以鐵槌打僧頭僕地嘔血而死. 隔數日遣使邀本, 使還言, '本法師受我請将来矣.' 衆鬼聞之皆失色. 小鬼曰, '法師至将不利避之何幸.' 大鬼侮慢自若曰, '何害之有.' 俄而有四方大力神皆属金甲長戟来捉群鬼而縛去. 次有無數天神環拱而待, 須臾本至不待開経, 其疾乃治恬通身解具說件 事. 良圖因此篤信釋氏一生無怠, 塑成興輪寺吳堂主彌陁尊像左右菩薩并滿金畫其堂. 本嘗住金谷寺."

59 『고운집』 권1, 「新羅壽昌郡護國城八角燈樓記」, "其年孟冬, 建燈樓已. 至十一月四日, 邀請公山桐寺弘順大德爲座主, 設齋慶讃, 有若泰然大德·靈達禪大德·景寂禪大德·持念緣善大德·興輪寺融善呪師等, 龍象畢集, 莊嚴法筵, 妙矣是功德也."

60 『삼국유사』 권3, 塔像第四, 臺山五萬眞身條에 따르면, 「千手陀羅尼」를 「千手呪」라고 하였다.

61 『의심방』권2, 針灸服藥吉凶日法7, 服藥頌, "新羅法師方云: 凡服藥咒曰: 南無東方藥師琉璃光佛, 藥王藥上菩薩, 耆婆醫王, 雪山童子, 惠施阿竭, 以療者, 邪氣消除, 善神扶助, 五臟平和, 六腑調順, 七十万脈, 自然通張, 四體剛健, 壽命延長, 行住坐臥, 諸天衛護, 莎訶. 向東誦一遍, 乃服藥."『醫心方』에는 여러 판본이 있다. 이 글에서는 일본 아사쿠라가(淺倉家)에 소장되어 있는 필사본을 1996년 베이징에 있는 인민위생출판사(人民衛生出版社)에서 영인(影印)한 것과 1998년 상하이과학기술출판사(上海科學技術出版社)에서 간행한 것, 이렇게 두 판본을 비교하여, 주로 전자의 것을 인용하였다. 후자는 왕다펑(王大鵬) 외 35명이 교정 작업을 한 뒤 현대 중국 간자체를 사용한 인쇄본이다.『의심방』내에 기재된『신라법사방』원문에 대한 고증과 해석은 모두 韓國韓醫學硏究所 編,『歷代韓醫學 文獻의 考證』I, 1996, 9-16쪽 참조.

62 복약송은『신라법사방』에서 인용한 위의 자료가 유일하다. 주문을 외우고 일정한 의식을 행하면서 약을 먹는 신라의 복약법이 일본에 소개되었는데, 이것이 효능이 있었다고 여겨졌기 때문에 단바노 야스요리가 특별히 채록한 것이라고 파악된다. 이현숙, 「질병, 치료, 종교: 한국고대불교의학」.

63 김두종,『한국의학사』, 탐구당, 1996, 74쪽; 한국한의학연구소 편,『역대한의학 문헌의 고증』I, 한의학연구소, 1996, 35쪽.

64 핫토리 도시로,『仏教教典を中心とした釈迦の医學』; 이경훈 역,『불교의학』, 261-262쪽에서 재인용. 괄호 안은 필자가 첨가한 것이다.

65 이에 관해서는 다음 기회에 상론하고자 한다.

66 『삼국유사』권5, 金現感虎.

67 "次日果有猛虎入城中, 剽甚無敢當. 元聖王聞之申令曰: 戡虎者爵二級. 現詣闕奏曰: 小臣能之. 乃先賜爵以激之. 現持短兵入林中, 虎変爲娘子熙怡而笑曰: 昨夜共郎君繾綣之事惟君無忽. 今日被爪傷者, 皆塗興輪寺醬, 聆其寺之螺鉢聲, 則可治. 乃取現所佩刀自頸而仆乃虎也. 現出林而託曰: 今玆虎易搏矣. 匿其由不洩但依諭而治之, 其瘡皆効. 今俗亦用其方."『삼국유사』권5, 金現感虎.

68 『향약구급방』상권, 食毒, "食鱠不消, 擣生薑, 取汁小, 與水和服. 又取葱·蒜大蒜·薑·芥, 生醬作虀[音齊膾汁], 飮一小盞許, 便消."

69 『향약구급방』 중권, 淋疾, "又小兒淋, 若石淋, 取牡牛陰頭毛, 燒末, 以醬汁一服, 一刀圭[一刀圭大豆許]."

70 『향약구급방』 상권, 發背癰疽, "又發背癰疽, 已潰未潰, 全豉三升, 小與水, 和熟 擣成泥, 作餠子, 厚三分, 安腫上, 列灸之, 使其溫, 溫而熱, 勿令大熱破肉. 如熱 痛, 卽急易之, 患當減快, 一日二灸, 灸多爲速差. 如瘡孔中, 先有汁出者, 差, 其 餠子勿覆孔上."

71 이영남, 「의서로 본 고려시대의 창종」, 『의서로 다시 읽는 고려 사회』, 한국역사연구 회 발표논문집, 2018, 69쪽.

5. 저렴하지만 위험한 역병 치료

* 이 글은 김성수, 「조선 시대 한증 요법의 운영과 변천」, 『한국과학사학회지』 38(3), 2016을 수정·보완한 것이다.

1 초기의 연구만 언급하자면 대표적으로 김두종은 세종대왕의 3대 업적으로, 향약(鄕 藥)의 자립, 한의방(漢醫方)의 정리, 법의학 재판의 창설을 비롯한 의사(醫事)제도의 정비를 들고 있다. 金斗鍾, 『韓國醫學史』, 探究堂, 1993, 206-234쪽.

2 향약재 이용과 향약 의서 편찬에 대해서는 다음의 연구를 참고. 金澔, 「여말 선초 '鄕 藥論'의 형성과 『鄕藥集成方』」, 『진단학보』 87, 1996; 이경록, 「조선 초기 『鄕藥濟 生集成方』의 간행과 향약의 발전」, 『東方學志』 149, 2010; 이경록, 「『향약집성방』 의 편찬과 중국 의료의 조선화」, 『의사학』 20(2), 2011; 이경록, 「鄕藥에서 東醫로: 『향약집성방』의 의학 이론과 고유 의술」, 『역사학보』 212, 2011; 김성수, 「조선 전기 鄕藥 정책과 『鄕藥集成方』의 편찬」, 『한국사연구』 171, 2015.

3 金斗鍾, 『韓國醫學史』, 244-247쪽. 김두종의 연구에 앞서 1930년 이선근(李瑄根) 에 의해 한증에 대한 개략적인 연구가 이루어졌다. 李瑄根, 「汗蒸의 土俗學的 研 究」, 『新生』 3(9), 1930. 와세다(早稲田)대학 교수 나카기리 가쿠타로(中桐確太郎, 1872-1944)가 그에게 한증에 대한 조사를 요청한 것을 계기로 요청받은 5가지 조사 항목을 서술한다고 하였지만, 일부만 설명되고 후속 연구는 진행되지 못하였다. 그

럼에도 한증이 개성 지역에서 가장 유행하였으며, 지역적인 편차에 따라 한증의 형태 역시 다르게 운영되었음을 알려준다는 점에서 큰 의미를 갖고 있다. 이에 대해서는 뒤에서 다시 서술한다.

4　김인숙, 「인조의 질병과 번침술」, 『의사학』 13(2), 2004; 오준호 외, 「李馨益 燔鍼의 계통과 성격」, 『대한한의학회지』 30(2), 2009.

5　오준호, 「조선 의서에 나타난 牛角灸法 연구」, 『한국한의학연구원논문집』 17(1), 2011.

6　야마다 케이지(山田慶兒), 윤석희·박상영 역, 『중국 의학의 기원』, 수퍼노바, 2016.

7　일례로 후한(後漢) 무렵의 태산 관련 의서 『태산서(胎産書)』에 제시되어 있는 전녀위남(轉女爲男) 혹은 전남위녀(轉男爲女) 법을 들 수 있다. 그것은 동기감응(同氣感應)이라는 원리에 따라 작동하기 때문에, 당시의 관점에서는 당연하거나 합리적이었다고 할 수 있지만, 현재적 관점에서는 주술이라고 할 수 있겠다. 김성수, 2014, 「조선 전기 태교론(胎敎論)의 수용과 전개」, 『인문논총』 71(1), 2014, 54-55쪽.

8　『東醫寶鑑』 권1, 內景篇, '神'에 주로 소개되어 있는데, 분노함, 놀라게 함, 광대의 익살 등으로 치료하는 사례이다.

9　『牧隱文稿』 권1, 「安東藥院記」. "稽諸月令, 人事爲重, 所以備其扎夭. 宣流榮衛, 以保大和, 醫藥有功焉. 湯浴有助焉, 盍先諸 …… 乃立屋而名之曰藥院, 總於重也. 東廉三間, 所以供湯浴也, 西廡三間, 所以供藥餌也."

10　홍백정은 『향약간이방(鄕藥簡易方)』, 『집성마우의방(集成馬牛醫方)』의 편찬에 직접 참여했던 권중화(權仲和)와 함께 활동한 인물이다.

11　金斗鍾, 『韓國醫學史』, 243-244쪽.

12　『태종실록』 권36, 18년(1418) 7월 19일(丁卯). "上謂李明德曰, 予之風疾, 無藥餌之效, 浴溫泉理疾, 雖不見於醫書, 予將往浴伊川溫水, 以驗如何. 明德曰, 雖不見醫書, 然有浴而去疾者, 請試之." 태종이 의학에 조예가 있었음은 기사에서도 확인된다.

13　『태종실록』 권35, 18년(1418) 3월 8일(戊午).

14　『세종실록』 권3, 원년(1419) 2월 20일(乙未) 기사는 조관이었던 허지(許遲)의 사례이다. 한편 『세종실록』 권4, 원년(1419) 5월 1일(乙巳) 기사는 온천에서 목욕하는 병자에게 쌀과 소금과 장을 주도록 했다고 전하는데, 당대인들이 온천의 치료 효과를

기대하고 자주 이용하였음을 살펴볼 수 있다.

15 『세종실록』 권83, 20년(1438) 10월 4일(乙卯). "傳旨吏曹, 溫水理治諸疾, 頗有神驗, 予之求之, 實是爲民, 非若古人求神仙之意."

16 『세종실록』 권81, 20년(1438) 4월 18일(辛未).

17 부평(富平)의 경우에는 아전과 백성들의 비협조가 원인이 되어 부(府)에서 현(縣)으로 강등되기도 하였다. 『세종실록』 권83, 20년(1438) 11월 8일(戊子).

18 『세종실록』 권149 - 155, 「지리지」 참조.

19 『세종실록』 권86, 21년(1439) 7월 4일(庚戌). 세종의 눈병과 임질은 당뇨 합병증으로 의심되는데, 특히 안막(眼膜)으로 인하여 왼쪽 눈은 실명에 가까웠고 오른쪽 눈도 어두워졌다. 『세종실록』 권85, 21년(1439) 6월 21일(丁酉). 이선복의 연구에 따르면, 세종의 임질은 석림(石淋)으로 요로결석으로 볼 수 있다. 李鮮馥, 「雷斧와 세종의 淋疾에 대하여」, 『歷史學報』 178, 2003, 70 - 78쪽.

20 『문종실록』 권4, 문종 즉위년(1450) 10월 23일(癸巳). "世宗嘗知其弊, 敎曰, 以他水湯浴出汗, 則與浴溫泉無異, 但溫泉稍安穩耳, 遂立法禁之."

21 온천과 목욕의 효과가 크게 다르지 않다는 점은 철저히 세종의 견해이다. 이와 다르게 세종 대에 편찬된 『향약집성방』에서는 온천물에 함유된 유황이 약효를 발휘하며, 특히 풍냉증(風冷症)에 가장 좋다고 말한다. 『鄕藥集成方』 권4, 風門, 「溫湯」.

22 『備急千金要方』(林億 校, 『欽定四庫全書』) 권29, 傷寒方, 「傷寒例第一」. 같은 내용이 『의방유취』에도 실려 있다. 『醫方類聚』 권28, 傷寒2, 千金方, 「傷寒例」. 이는 의서만을 한정할 때이며, 손사막에 앞서 위진남북조시대의 의사인 서지재가 한증 요법을 시행한 사례가 있다. 이에 대해서는 각주 84를 참조.

23 『鄕藥集成方』 권5, 傷寒門, 「可汗形證」.

24 『세종실록』 권17, 4년(1422) 8월 25일(己酉). "傳旨于禮曹曰, 病人到汗蒸所, 始欲出汗離病, 因而死者往往有之. 廣問便否, 汗蒸果無益, 則罷之. 若利於病, 則擇善醫日往視之. 病人至則胗其病候, 可汗者汗之, 病甚氣弱者其安之."

25 『세종실록』 권18, 4년(1422) 10월 2일(丙戌). "禮曹啓, 東西活人院及京中汗蒸所, 僧人不問病證, 竝令汗之, 往往致人於死, 今置汗蒸所門外一處, 京中一處, 令典醫監惠民局濟生院醫員, 每一處二人差定, 胗其病候, 可汗者汗之, 其不詳察, 以

致傷人, 則醫員僧人竝皆論罪. 從之, 仍命, 東西活人院及京中汗蒸所仍舊."

26 『三峯集』 권7, 朝鮮經國典上, 賦典, 「惠民典藥局」. "置惠民典藥局, 官給藥價五升布六千疋, 修備藥物. 凡有疾病者, 持斗米疋布至, 則隨所求而得之."

27 『세종실록』 권36, 9년(1427) 4월 24일(壬午). "禮曹啓, 汗蒸僧大禪師天祐乙乳等言, 汗蒸救病, 仁政之一事也."

28 『세종실록』 권36, 9년(1427) 4월 24일(壬午). "僧等意欲繼之, 以廣緣化, 年前加作浴室, 汗蒸離病者, 相繼不絶. 然貧寒病人, 非唯難備柴炭, 至於糜粥鹽醬, 亦未易辦. 僧雖哀憫, 供給無門. 伏望轉聞于上, 給米五十石, 縣布五十匹, 則存本取利, 還納于官, 永立爲寶[凡置米布, 存本取息, 以爲永久之用者, 謂之寶], 以救病人, 小僧之至願也."

29 『세종실록』 권44, 11년(1429) 6월 27일(壬寅). "禮曹據東活人院呈啓, 曾構汗蒸沐浴室, 至爲狹隘, 或男女多聚, 則未得治病者頗多, 今大禪師一惠等, 欲區分尊卑男女, 蒸浴之室, 增營三處 …… 從之."

30 『세종실록』 권48, 12년(1430) 5월 19일(戊午). 땔나무 수송에 사재감(司宰監)의 배를 이용할 수 있게 건의하였는데, 이를 통해 땔나무의 보급이 난제였음을 파악할 수 있다.

31 묵사는 현재 서울 성북구 성북동과 중구 묵정동(墨井洞)에 각각 있었는데, 김두종의 연구에서 참조된 한증소의 소재는 성북구 돈암동이라고 하였다(金斗鍾, 『韓國醫學史』, 245-246쪽). 따라서 성북동의 묵사일 가능성이 크다고 생각한다.

32 『세종실록』 권110, 27년(1445) 11월 6일(丁丑). "議政府據禮曹呈申, 今墨寺僧, 請修病人汗蒸, 沐浴之具, 然東西活人院, 旣已設置, 以治疾病, 墨寺間在閭閻, 不宜僧居, 且其汗蒸沐浴, 本無異効, 請壞墨寺, 其汗蒸沐浴之器, 及立寶米布, 分與東西活人院奴婢, 令刑曹區處, 材瓦, 修葺倭館. 從之."

33 『문종실록』 권6, 원년(1451) 3월 13일(壬子).

34 『성종실록』 권126, 12년(1481) 2월 27일(辛未); 권138, 13년(1482) 2월 7일(丙午).

35 『鄕藥集成方』 권8, 傷寒門, 「辟溫病方」. 이 항목에서는 돼지 소변을 술과 섞어 복용하고는 한증의 방법과 마찬가지로 바닥을 뜨겁게 하고 이불을 덮어 땀을 내는 치료법을 소개하고 있다.

36 『세종실록』 권4, 원년(1419) 5월 1일(乙巳).

37 『세종실록』 권7, 2년(1420) 3월 28일(丙申).

38 『세종실록』 권14, 3년(1421) 12월 18일(丁未). "西活人院提調, 韓尙德啓, 明春築城軍大集, 必有疫癘. 太祖開國之初, 始築都城, 疫癘大興, 華巖宗僧, 坦宣不畏癘疾, 盡心救恤. 今坦宣在慶尙道新寧, 乞驛召, 俾令救護. 從之."

39 『세종실록』 권14, 3년(1421) 12월 29일(戊午).

40 『세종실록』 권15, 4년(1422) 정월 15일(癸酉). "始修築都城 …… 開肅淸彰義二門, 以通軍人出入之路, 置救療所四處于都城東西, 命惠民局提調韓尙德, 率醫六十人, 大師坦宣, 率僧徒三百名, 救療軍人之疾病傷折者."

41 『세종실록』 권15, 4년(1422) 3월 29일(丙戌).

42 『세종실록』 권17, 4년(1422) 8월 25일(己酉).

43 『세종실록』 권4, 원년(1419) 5월 1일(乙巳). "上曰, 今聞, 各道疾疫盛行. 敎諭守令, 不盡力救療, 致令夭扎. 予甚憫焉, 其賜香蘇散 · 十神湯 · 升麻葛根湯 · 小柴胡湯等藥, 于諸道監司, 依方救療."

44 『세종실록』 권23, 6년(1424) 2월 30일(丙子). "傳旨于禮曹, 予聞, 外方各道疾疫興行. 各官守令不爲用心救活, 其以香蘇散 · 十神湯 · 升麻葛根湯 · 小柴胡湯, 合用藥材劑作, 令醫學生徒隨, 卽胗候療治."

45 『세종실록』 권64, 16년(1434) 6월 5일(庚戌).

46 이들 처방과 감초와의 관계를 주목한 이경록의 연구를 참조할 수 있다(이경록, 「조선전기 감초의 토산화와 그 의미」, 『의사학』 24(2), 2015, 432 – 433쪽). 상기의 처방은 『동의보감』에서도 온역 치료의 대표적 처방들로 소개되고 있다(『東醫寶鑑』 雜病篇, 권7, 瘟疫, 「瘟疫治法」). 그런데 이와 함께 주목할 것은 십신탕에 사용된 마황인데, 마황은 대표적인 발한제이다.

47 『세종실록』 권60, 15년(1433) 6월 15일(丙申). "上曰, 今年疫氣, 倍於去歲, 其令漢城府東西活人院典醫監惠民局濟生院, 考閱諸方, 廣備藥劑以療."

48 『세종실록』 권61, 15년(1433) 8월 26일(丙午).

49 『세종실록』 권61, 15년(1433) 윤8월 25일(乙亥).

50 세종 14년의 기록에서 제생원으로의 향약재 상납이 부족하다는 지적이 있음을 감

안할 때, 향약재로 완전히 대체하는 것은 어려운 일이었다. 『세종실록』 권56, 14년
(1432) 6월 29일(丙辰).

51 『향약제생집성방』은 4·5·6권만 전해지고 있다. 이에 대해서는 이경록 역주, 『국역
향약제생집성방』, 세종대왕기념사업회, 2013, 3-18쪽 참조.

52 『太平聖惠方』 권8, 傷寒三陰三陽應用湯散諸方, 「蒸法出汗」.

53 『鄕藥集成方』 권5, 傷寒門, 「可汗形證」. "[蒸法] 出汗, 以薪火燒地, 良久掃去火,
微用水洒地, 取蠶沙桃葉柏葉糠及麥稭等, 皆可用之, 鋪着地上, 令厚二三寸. 布
席臥上蓋覆, 以汗出爲度, 不得過熱, 當審細消息, 汗出周身便佳. 良久不止, 後
以粉粉之, 勿令汗出過多也."

54 『醫方類聚』 권28, 傷寒2, 千金方, 「傷寒例」. "問張苗, 苗云, 曾有人作事疲極汗
出, 臥單簟中冷得病, 但苦寒倦, 諸醫與丸散湯, 四日之內, 凡八過發汗, 汗不出,
苗令燒地布桃葉蒸之, 即得大汗, 於被中就粉傅身, 使極燥乃起便愈, 後數以此
發汗, 汗皆出也. 人性自有難汗者, 非惟病使其然也, 蒸之則無不汗出也. 諸病發
熱惡寒脈浮洪者, 便宜發汗, 溫粉粉之, 勿令遇風."

55 『鄕藥集成方』 권5, 傷寒門, 「可汗形證」.

56 金斗鍾, 『韓國醫學史』, 245-246쪽.

57 뒤의 최충성의 사례도 김두종의 설명과 유사하다. 다만 돔의 형태였는지는 분명하
지 않다. 아울러 이선근의 보고에 따르면 지역별로 차이가 있다고 하는데, 이는 다시
설명한다. 李瑄根, 「汗蒸의 土俗學的 硏究」, 17-18쪽.

58 『鄕藥集成方』 권5, 傷寒門, 「可汗形證」. "聖惠方曰, 大法春夏, 宜發汗. 凡發汗,
欲令手足周徧汗出漐漐益佳, 不欲無陽虛, 則不得重發汗也. 凡欲發汗, 中病便
止, 不必須盡意也."

59 『鄕藥集成方』 권5, 傷寒門, 「不可汗形證」. "聖惠方曰, 凡脈沈數, 病在裏, 不可發
汗, 無陽故也. 凡脈尺中遲, 不可發汗, 榮氣不足, 血少故也. 凡脈微軟弱者, 不可
發汗. 凡咽中閉塞, 不可發汗. 凡腹中有動氣, 在左右者, 不可發汗. 凡有動氣在
上, 不可發汗, 發汗則氣衝於上, 在心端也. 凡有動氣在下, 不可發汗, 汗則心中
大煩, 目眩惡寒, 飮食則吐. 凡諸動脈微弱, 皆不可發汗, 汗則小便難胞, 中乾煩
躁也. 凡咽燥者, 不可發汗. 凡失血者, 不可發汗, 發汗必恍惚心亂. 凡積熱在藏,

不宜發汗, 汗則必吐, 口中爛生瘡. 凡下利水穀, 忌攻其表, 汗出必脹滿咳嗽, 小便利者, 不可攻其表, 汗出卽逆."

60 『山堂集』권4上, 附錄, 「家狀[崔鍾翼]」.

61 『山堂集』권2, 記, 「蒸室記」.

62 통상 오관(五官)이라고 하여, 감각기관을 말하는 것으로 보인다. 이들 감각기관은 오장과 연결되므로, 오관이 막혔다는 것은 단순히 눈, 코, 입, 귀 등이 막혔다는 것 이외에도 오장의 기운이 통하지 못하는 상태가 되었음을 말한다고 봐야 한다.

63 『山堂集』권2, 記, 「蒸室記」.

64 『山堂集』권2, 書, 「上湖南方伯求藥書」.

65 『山堂集』권2, 記, 「蒸室記」. "千方萬藥, 靡有餘力. 人言汗蒸, 則可以立效, 余以爲信然. 於是, 構蒸室二間. 一爲休憩之所, 而一爲燠室. 厚塗四壁, 俾無容錐之隙, 壘石作突, 而以沙石塡罅, 可容坐三四人矣. 然薪許多, 令極熱而塞竈口, 俾不泄氣. 積菖蒲蒼耳桔梗生艾于突上, 而傾注盆水. 乃裎身入處, 其中則氣蒸於上, 如煙如霧, 凝結爲露. 兼之以汗流, 如漿如雨而注於頤下, 如卒然暴雨, 而傾屋霤之水矣. 焰氣外熾, 而呼吸喘息, 尙不能自擅, 必須以帨巾掩口而後可以通吾氣也."

66 『山堂集』권2, 記, 「蒸室記」. "强者了一飯之頃, 弱者行百步之間, 甚者 雖須臾之刻, 尙不能堪忍也. 余以爲忍苦無據則尤難, 以心念原道一篇爲期, 將庶幾畢念也, 心熱腸爛, 卽促念了則出."

67 『鄕藥集成方』권78, 草部上品之上, 「菖蒲」. "味辛溫, 無毒, 主風寒濕痺, 欬逆上氣."

68 『鄕藥集成方』권79, 草部中品之上, 「菜耳實」. "味苦甘溫, 葉味苦辛微寒, 有小毒, 主風頭寒痛, 風濕周痺, 四肢拘攣 …… 久服, 益氣, 耳目聰明."

69 『鄕藥集成方』권79, 草部下品之上, 「桔梗」. "味辛苦微溫, 有小毒, 主胸脅痛如刀刺 …… 利五藏腸胃, 補血氣, 除寒熱風痺, 溫中消穀, 療喉咽痛."

70 『山堂集』권2, 記, 「蒸室記」. "用以鹽湯浴洗, 而重綿挾纊, 漱口歠粥, 良久休歇, 而又還入焉, 如是者日四五度矣. 連九日困於炎蒸之中."

71 『山堂集』권2, 記, 「蒸室記」. "自茲以來, 日益沈痼, 氣日益失和, 將以愈疾. 而適

以資夫疾之尤甚, 眞所謂非徒無益, 而又害之者也. 余嘗觀醫書吐汗下三法, 所以該盡天下治病之源也. 夫蒸所以汗者也, 汗而可療者, 卒然傷風寒, 冷客於皮膚之間, 而未之深入者, 非若吾病之謂也. 嗚呼. 醫不三世, 不服其藥 康子饋藥, 孔子不敢嘗. 古人之所以謹疾者如是, 而今我始旣不能戒愼, 而馴致此疾."

72 『山堂集』권2, 記,「蒸室記」. 한편 최충성이「약계」를 지어 질병과 의사를 꺼리는 태도가 갖는 문제점을 적절하게 지적할 수 있었던 것도 자신의 경험에서 나온 산물이었다. 『山堂集』권1, 雜著,「藥戒」.

73 『단종실록』권1, 즉위년(1452) 5월 25일(丁巳); 『예종실록』권6, 원년(1469) 6월 29일(辛巳); 『성종실록』권15, 3년(1472) 2월 6일(癸酉) 등.

74 『세종실록』권80, 20년(1438) 3월 24일(戊申). "慶尙道監司, 令敎諭朴洪, 採麻黃於長鬐縣以進, 與唐麻黃不異. 上嘉之, 賜朴洪衣一襲, 傳旨監司, 所進麻黃, 無異唐産, 其産處土地肥瘠及産出多少, 備細啓達, 委差醫人, 盡心培養, 又於沿邊各官, 徐徐尋覓以啓, 傳旨各道, 於海邊各官, 訪問麻黃産處以啓."

75 이경록,「조선 전기 감초의 토산화와 그 의미」, 438−449쪽 참조. 감초의 재배는 세종 30년에 가서야 본격화되는데, 전년에 발생한 전염병이 영향을 준 것으로 보인다. 『세종실록』권116, 29년(1447) 5월 1일(辛卯); 6월 24일(乙酉).

76 『東醫寶鑑』湯液篇, 草部(上),「甘草」; 『東醫寶鑑』湯液篇, 草部(下),「麻黃」.

77 『세종실록』권110, 27년(1445) 10월 27일(戊辰).

78 『醫方類聚』권42, 玉機微義, 寒門,「論虛熱發汗之悞」. "謹按, 仲景論傷寒, 分例不可發汗者, 三十餘條. 至一證有三禁者, 若寒熱, 有血弱氣虛者也. 況雜病乎. 然誤則, 致逆尙禍至速. 所謂一逆尙引日, 再逆促命期矣."

79 『東醫寶鑑』雜病篇 권1, 汗,「可汗證」. "內經曰, 其在皮者, 汗而發之. 又曰, 其在表者, 漬形以爲汗. 凡中風傷寒, 諸雜病, 有表證, 皆可汗之."

80 『東醫寶鑑』雜病篇 권1, 汗,「發汗法」. "凡發汗, 欲令手足俱周漐漐然, 一時許爲佳, 不欲如水淋漓. 服湯, 中病卽已, 不必盡劑."

81 『東醫寶鑑』雜病篇 권1, 汗,「蒸劫發汗」. "蒸法 …… 此極急則可, 愼莫再作, 促壽也〈得效〉."

82 『東醫寶鑑』雜病篇 권3, 寒(下),「亡陽證」. "凡發汗過多, 漏不止, 名曰亡陽."

83 『東醫寶鑑』雜病篇 권3, 寒(下), 「腎氣不足難得汗」. "仲景云, 尺脉遲者, 榮血不足, 不可以汗, 以此知腎氣怯, 則難得汗也."

84 『東醫寶鑑』雜病篇 권3, 寒(下), 「促汗夭壽」. "凡傷寒發汗, 須顧其表裏虛實, 待其時日. 若不循次第, 則暫時得安, 虧損五藏, 以促壽限, 何足貴哉. 昔南朝范雲, 爲陳武帝屬官, 適得傷寒, 恐不得預九錫之慶, 召徐文伯, 懇求促汗. 文伯曰, 便差甚易, 只恐二年, 不復起耳. 雲曰, 朝聞道夕死可矣, 何待二年, 遂以火燒地, 鋪桃葉, 設席置雲於其上. 須臾大汗, 撲以溫粉, 翌日便愈. 雲甚喜. 文伯曰, 不足喜也. 後二年果卒."

85 『欽英』1781년 7월 22일, 4책, 서울대학교 규장각, 1997, 42쪽. 이에 대해서는 김성수, 「18세기 후반 의학계의 변화상: 『欽英』으로 본 조선 후기 의학」, 『한국문화』 65, 2014, 118쪽 참조.

86 『欽欽新書』권6, 祥刑追議六, 「傷病之辨六[駁批不猛 汗蒸失宜 根由督債 實因被打]」. "西北有汗蒸之法, 掘地爲窖, 鋪石爲牀, 以作煖炕, 雜燒柴木, 烘若煉鐵. 土宇堅密, 一竅不通. 乃納病人, 使之發汗, 氣鬱汗洽, 乃出窖戶, 卽入氷泉, 神氣淸快, 去病如掃. 老弱多死, 不以爲恨. 此蓋穢貊之俗, 流入我邦也."

87 『新野文集』권12, 「西遷錄 上」. "城內有汗甀. 築土爲室, 俾風氣不通. 置一圭竇, 纔可容人出入. 熾火其中而掃之. 病夫藉草裸坐. 發汗成漿, 能使頭輕氣蘇. 痿痺者便利, 痞結者開通云."

88 세종 대 한증소 이용의 어려움은 땔나무를 구하는 데 있었고, 그 때문에 땔나무 운반을 위한 지원도 강구되었다(각주 30 참조). 한양은 도회지여서 땔나무 확보가 문제였지만, 이들 지방에서는 땔나무 보급은 큰 문제가 아니었기 때문에 저렴한 치료법이 될 수 있었다.

89 『新野文集』권1, 詩, 「汗甀」. "大地成紅爐, 毒熱人皆苦, 行路汗成漿, 鋤田汗滴土, 靜坐淸風窓, 亦復㗁當午, 如何陶竈裏, 芸芸日樂赴, 熱氣浮如蒸, 名甀義盖取, 只費一文直, 能使百病愈, 土俗視單方, 不事鍼與灶, 四時渙其汗, 風氣誠異賦, 邊城係緩急, 蹈火倘不懼, 聞說江州民, 業是成富戶."

90 『新野文集』권12, 「西遷錄 上」. "但屬此赫炎如焚之時, 赴烈火無所懼, 豈受氣異於人而然乎."

91 『冠巖全書』 책24, 志, 「鶴城志」. "處處作窨室, 燒榾柮而熱之, 雖微病者, 輒就其
中發汗, 如關西之汗蒸幕矣."

92 李瑄根, 「汗蒸의 土俗學的 硏究」, 18쪽.

6. 20세기 초 한의원 개량론

* 이 글은 김성수, 「20세기초 한의원 개량론」, 『연세의사학』 22(1), 2019를 수정·보완
한 것이다.

1 한의계의 이상과 같은 노력은 다음의 연구들을 통해서 살펴볼 수 있다. 정지훈, 「일
제시대 초기 한의학술잡지의 연구」, 『韓國醫史學會誌』 13(1), 2000; 정지훈, 『『東西
醫學硏究會月報』 연구」, 『韓國醫史學會誌』 15(1), 2002; 정지훈, 『『東洋醫藥』 연
구」, 『韓國醫史學會誌』 15(2), 2002; 정지훈, 「일제강점기 한의학술잡지에 실린 한
약업자 광고 분석」, 『한국의사학회지』 26(2), 2013; 황영원, 「일제시기 한의학 교육
과 전통 한의학의 변모」, 『의사학』 27(1), 2018.

2 1867년 전염병 유행 시, 국왕의 명령으로 별려제(別厲祭)를 지내고 죄수들을 풀어
주도록 한 것이 그 사정을 잘 보여준다. 『고종실록』 권4, 4년 5월 9일(辛酉); 『고종실
록』 권4, 4년 7월 29일(庚辰).

3 이 시기 한반도를 엄습한 콜레라에 대해서는 신동원, 『한국근대 보건의료사』, 한울
아카데미, 1997, 116-124쪽 참조.

4 『고종실록』 권16, 16년 7월 28일(庚子); 『고종실록』 권16, 16년 8월 1일(壬寅); 『고종
실록』 권16, 16년 8월 7일(戊申); 『고종실록』 권16, 16년 8월 13일(甲寅).

5 「慶尙道觀察使謄報」, 『漢城周報』, 1886. 6. 31; 『고종실록』 권23, 23년 6월 22일(甲
申); 『고종실록』 권23, 23년 6월 29일(辛卯); 「本局特示」, 『漢城周報』, 1886. 8. 16.

6 신동원, 『한국근대 보건의료사』, 218-233쪽.

7 이하 개화파들의 위생행정에 대해서는 박윤재, 『한국근대의학의 기원』, 혜안, 2005,
68-81쪽 참조.

8 「위싱 수업」, 『독립신문』, 1899. 2. 7.

9 「의생규칙」 반포 이후 한의사의 위치는 의생으로 격하되었다. 그러나 이 글에서는 이를 별도로 구분하지 않고 역사적 술어인 경우 '의생'이라고 표현하며, 일반적인 의미에서 전통의학자들은 한의사로 통칭한다.

10 「朝鮮醫生會規則」,『漢方醫藥界』 2, 1914, 40쪽.

11 교육과 관련해서는 황영원, 「일제시기 한의학 교육과 전통 한의학의 변모」,『의사학』 27(1), 2018 참조.

12 정지훈, 「일제강점기 한의학술잡지에 실린 한약업자 광고 분석」,『한국의사학회지』 26(2), 2013.

13 신동원,『한국근대 보건의료사』, 82쪽; 신규환·박윤재,『제중원 세브란스 이야기』, 역사공간, 2015, 31 - 33쪽.

14 신규환·박윤재,『제중원 세브란스 이야기』, 91쪽.

15 이규철, 「대한의원 본관의 건축 과정과 건축 계획적 특성」,『의사학』 25(1), 2016.

16 「私立病院取締規則」,『조선총독부 관보』, 1919. 4. 7.

17 「私立病院에 如此한 構造設備가 必要」,『매일신보』, 1919. 4. 9.

18 「新舊對照 - 주먹마진 감투格의 博施濟衆漢藥局」,『매일신보』, 1932. 1. 8.

19 「無責任한 賣藥 醫生을 大整理」,『매일신보』, 1927. 8. 27.

20 「우리 家庭의 衛生的 生活改善」,『동광』 36, 1932, 67쪽.

21 「漢醫界의 方針」,『매일신보』, 1913. 11. 21.

22 「醫師界에 對흔 希望」,『매일신보』, 1913. 11. 21.

23 崔在學, 「漢方醫藥의 改良」,『漢方醫藥界』 2, 1914.

24 崔在學, 「漢方醫藥의 改良」, 20쪽.

25 「朝鮮醫療機關의現狀」,『醫藥月報』 1(3), 1914, 97쪽.

26 「170여 명 醫生 擧皆瞠目而驚嘆」,『매일신보』, 1914. 6. 4.

27 당시 김동훈은 한방의학회의 회원이었다. 「朝鮮漢方醫會總會」,『매일신보』, 1914. 9. 3.

28 「漢方醫藥의 改新」,『매일신보』, 1914. 6. 24.

29 崔東燮, 「共進會叅觀感想」,『東醫報鑑』 2, 1916, 13 - 14쪽.

30 「大會時彙報」,『東醫報鑑』 1, 1916, 44쪽에서는 의생대회 기획이 공진회(共進會) 취지에 복응(服膺)하기 위함이라고 말하고 있지만, 사실은 공진회를 통한 위기감의

확대에 근본 이유가 있었다고 보아야 할 것이다.

31 李完珪, 「溫古知新」, 『東醫報鑑』 1, 1916, 10쪽.

32 李完珪, 「溫古知新」, 10쪽.

33 「우리約條ᄒ옵시다」, 『東醫報鑑』 1, 1916, 58쪽.

34 이러한 논조는 海南子, 「社員心得」, 『醫藥月報』 1, 1914에서도 그대로 보인다.

35 「우리約條ᄒ옵시다」, 61-62쪽.

36 '위생'에 대한 담론은 이미 『漢方醫藥界』의 간행부터 시작되었으며, 특히 의생대회에서도 위생과 관련하여 일본인 의사 모리야스 렌키치(森安連吉)와 기사 하라 치카오(原親雄)가 각각 「傳染病에就ᄒ야」, 「消毒及防疫의注意」를 강의하였고, 이어 『東醫報鑑』에 기재된 사실에서도 보듯이 한의계 내에서도 위생의 담론이 주도권을 차지하고 있었음이 명백하다.

37 「우리約條 (前號續)」, 『東醫報鑑』 2, 1916, 35쪽.

38 「우리約條 (前號續)」, 35쪽.

39 求新生, 「社說-新知識을求ᄒ라(續)」, 『東西醫學報』 8, 1917, 2쪽.

40 필자가 현재까지 확인할 수 있었던 자료에 한해서 이렇게 말할 수 있다. 더 많은 자료가 발굴 혹은 확인된다면 새로운 논의를 전개할 수 있을 것이다.

41 각주18과 19에서 보이듯, 1927년과 1932년 『매일신보』에서 언급된 한의원의 영세성을 참고할 필요가 있다.

7. 질병과 신체의 공간화

* 이 글은 신규환, 「근대 병원건축의 공간변화와 성격: 제중원에서 세브란스병원으로의 변화를 중심으로」, 『역사와 경계』 97, 2015를 수정·보완한 것이다.

1 '병원건설안'의 원제는 「朝鮮政府京中建設病院節論」(1885.1.27)이다.

2 In-Sok Yeo, "Severance Hospital: Bringing Modern Medicine to Korea," *Yonsei Medical Journal* 56(3), 2015.

3 오종희·권순정, 「1876-1945년 한국근대보건의료시설의 역사적 발전과정에 대한

연구」, 『한국의료복지시설학회지』 9(2), 2003; 유영민, 「우리나라 병원건축의 변천 과정에 관한 연구: 서양의학 도입시기(1877-1910)를 중심으로」, 『대한건축학회논 문집』 7(1), 1991; 유영민, 「한국 병원건축의 변천과정」, 『건축』 38(11), 1994; 한동 관·류창욱·고상균·정재국·문종윤·박윤형, 「한국 근대 의료 건축물에 관한 연구」, 『의사학』 20(2), 2011; 이연경, 『한성부의 '작은 일본', 진고개 혹은 本町』, 시공문화 사, 2015.

4 이연경, 「재동 및 구리개 제중원의 입지와 배치 및 공간 구성에 관한 재고찰」, 『의사 학』 25(3), 2016; 송석기, 「도동 세브란스 병원의 형성 과정과 건축 특성」, 『대한건축 학회연합논문집』 20(1), 2018.

5 대표적으로 여인석·박윤재·이경록·박형우, 「구리개 제중원 건물과 대지의 반환 과정」, 『의사학』 7(1), 1998; 박형우·이경록·왕현종, 「재동 제중원의 규모와 확대 과정」, 『의사학』 9(1), 2000; 왕현종·이경록·박형우, 「구리개 제중원의 규모와 활 동」, 『의사학』 10(2), 2001; In-Sok Yeo, "Severance Hospital: Bringing Modern Medicine to Korea"; 박형우, 『제중원, 조선 최초의 근대식 병원』, 21세기북스, 2010; 황상익, 『근대의료의 풍경』, 푸른역사, 2014; 신규환·박윤재, 『제중원 세브란 스 이야기』, 역사공간, 2015 등을 들 수 있다.

6 신규환, 『질병의 사회사: 동아시아 의학의 재발견』, 살림, 2006, 80-81쪽.

7 자세한 내용은 이 책의 세 번째 글 「사찰에 있었던 기도와 치유의 공간」 참조.

8 金久保好男, 「病院とHospital」, 『千葉醫學雜誌』 75(4), 1999; 荒川淸秀, 「加藤周 一氏の'明治初期の飜譯'について」, 『文明21』 3, 1997, 26쪽.

9 김영수, 「근대 일본의 '병원': 용어의 도입과 개념형성을 중심으로」, 『의사학』 26(1), 2017.

10 송헌빈, 『동경일기』, 1881년 4월 18일, 6쪽.

11 H. N. Allen and J. W. Heron, First Annual Report of the Korean Government Hospital Seoul, R Meiklejohn & Co., 1886, p. 3.

12 「公立醫院規則」, 『漢城周報』, 1886. 2. 1(음력 1885년 12월 28일)에 수록.

13 릴리어스 호톤 언더우드 지음, 김철 옮김, 『언더우드 부인의 조선견문록』, 이숲, 2011, 34-35쪽.

14 Xiaoli Tian, "Rumor and Secret Space: Organ-Snatching Tales and Medical Missions in Nineteenth-Century China," *Modern China* 41(2), 2015.

15 내부병원과 광제원의 한방 중심 운영은 일제에 의해 광제원을 서양의학 중심으로 개편하는 빌미를 제공하게 되었다. 이에 대해서는 박윤재, 「대한제국과 통감부의 의학체계 구상과 전개」, 『동방학지』 139, 2007, 90-93쪽.

16 「私立病院取締規則」, 『朝鮮總督府官報』, 1919. 4. 7, 85쪽.

17 「朝鮮醫療令施行規則」, 『朝鮮總督府官報』, 1944. 9. 14, 75쪽.

18 「國民醫療法-總則」, 1951. 9. 25(법률 제21호); 保健年鑑編纂委員會, 『1945-1950 大韓保健年鑑』(第4法令編), 保健年鑑社, 1956, 1쪽.

19 1973년 2월 16일(법률 제2533호) 전문 개정된 「국민의료법-총칙(國民醫療法-總則)」 제3조에서 의료기관의 종류를 종합병원, 병원, 의원 등으로 나누고, 종합병원은 80병상 이상, 병원은 20병상 이상으로 규정했다. 金基鈴, 『醫療法解說』, 大韓醫學協會, 1974, 9쪽.

20 미셸 푸코는 『임상의학의 탄생』에서 고전주의 시기의 공간화와 분류하기를 언급하고, 18세기 이후 등장한 근대의학이 국가권력에 의한 질병의 제도적 공간화가 진행되기 시작하였다고 보았다. 이에 대해서는, Michel Foucault, A. M. Sheridan trans., *The Birth of the Clinic: An Archaeology of Medical Perception*, Oxfordshire: Routledge Classics, 2003, pp. 1-22.

21 高晞, 『德貞傳: 一個英國傳教士與晚淸醫學近代化』, 復旦大學出版社, 2009.

22 H. N. Allen and J. W. Heron, *First Annual Report of the Korean Government Hospital Seoul*.

23 辛圭煥, 「二十世紀前半北京的都市空間與衛生: 以空間的再編和龜裂爲中心」, 『生活與制度: 中國社會史新探索 國際學術硏討會』, 南開大學中國社會史硏究中心, 2018.

24 辛圭煥, 「衛生的混種性: 19-20世紀東亞醫療空間的重編與變化」, 『明淸以來醫療社會文化史硏究"暨"中醫藥文化』 第四屆工作坊國際學術大會』, 上海中醫藥大學國際交流合作中心, 2018.

25 H. N. Allen, "Medical Work in Korea," *The Foreign Missionary* 44(2), 1885, p. 75.

26 박형우, 『제중원, 조선 최초의 근대식 병원』, 130-150쪽, 191-215쪽.

27 박형우, 『제중원, 조선 최초의 근대식 병원』, 89-91쪽; 신규환·박윤재, 『제중원 세브란스 이야기』, 31-33쪽.

28 H. N. Allen and J. W. Heron, *First Annual Report of the Korean Government Hospital*, p. 2.

29 이연경, 「재동 및 구리개 제중원의 입지와 배치 및 공간 구성에 관한 재고찰」, 383-384쪽.

30 이연경, 「재동 및 구리개 제중원의 입지와 배치 및 공간 구성에 관한 재고찰」, 383쪽.

31 『알렌의 일기』, 1885년 9월 27일자.

32 여인석·박윤재·이경록·박형우, 「구리개 제중원 건물과 대지의 반환과정」; 박형우·이경록·왕현종, 「재동 제중원의 규모와 확대과정」; 왕현종·이경록·박형우, 「구리개 제중원의 규모와 활동」; 이선호·박형우, 「제중원의 선교부 이관에 대한 연구」, 『한국기독교신학논총』 85, 2003; 문백란, 「제중원 운영권 이관문제 검토: 선교자료를 중심으로」, 『동방학지』 177, 2016.

33 이연경, 「재동 및 구리개 제중원의 입지와 배치 및 공간 구성에 관한 재고찰」, 387-398쪽.

34 *Annual Report of the Imperial Korean Hospital, Seoul, Korea*, Methodist Publishing House, Sept, 1901.

35 O. R. Avison, "Cholera in Seoul," *Korean Repository* 2, 1895, pp. 339-344.

36 송석기, 「세브란스 기념 병원과 건축가 헨리 고든」, 연세대 의학사연구 편, 『한국 근대 의학의 기원, 연세』, 역사공간, 2016.

37 이하 세브란스병원의 공간구조에 대한 설명은 에비슨의 보고를 참고했다. Oliver R. Avison, "The Severance Hospital", *The Korea Review* 4, 1904, pp. 488-490.

38 『世富蘭偲聯合醫學校 第7回卒業生紀念珍覽』, 1917.

39 송석기, 「도동 세브란스 병원의 형성 과정과 건축 특성」, 8쪽.

40 *Report of the Korea Mission of the Presbyterian Church in the U.S.A. to the Annual Meeting held at Pyeong Yang*, The Fukuin Printing Co., Ltd., 1908, p. 14.

41 Oliver R. Avison, "The Severance Hospital," p. 492.

42 *Report of the Korea Mission of the Presbyterian Church in the U.S.A. to the Annual Meeting held at Pyeong Yang*, p. 14.

8. 사립병원은 어떻게 성장해왔나

* 이 글은 신규환, 「한국 근대 사립병원의 발전과정: 1885년 - 1960년대까지」, 『의사학』 11(1), 2002를 수정·보완한 것이다.

1 전종휘·김일순은 도입기(1877 - 1910), 주도기(1910 - 1945), 회복기(1945 - 1970), 자주적 발전기(1970 -)의 4단계로 나누고 있다. 그러나 개항 이후 우리나라에서 일본 병원의 설립은 조선 침략의 전초기지로서 식민자를 위한 것이었으므로 우리나라 근대 의학과 병원의 도입 시기는 1885년 제중원의 설립부터라고 할 수 있다. 또, 전종휘 등은 자주적 발전기가 왜 1970년부터 시작하는지에 대한 구체적 설명은 하지 않고 있다. 전종휘·김일순의 시기 구분은 전종휘, 『우리나라 현대의학 그 첫 세기』, 인제연구장학재단, 1987, 2쪽을 참고. 성창기는 전종휘 등의 시기 구분을 그대로 따르되, 1945년 이후를 미국식 의료의 도입·발전기(1945 - 1977)와 의료보험제도 도입 이후 시기(1977 -)로 나누고 있다. 성창기, 「우리나라 서구식 병원의 발전과정에 관한 연구」, 서울대 보건대학원 석사학위논문, 1995.

2 조병희, 『한국의사의 위기와 생존전략』, 명경, 1994, '제2장 개업의체제의 확립'을 참고.

3 신좌섭, 「군정기의 보건의료정책」, 『의사학』 9(2), 2000, 225 - 226쪽; 신좌섭, 「군정기의 보건의료정책」, 서울대 의학대학원 석사학위논문, 2001, 69 - 70쪽.

4 신오성·이우천, 「한국전쟁이 보건의료에 끼친 영향에 관한 연구」, 『한국보건사학회지』 2(1), 1992, 92 - 98쪽.

5 개업의원을 구체적으로 지목하지 않는 경우에도 공립병원이 쇠퇴한 반면 사립병원은 증가한 것으로 평가한다. 신오성·이우천, 「한국전쟁이 보건의료에 끼친 영향에 관한 연구」, 92 - 98쪽; 성창기, 「우리나라 서구식 병원의 발전과정에 관한 연구」, 20 - 21쪽.

388

6 신동원은 대부분의 사립병원을 개업의원의 '1병원 1의사체제'로 간주하여, 1939년 의 경우 사립병원의 의사 비중은 3.3% 정도에 불과했을 것으로 추산하고, 조형근 역시 이에 동조하여 많아야 5%를 넘지 않았을 것으로 추정한다. 신동원, 「일제의 보건의료정책과 한국인의 건강상태」, 서울대 보건대학원 석사학위논문, 1986, 122쪽; 조형근, 「일제시대 한국에서 의료체계의 변화와 그 사회적 성격」, 서울대 사회학과 석사학위논문, 1997, 37–38쪽.

7 이경록 외, 「광혜원의 개원과 제중원으로의 개칭과정」, 『연세의사학』 2(4), 1998, 527–531쪽.

8 박형우, 『제중원』, 몸과마음, 2002, 64–69쪽.

9 H. N. Allen 저, 김원모 역, 『알렌의 일기』, 단국대학교 출판부, 1991, 80–81쪽.

10 신동원, 『한국근대보건의료사』, 한울, 1997, 83–84쪽.

11 그 일례가 제중원이 40병상 규모의 병실을 갖추었지만, 침대 없이 전통적인 온돌방 을 그대로 사용했다는 점이다. 박형우, 『제중원』, 89쪽.

12 H. N. Allen and J. W. Heron. *First Annual Report of the Korean Government Hospital, Seoul*, R. Meiklejohn & Co., 1886; 『제중원 일차년도 보고서』의 원문과 번역본은 『연세의사학』 3(1), 1999, 51쪽.

13 신동원, 『한국근대보건의료사』, 297–283쪽.

14 전종휘, 『우리나라 현대의학 그 첫 세기』, 13–14쪽.

15 「私立病院取締規則」, 『朝鮮總督府官報』, 1919. 4. 7, 85쪽.

16 「朝鮮醫療令施行規則」, 『朝鮮總督府官報』, 1944. 9. 14, 75쪽.

17 「國民醫療法-總則」, 1951. 9. 25(법률 제21호); 保健年鑑編纂委員會, 『1945– 1950 大韓保健年鑑』(第4法令編), 保健年鑑社, 1956, 1쪽.

18 In-ho Chu, *Public Health Reports in Korea*, Headquarters Combined Hospital Facilities 3rd and 14th Field Hospitals, September 1951, pp. 35–36.

19 김기령, 『의료법해설』, 대한의학협회, 1974, 9쪽. 「의료법」에서 '종합병원'이 80병 상에서 100병상으로, '병원'이 20병상에서 30병상으로 바뀌게 된 것은 1994년 1월 7일자 「의료법 개정」에서였다.

20 「警務總監府令」, 『朝鮮總督府官報』, 1919. 4. 7, 89–90쪽.

21 세부적으로 다음과 같이 구분된다. (1) 공립병원: 국가, 지방자치단체 또는 공공단 체에서 설립·운영하는 병원을 말하며, 그 종류는 다음과 같다. ① 국립의료원, 경찰 병원 등 국립병원, ② 시·도립병원, ③ 지방공사의료원, ④ 보건의료원인 공립병원, ⑤ 서울대학교병원 등 특수법인병원 (2) 사립병원: 민간법인 또는 개인이 설립·운 영하는 병원을 말하며, 그 종류는 다음과 같다. ① 학교법인병원, ② 재단법인병원, ③ 사단법인병원, ④ 사회복지병원, ⑤ 회사법인병원, ⑥ 의료법인병원, ⑦ 개인병원 등. 남은우, 『병원관리학』, 신광출판사, 2000, 66쪽.

22 박윤재는 이를 일본 관립병원이 공립병원으로 전환된 것으로 파악한다. 박윤재, 「1876-1904년 일본 관립병원의 설립과 활동에 관한 연구」, 『역사와 현실』 42, 2001.

23 朝鮮總督府 編, 『朝鮮總督府統計年報』, 1910-1943.

24 신동원, 『한국근대보건의료사』, 346-373쪽.

25 여인석, 「대한제국기 官에 의한 의학교육」, 『연세의사학』 2(2), 1988.

26 김일순, 「제중원에서의 초기 의학교육(1885-1908)」, 『연세의사학』 2(2), 1988.

27 신동원, 『한국근대보건의료사』, 299-300쪽, 412-415쪽.

28 박형우, 「세브란스의학교 제1회 졸업생의 활동」, 『연세의사학』 2(2), 1988.

29 전종휘, 『우리나라 현대의학 그 첫 세기』, 15쪽.

30 朝鮮總督府 編, 『朝鮮總督府統計年報』.

31 『京城醫學專門學校一覽』, 1930, 147-175쪽에 실려 있는 졸업생 명단에 근거하 여 작성.

32 『京城帝國大學一覽』, 1941, 394-395쪽; 장세윤, 「일제의 경성제국대학 설립과 운 영」, 『한국독립운동사연구』 6, 1992, 399쪽.

33 최응석, 「현단계 보건행정의 근본적 임무」, 『조선의학신보』 2, 1947, 17-20쪽; 신좌 섭, 「군정기의 보건의료정책」, 61쪽에 재수록.

34 외과가 아닌 경우는 대부분의 개업의원들은 조제와 주사 비용에 의존했다. C. C. Choi, *Public Health in Korea*, Alexandria, Virginia: Deputy Minister of Public Health and Welfare, American Military Government, Seoul, 1945-1949, 1949, p. 38.

35 북한에서 말하는 국가의료체제는 "단 하나의 개인병원도 없는" 의료체제를 말하

는 것이다. 홍순원, 『조선보건사』, 과학백과사전출판사, 1981, 441 – 484쪽, 특히 448쪽.

36 홍순원, 『조선보건사』, 454쪽.

37 그 밖에도 1948년에는 평남의학전문학교, 해주의학전문학교, 강계의학전문학교, 신의주의학전문학교 등이 설립되었다. 박윤재·박형우, 「북한의 의학교육제도 연구」, 『의사학』 7(1), 1998, 69쪽.

38 1948년 당시 신입생 모집 수는 평양의학대학 150명, 함흥의학대학 150명, 청진의 학대학 90명이었다. 박윤재·박형우, 「북한의 의학교육제도 연구」, 462쪽.

39 박윤재·박형우, 「북한의 의학교육제도 연구」, 463쪽.

40 C. C. Choi. *Public Health in Korea*, p. 9.

41 홍순원, 『조선보건사』, 1981, 454쪽.

42 GHQ, SCAP, Summation of Non – military Activities in Japan and Korea, No. 1(1945. Sep. – Nov.) Part Ⅴ Section 3, pp. 17 – 25. 신좌섭, 「군정기의 보건의료 정책」, 31쪽에서 재인용.

43 Medical Intelligence Division, TB MED 208, Medical and Sanitary Data on Korea, AGO 2417A, Microfish, 1945. 신좌섭, 「군정기의 보건의료정책」, 92쪽에서 재인용.

44 최응석, 「현단계 보건행정의 근본적 임무」, 17 – 20쪽; 신좌섭, 「군정기의 보건의료정 책」, 61쪽에 재수록.

45 국립보건원, 『WHO – UNKRA 보건사업 기획사절단 보고서』, 국립보건원, 1961, 177쪽; 신오성, 「한국전쟁 전후의 보건의료에 대한 연구: 1945 – 1959」, 서울대 보건 관리학과 석사학위논문, 1989, 25쪽에서 재인용; 佐藤剛藏 저, 이충호 역, 『朝鮮醫 育史』, 형설출판사, 1993에서는 해방 당시 6개교의 입학정원이 420명이었다고 한다.

46 In – ho Chu, *Public Health Reports in Korea*, 1951, p. 26.

47 In – ho Chu, *Public Health Reports in Korea*, p. 33; C. C. Choi, *Public Health in Korea*, p. 26.

48 In – ho Chu, *Public Health Reports in Korea*, p. 27.

49 대표적으로 '개업의체제(조병희, 『한국의사의 위기와 생존전략』)', '자유개업체제(신좌

섭, 「군정기의 보건의료정책」)', '자유방임형 의료제도(신오성, 「한국전쟁 전후의 보건의료에 대한 연구: 1945 - 1959」; 신오성·이우천, 「한국전쟁이 보건의료에 끼친 영향에 관한 연구」; 성창기, 우리나라 서구식 병원의 발전과정에 관한 연구」)' 등이 그것이다.

50 신오성, 「한국전쟁 전후의 보건의료에 대한 연구: 1945 - 1959」, 36쪽; 성창기, 「우리나라 서구식 병원의 발전과정에 관한 연구」, 20쪽.

51 전종휘, 『우리나라 현대의학 그 첫 세기』, 15쪽.

52 C. C. Choi, *Public Health in Korea*, p. 25; In -ho Chu, *Public Health Reports in Korea*, p. 35.

53 보건사회부, 『보건사회통계연보』; 성창기, 「우리나라 서구식 병원의 발전과정에 관한 연구」, 40쪽. 성창기가 오기한 1966년 및 1990년 통계수치의 합계는 수정하였다.

54 최응석, 「현단계 보건행정의 근본적 임무」, 17 - 20쪽; 신좌섭, 「군정기의 보건의료정책」, 59 - 62쪽에 재수록.

55 신동원과 조형근은 사립병원과 개업의원을 동일시하여 일제시기 사립병원 의사들이 전체 5% 이내라는 결론에 도달하기도 하였다.

56 보건사회부, 『보건사회통계연보』, 1959, 38쪽.

57 C. C. Choi, *Public Health in Korea*, pp. 35 - 38; 보건사회부, 『보건사회통계연보』, 1957, 19 - 23쪽 참고.

58 朝鮮總督府, 『朝鮮衛生要覽』, 近澤印刷部, 1929, 175 - 207쪽에 근거하여 작성.

59 미군정의 보건의료정책은 이후 성립한 과도정부나 남한정부의 그것보다 조직과 인력면에서 압도적 우위에 있었다. 최제창, 『韓美醫學史 - 의사의 길 60년을 돌아보며』, 영림카디널, 1996, 179 - 199쪽.

60 조병희, 『한국의사의 위기와 생존전략』, 112 - 113쪽; 신좌섭, 「군정기의 보건의료정책」, 226쪽.

61 신좌섭, 「군정기의 보건의료정책」, 226쪽.

62 최응석, 「현단계 보건행정의 근본적 임무」, 17 - 20쪽; 이용설, 「보건후생」, 『조선의학신보』 2, 1947, 17쪽; 신좌섭, 「군정기의 보건의료정책」, 58 - 62쪽에 재수록.

63 신좌섭, 「군정기의 보건의료정책」, 63 - 66쪽.

64 최제창, 『韓美醫學史 - 의사의 길 60년을 돌아보며』, 196쪽, 283쪽.

65 신오성, 「한국전쟁 전후의 보건의료에 대한 연구: 1945 – 1959」, 68쪽.

66 최제창, 『韓美醫學史 – 의사의 길 60년을 돌아보며』, 290쪽.

67 신오성·이우천, 「한국전쟁이 보건의료에 끼친 영향에 관한 연구」, 90쪽.

68 보건사회부, 『보건사회통계연보』; 성창기, 「우리나라 서구식 병원의 발전과정에 관한 연구」, 27 – 28쪽에서 재인용.

69 1950년 통계는 C. C. Choi, *Public Health in Korea*, pp. 35 – 38을 참고했고, 1957 – 1974년까지의 통계는 보건사회부, 『보건사회통계연보』, 1957 – 1974에 근거하여 작성했다.

70 In – ho Chu, *Public Health Reports in Korea*, pp. 35 – 38.

71 주인호는 경기 감리교회(Methodist Hospital)와 충북 구세군 영동병원(Salvation Army Yungdong Hospital)을 사립병원으로 분류하고 있다.

72 여자의학강습소와 경성여자의학전문대학 성립 과정에 대해서는 김상덕, 「여자의학강습소 – 1928년에서 1938년까지」, 『의사학』 2(1), 1993; 기창덕, 「사립여자의학교육」, 『의사학』 2(1), 1993을 참고.

73 In – ho Chu, *Public Health Reports in Korea*, pp. 35 – 36.

74 In – ho Chu, *Public Health Reports in Korea*, pp. 35 – 36.

75 대한의학회, 『한국현대의학사』, 1988, 485쪽과 www.hanilmed.net을 참고.

76 백인제에 대해서는, 학교법인 인제학원, 『한국 현대의학의 개척자, 선각자 백인제』, 창작과비평사, 1999를 참고.

9. 근대 일본에서 '병원'이라는 의료 공간

* 이 글은 김영수, 「근대 일본의 '병원': 용어의 도입과 개념형성을 중심으로」, 『의사학』 26(1), 2017을 수정·보완한 것이다.

1 일본 최초의 서양식 병원인 알메이다병원을 지칭할 때 통상적으로 '병원'이라는 명칭을 사용하고 있으나, 16세기 당시 '병원'이라는 명칭이 사용되었다는 기록은 확인되지 않는다. Harold J. Cook, *Matters of Exchange: Commerce, Medicine, and*

Science in the Dutch Golden Age, New Haven: Yale University Press, 2007, p. 341.

2 福永肇, 『日本病院史』, ピラールプレス, 2014, 40-42쪽.

3 혼도(本道)라 불리던 내과의 7명이 상주하며 치료를 담당하였고, 양생소의 수용 인원은 약 40명 정도였다. 1726년 양생소에 수용한 환자들의 합계는 250명으로, 1787년에 303명으로 가장 많았다가, 1859년에는 48명까지 감소하였는데, 환자 수가 급감한 이유는 에도막부 말기가 되면 난학의(蘭學醫)를 중심으로 하는 의학소 등이 등장하면서 한방의를 중심으로 하던 양생소의 질이 저하된 데에 기인한다. 막부 말기에 메이지유신으로 폐원이 되기 직전에는 입소를 희망하는 자가 정원에 못 미쳤고, 의사 및 관리의 도덕성이나 근무 태도에도 문제가 생겨, 금전적 보상이 가능하지 않은 경우에는 입소조차 불가능한 경우도 발생하여 본래적인 기능은 상실, 변질되어갔다. 福永肇, 『日本病院史』, 57쪽.

4 각 연도별 환자 수를 살펴보면 몇십 명부터 200-300명에 이르렀을 정도로 편차는 심했으나, 환자의 총수는 32,282명에 이르렀다. 安藤優一郎, 『江戸の養生所』, PHP研究所, 2005, 149-156쪽, 215-216쪽.

5 福永肇, 『日本病院史』, 59쪽.

6 福永肇, 『日本病院史』, 68쪽.

7 보신전쟁 때 아이즈(會津)를 공격한 관군의 야전병원에 걸려 있던 '병원'이라는 깃발은 현재 일본 준텐도의원(順天堂醫院)에 보관되어 있다. 흰색과 빨간색의 깃발에 관군의 국화꽃 문양과 병원(病院)이라는 글자를 새겨 넣었다.

8 대병원은 의학교육기관의 변천과 맞물려 수차례의 변동이 있은 후에 1875년에 도쿄 혼고(本郷)로 이전하였고, 1877년에 도쿄대학 의학부가 설립되면서 1878년에 간다 이즈미정(神田和泉町)에 부속의원을 설립하였다. 東京大學醫學部創立百年紀念會・東京大學醫學部百年史編纂委員會 編, 『東京大學醫學部百年史』, 東京大學出版會, 1967, 469쪽.

9 關寬斎, 『奥羽出張病院日記』, 1868.

10 森嶋中良, 『紅毛雑話』卷之一, 1787, 15쪽.

11 森嶋中良, 『紅毛雑話』, 15-16쪽; 金久保好男, 「『病院』と「hospital」」, 『千葉医学』

75, 1999, 225쪽.

12 후에 데라시마 무네노리(寺島宗則)로 개명하였다.

13 마쓰키는 본인의 자서전에서 "나와 미쓰쿠리는 병원, 학교 등에 치료 교육 및 조직
의 방법에 대하여 탐구할 것이다."라고 밝히고 있다. 寺島宗則, 「寺島宗則自敍傳」,
『傳記』3(4), 1936; 靑柳精一, 『近代醫療のあけぼの幕末·明治の醫事制度』, 思文
閣出版, 2011, 49쪽.

14 靑柳精一, 『近代醫療のあけぼの幕末·明治の醫事制度』, 50-51쪽. 1862년에 작
성한 서항기(西航記)는 후쿠자와 전집에 실려 있다. 福澤諭吉, 『續福澤全集』19,
岩波書店, 1971.

15 후쿠자와가 출간한 『서양사정』의 목차에는 병원, 빈원, 아원(啞院), 맹원(盲院), 뇌원
(癩院), 치아원(痴兒院) 등의 시설이 열거되어 있으며, 그 각각의 항목 아래 시설에
대한 간단한 설명이 붙어 있다. 福澤諭吉, 『西洋事情』卷之一, 林芳兵衛等, 1868.

16 靑柳精一, 『近代醫療のあけぼの幕末·明治の醫事制度』, 54-55쪽.

17 원본은 H. Picard의 'A New Pocket Dictionary of the English-Dutch and Dutch-
English Languages'(1857)라는 영란사전(英蘭辭典)의 네덜란드어 부분을 호리 다
쓰노스케(堀達之助)가 일본어로 번역한 것이다. 제목에 사용된 수진(袖珍)은 포켓의
일본어 표현이다. 堀達之助 編, 『英和對譯袖珍辭書』, 1862.

18 개정증보판은 『改正增補 英和對譯袖珍辭書』, 蔵田屋清右衛門, 1869와 高橋
新吉·前田献吉·前田正名 編, 『和譯英辭書』, American Presbyterian Mission
Press, 1869가 있다. 전자는 제목에 개정증보판이라고 표기되어 있고, 1867년에
번역은 완료되었으나 관허를 받아 출판된 것은 1869년이다. 후자는 일본어 서문에
1866년 호리 다쓰노스케가 개정증보한 『英和對譯袖珍辭書』를 개정한 것이라고
밝히고 있다.

19 영국인 선교사로 후에 상하이 영사로 부임한 메드허스트가 1830년 당시 네덜란드
령 바타비아에서 간행한 'An English and Japanese and Japanese and English
VOCABULARY'(1830)가 원저이고, 무라카미 히데토시(村上英俊, 1811-1890)가 일
본어로 복각하여 간행한 것이다. 무라카미는 막부 말기부터 메이지 초기에 활약한
의학, 한학, 난학에 능통한 프랑스어 학자로, 일본의 프랑스어 연구의 선구자적인 인

물로 알려져 있다.

20 초판은 영어 제목으로 출판되었고, 1872년도에 『화영어림집성』이라는 일본어 제목과 헵번을 序文으로 표기한 사전이 출판되었다. 영어 제목도 병기되어 있다.

21 레옹 파제스가 편찬한 일불사전은 1603년 나가사키에서 인쇄된 일본어 - 포르투갈어사전(Dictionnaire Japonais - Portugais)에 기초하여 포르투갈어에서 프랑스어로 번역한 것이다. 부족한 부분은 1630년 도미니크회가 스페인어로 번역하여 간행한 일본어 - 포르투갈어사전으로 보충한 것으로 알려져 있다.

22 이 사전은 앞서 언급했던 것과 같이 원저자인 메드허스트가 직접 일본에 왔다는 기록이 없기 때문에 이 표현이 실제 사용된 것인지는 알 수 없고, 사용되었다고 하더라도 이 책이 번역되어 출판된 1860년대에 사용되었으리라는 것을 보장할 수는 없다. 그러나 원저가 1830년에 출판되었다는 점을 감안해본다면, 19세기 초반에는 '객사'라는 표현이 존재하였을 가능성도 배제할 수는 없다.

23 일영사전의 부(部)는 일본어 단어의 발음을 알파벳 A부터 Z의 순으로 배열하고, 각 단어의 일본어 발음 표기와 의미, 이에 대응하는 영어 단어를 적고 있다. 영일사전의 부 역시 알파벳순으로 영어 단어를 나열하고 있는데, 특이한 점은 각 영어 단어에 해당하는 일본어 단어를 한문이 아닌 로마자 단독으로 표기하고 있다는 점이다.

24 처음에는 포르투갈어식 배열 방법으로 표기하였는데, 파제스는 이것을 다시 프랑스어식으로 개정하였다. 이 과정을 거치면서 일반적인 사전의 배열과는 전혀 다른 배열 순서를 보인다.

25 객사(客舍)와 병가(病家)는 에도 말기에 사용된 기록도 찾아볼 수 없고, 메이지 정부의 공식문서에도 등장하지 않기 때문에 병원의 번역어 분석에서는 제외하도록 한다.

26 豊田千速 譯, 『ダイヤモンド英和辭典』, 武田福蔵, 1888.

27 가네쿠보는 그의 논문에서 병원은 메이지 정부가 1870년 2월에 독일의학을 채용할 것을 결정하면서 병원이라는 의료시설이 등장하였고, 그 용어는 'hospital'이 아니라 'krankenhaus'에 대응하는 것이라고 설명한다. 그러나 병원은 이미 막부 말기의 학자들이 서구를 관찰하는 과정에서 사용되었고, 개념도 도입되었음을 확인할 수 있으므로 독일의학과의 상관성에 의해 병원이 등장하였다는 그의 가설보다 더

이른 시기부터 사용된 개념이라고 할 수 있다. 金久保好男, 「『病院』と「hospital」」, 225쪽.

28 스가야 아키라, 『일본의 병원』, 의학출판사, 1989, 43-45쪽.

29 厚生省醫務局 編, 『醫制八十年史』, 印刷局朝陽會, 1955, 6쪽.

30 스가야 아키라, 『일본의 병원』, 38쪽.

31 厚生省醫務局 編, 『醫制八十年史』, 104쪽.

32 厚生省醫務局 編, 『醫制八十年史』, 479-480쪽.

33 김영수, 「근대일본의 의사면허 변천-의제부터 의사법까지」, 연세대학교 의학사연구소 편, 『동아시아 역사 속의 의사들』, 역사공간, 2015, 368-370쪽.

34 猪飼周平, 『病院の世紀の理論』, 有斐閣, 2013, 58쪽.

35 厚生省醫務局 編, 『醫制百年史』, ぎょうせい, 1976, 105쪽.

36 현재 검색 가능한 일영사전 중 1880년대 후반에 나온 사전에는 병원만 실려 있다. 반면, 1893년의 사전에서는 병원과 함께 의원이 수록되어 있다. 箸尾寅之助 編, 『新譯和英辭書』, 嵩山堂, 1887; 林曾登吉 編, 『新譯和英辭書』, 細川書房, 1893.

37 「山口藩常備兵上京ニ關シ処置方ヲ候ス」, 1869. 12. 12, 日本國立公文書館(太 00108100).

38 「長崎仮病院規則撰定ノ儀」, 1874. 12. 28, 內閣-單行書-處蕃書類, 日本國立公文書館(単00663100).

39 東京大學醫學部創立百年紀念會·東京大學醫學部百年史編纂委員會 編, 『東京大學醫學部百年史』, 469쪽.

40 이후 1945년까지 의원에서 병원, 그리고 다시 의원으로 변경되는 과정이 있었다. 東京大學醫學部創立百年紀念會·東京大學醫學部百年史編纂委員會 編, 『東京大學醫學部百年史』, 469-471쪽.

41 제17장 '의원규칙' 및 제18장 '병원규칙' 참조. 東京大學醫學部 編, 『東京大學醫學部一覽 從明治14年至明治15年』(1881-1884), 131쪽, 141쪽.

42 사립 의료기관의 명칭은 지명(地名) 혹은 원장의 이름에 병원이나 의원을 붙이거나, 원장 이름의 앞 혹은 뒤에 치과, 내과, 산부인과 등의 전공명을 삽입하고 병원, 의원을 붙이는 식이었다. 山口力之助 編, 『帝國醫籍寶鑑』, 南江堂, 1898; 日本杏林社

編,『日本杏林要覽』, 日本杏林社, 1909; 工藤鐵男 編,『日本東京醫事通覽』, 日本東京醫事通覽發行所, 1901.

43 柴田博陽,『栃木繁昌記』, 宮川庸三郎, 1899, 27-32쪽; 槙鉄男,『最近旭川案内』, 上条虎之助, 1905, 20-23쪽.

44 川上武,「わが國における醫師制度の成立過程と今日的目標」,『建築雜誌』88, 1973, 166쪽.

45 猪飼周平,『病院の世紀の理論』, 66-67쪽.

46 猪飼周平,『病院の世紀の理論』, 68쪽.

47 厚生省醫務局 編,『醫制百年史』資料編, ぎょうせい, 1976, 166쪽.

48 안마, 침술, 유사의료행위 등을 포함한다면 사립 의료시설의 범주는 꽤 확대될 수 있으나, 이 글에서는 질병을 치료할 목적으로 환자를 수용하여 근대 서양의학에 기초한 의료를 행하는 사립 의료시설로 한정하도록 한다.

49 1877년 당시 전국 각지의 병원 수는 159개소로, 국립이 11개소, 공립이 112개소, 사립이 35개소에 불과하였으나, 1878년 이후 사립병원의 수가 증가하게 되면서 10년 후인 1888년에는 국·공립은 225개소, 사립은 339개소로 급증하였다. 관공립 병원의 수가 감소하는 것에 대해서는 마쓰카타 내각의 긴축재정정책으로 각지의 의학교가 폐교하면서 부속의학교 역시 폐교의 수순을 따랐다는 주장이 있는 반면에, 기본적으로 메이지 정부가 '병원정책'에 대한 명확한 목표가 없었다는 지적도 있다. 스가야 아키라,『일본의 병원』, 53쪽; 猪飼周平,『病院の世紀の理論』, 80-85쪽.

50 厚生労動統計協會,「地域の醫療と介護を知るために」,『厚生の指標』63(11), 2016, 51쪽.

51 工藤鐵男 編,『日本東京醫事通覽』.

52 水野嘉藏,『醫院病院經營の秘訣』, 圖南舍, 1926, 51-57쪽.

53 1891년의 도쿄부의 규칙은 사립병원 및 사립산원의 개설에 대한 감독만을 규정했던 것으로, 1927년에「병원산원취체규칙(病院産院取締規則)」이 제정되어 모든 병원 및 산원의 개설, 관리, 구조설비에 관한 감독 규정으로 확대되었다. 그 후 의료기관의 설립 주체가 다양화되고 증가하는 추세에 발맞추어 의료시설에 대한 전국적이고 통일적인 관리와 단속을 실시할 필요성에 의해 1933년에「진료소취체규칙」

이 제정되었다. 이때 병원 개원은 명령(개정의사법, 진료소취체규칙)에 의해 지방장관 (도쿄는 경시총감)의 허가를 받아야 가능하게 되었다. 厚生省醫務局 編, 『醫制百年 史』, 213-215쪽; 土屋忠良, 『診療所取締規則の研究』, 福島縣醫師會報編輯部, 1938, 3쪽.

54 土屋忠良, 『診療所取締規則の研究』, 9-10쪽.

10. 메이지시대 콜레라 유행 통제

* 이 글은 김영수, 「메이지 일본의 콜레라 유행 통제와 피병원(避病院)의 제도화」, 『이화사학연구』 66, 2023을 수정·보완한 것이다.

1 지금은 감염병이라는 용어로 통일되었으나, 이 글에서는 역사적인 맥락을 살리기 위해 역사적으로 사용해온 전염병이라는 용어를 그대로 사용하도록 한다.

2 1858년 에도에서 인구 약 10만 명의 사망자가 발생했다고 전해지나, 당시의 통계를 올곧이 신뢰하기는 어려워 수치의 신빙성 문제는 항상 제기된다. 이 수치가 과도하게 집계한 수치라고 해도 이는 당시 콜레라 유행의 사회적 파급력을 여실히 보여주고 있다고 본다. 에도의 인구 통계는 다음을 참조. 關山直太郎, 『近世日本人口の研究』, 龍吟社, 1948; https://www.ipss.go.jp/syoushika/tohkei/Data/Popular2005/01-07.htm; https://ja.wikipedia.org/wiki/%E6%B1%9F%E6%88%B8%E6%99%82%E4%BB%A3%E3%81%AE%E6%97%A5%E6%9C%AC%E3%81%AE%E4%BA%BA%E5%8F%A3%E7%B5%B1%E8%A8%88(2023년 6월 3일 검색).

3 김영수, 「근대일본의 의사면허 변천: 의제부터 의사법까지」, 『동아시아 역사 속의 의사들』, 연세대학교 의학사연구소, 2015, 365쪽.

4 신규환, 「1870-80년대 일본의 콜레라 유행과 근대적 방역체계의 형성」, 『사림』 64, 2018.

5 김영희, 「근대일본의 공중위생관념 형성과정」, 『일본학보』 102, 2015.

6 전염병 환자의 격리수용 공간에 대하여 여러 가지 용어들이 있지만, 역사적인 함의

를 담아내기 위하여 이 글에서는 메이지 정부 수립 초기의 정책결정 과정에서 빈번히 사용된 '피병원'이라는 용어를 사용하기로 한다.

7 渡邊則雄, 『愛知縣の疫病史』, 現代企劃社, 1999, 15‐73쪽; 奧武則, 『感染症と民衆』, 平凡社新書, 2020; 大嶽浩良, 『栃木の流行り病傳染病感染症』, 下野新聞社, 2021, 94‐138쪽.

8 국민국가론이 대두하면서 국민 신체에 대한 국가의 개입, 위생(제도), 질병 통제 등을 키워드로 하는 분석이 등장하였다. 김영수, 「일본 의료사 연구의 현황과 과제(1990년대 이후)‐연구 주제와 방법 논의 확대와 다양화」, 『의료사 연구의 현황과 과제』, 2021, 220쪽.

9 위생정책을 실시하는 과정에서 드러난 강제적 방역과 이에 대한 반발을 다룬 연구는 다음의 연구를 참조. 김영수, 「일본 의료사 연구의 현황과 과제(1990년대 이후)‐연구 주제와 방법 논의 확대와 다양화」, 236‐237쪽.

10 신규환, 「1870‐80년대 일본의 콜레라 유행과 근대적 방역체계의 형성」.

11 김영희, 「근대일본의 공중위생관념 형성과정」.

12 한 예로, 콜레라보다 앞서 유행한 두창은 전국적으로 유행했음에도 불구하고, 대부분의 환자를 격리하지 않았다. 渡邊則雄, 『愛知縣の疫病史』, 28쪽.

13 小栗史朗, 『地方衛生行政の創設過程』, 醫療圖書出版社, 1981; 小林丈廣, 『近代日本と公衆衛生』, 雄山閣出版, 2001, 52쪽; 二谷智子, 「1879年コレラ流行時の有力船主による防疫活動」, 『社會經濟史學』 75(3), 2009.

14 김영수, 「근대 일본의 '병원': 용어의 도입과 개념형성을 중심으로」, 『의사학』 26(1), 2017.

15 대부분의 연구는 일본의 우두법 도입에 의미를 두는 내용이나, 메이지시기 이전의 우두법의 도입과 활용에 관한 내용도 포함하고 있다. 香西豊子, 『種痘という〈衛生〉: 近世日本における豫防接種の歷史』, 東京大學出版會, 2019; ヤン・ジャネッタ 著, 廣川和花・木曾明子 譯, 『種痘傳來』, 岩波書店, 2013; 靑木歲幸他, 『天然痘との鬪い‐九州の種痘』, 岩田書院, 2018.

16 鈴木則子, 『江戶の流行り病‐痲疹騒動はなぜ起こったのか』, 吉川弘文館, 2012; 박병도, 「근세 일본의 전염병과 재해의 상징화‐1862년의 분큐홍역대유행과 하시

카에(はしか繪)의 등장」,『종교연구』78(3), 2018.

17 막부의 관리가 막부의 정무와 행사 등을 집행하는 관공서.

18 山本俊一,『日本コレラ史』, 東京大學出版會, 1982, 249쪽.

19 물을 전염원으로 특정하기보다는 부패한 공기가 물에 들어갈 수 있다는 관점이었다.

20 山崎佐,『日本疫病史および防疫史』, 克誠堂, 1931; 山本俊一,『日本コレラ史』, 249-250쪽에서 재인용. 야마모토의 책에서 인용한 야마자키(山崎佐)의 1931년도 출간 서적은 1939년의 저서와 동일한 책이나, 야마모토의 책에는 1931년으로 기재되어 있어 여기에는 참고한 서적의 연도를 그대로 인용한다.

21 콜레라 환자 옆에 있어도 콜레라에 걸리는 사람과 걸리지 않는 사람이 있기 때문이라고 설명하고 있다. 石黒忠悳譯 編,『虎烈刺論』, 大學東校, 1871, 3쪽.

22 1890년에 육군 군의총감 및 육군성 의무국장을 역임하고, 1917년에는 일본적십자사 사장을 지냈다.

23 1875년「의제」를 개정하는 과정에서 성홍열·백일해·이질이 포함되었고, 법정전염병은 총 7종으로 규정되었다. 山崎佐,『日本疫史及防疫史』, 克誠堂書店, 1939, 163쪽.

24 厚生省醫務局 編,『醫制八十年史』, 印刷局朝陽會, 1955, 482쪽; 山崎佐,『日本疫史及防疫史』, 160쪽.

25 이 규칙은 푸젠성(福建省)의 남동부 항구도시이며 명말부터 영국 및 네덜란드의 상선이 출입하던 아모이(廈門)에서 콜레라가 유행한다는 소식을 접하고 각 지방장관 앞으로 통달(通達)한 것이다. 上林茂暢,「公衆衛生の確率における日本と英國長与専斎とE·チャドウィックの果たした役割」,『日本醫史學雜誌』47(4), 2001, 674쪽.

26 콜레라 예방을 위한 단독 법령이 제정된 것은 1877년이나 그 이전에 전염병 발생에 대한 대책이 전혀 없었던 것은 아니었다. 1876년 7월에 도쿄에 콜레라 유사증 환자가 발생하였을 때, 도쿄부[1870년대 당시 도쿄의 행정구역은 부(府)이다-필자주]는 각 구호장(區戶長)에게 전달하여 이를 신고하도록 조치한 기록이 남아 있어 환자의 신고 규정 및 절차가 마련되어 있었음을 알 수 있다. 厚生省醫務局 編,『醫制八十年史』, 482쪽.

27 山本俊一, 『日本コレラ史』, 251-254쪽.

28 市川智生, 「近代日本の開港場における醫療·衛生と地域社會-橫濱の傳染病對策を中心として」, 橫濱國立大學國際社會科學研究科博士論文, 2007, 36쪽.

29 이 규칙은 외국 선박에 대한 선박 검사를 어떻게 시행할 것인지를 다루기 위해 제정된 것이다.

30 「第十三號 虎列刺病豫防規則之事」(1877.9.24), 『外務省記錄』 3-11-4-4, 「虎列刺病豫防法規施行關係書類」에 수록; 市川智生, 「近代日本の開港場における醫療·衛生と地域社會-橫濱の傳染病對策を中心として」, 36쪽 재인용.

31 山本俊一, 『日本コレラ史』, 251-254쪽; 內海孝, 『橫濱の疫病史-萬治病院の110年』, 橫濱市衛生局, 1988, 65쪽.

32 山本俊一, 『日本コレラ史』, 254쪽.

33 山本俊一, 『日本コレラ史』, 251-254쪽.

34 厚生省 編, 『檢疫制度百年史』, ぎょうせい, 1980, 198쪽.

35 1879년의 콜레라 유행으로 제정된 「콜레라병예방가규칙(虎列刺病豫防假規則ノ件)」이 폐지되고 이듬해 제정된 규칙.

36 厚生省醫務局 編, 『醫制百年史 資料編』, ぎょうせい, 1977, 83-87쪽.

37 二谷智子, 「1879年コレラ流行時の有力船主による防疫活動」, 84쪽.

38 二谷智子, 「1879年コレラ流行時の有力船主による防疫活動」; 奥武則, 『感染症と民衆』, 147-148쪽.

39 山本俊一, 『日本コレラ史』, 752쪽.

40 林志津江 譯, 「北里柴三郎「日本におけるコレラ」(1887年)」, 『北里大學一般教育紀要』 20, 2015, 167-168쪽.

41 上林茂暢, 「公衆衛生の確率における日本と英國長与專斎とE·チャドウィックの果たした役割」, 673쪽.

42 ヘンリー·ハルツホールン 著, 『内科摘要(華氏)巻之16』, 島村利助, 1872-1875, 28쪽.

43 참고로 『화영어림집성(和英語林集成)』의 제1판은 1867년에, 제2판은 1872년에 신정부 수립에 관한 어휘를 추가한 일영·영일사전으로 제작되었다. 제3판은 한문으

로 된 단어를 상당히 많이 추가했다는 특징이 있다.

44 J. C. ヘボン, 『和英語林集成』(第三版), 1886, 152쪽.

45 內海孝, 『横濱の疫病史 – 萬治病院の110年』, 19쪽.

46 加藤尚志 編, 『檢疫の心得』, 丸屋喜七等, 1879, 26-27쪽.

47 조(疊)는 일본 가옥의 방의 크기를 일컫는 단위인데 1조의 크기는 약 180㎝×90㎝
이다.

48 원문에는 '아류산가스(亞硫酸ガス)'로 되어 있으나, 현재는 이것을 '아황산가스'라고
부른다.

49 加藤尚志 編, 『檢疫の心得』, 26-32쪽; 內務省社寺局衛生局 編, 『虎列刺豫防の
諭解』1, 1880, 21쪽.

50 內海孝, 『横濱の疫病史 – 萬治病院の110年』, 25-26쪽.

51 요코하마의 예를 살펴보면, 1877년 가나가와현에서는 2개의 피병원을 설치했는데,
콜레라 유행이 잦아들자 운영을 담당하는 병원에서 먼 지역에 위치하던 피병원은
바로 폐원 처리했다. 內海孝, 『横濱の疫病史 – 萬治病院の110年』, 28쪽.

52 內務省社寺局衛生局 編, 『虎列刺豫防の諭解』1, 22쪽; 內海孝, 『横濱の疫病史
– 萬治病院の110年』, 195-196쪽.

53 內海孝, 『横濱の疫病史 – 萬治病院の110年』, 65쪽.

54 「コレラの話題」, 『讀賣新聞』, 1877.11.9; 「高知縣でコレラ避病院の件で300人が
暴動」, 『讀賣新聞』, 1879.7.25.

55 內務省社寺局衛生局編, 『虎列刺豫防の諭解』1, 21쪽.

56 內海孝, 『横濱の疫病史 – 萬治病院の110年』, 20쪽.

57 「東京地方衛生會報告」, 『讀賣新聞』, 1879.8.16.

58 「東京地方衛生會報告」, 『讀賣新聞』, 1879.8.16; 「コレラの息子の入院を拒む父
親, 施設完備の避病院見て迷い晴れる」, 『讀賣新聞』, 1879.8.22; 「根津の遊廓が
向ヶ岡邊に避病院を自費建設したいと申請」, 『讀賣新聞』, 1879.8.24.

59 內海孝, 『横濱の疫病史 – 萬治病院の110年』, 20쪽.

60 山本志保, 「明治前期におけるコレラ流行と衛生行政」, 『法政史學』56, 2001, 53쪽.

61 山本俊一, 『日本コレラ史』, 258쪽.

62 中金正衡,『傳染病豫防法心得書演解』, 慶應義塾出版社, 1880, 8쪽.

63 山本俊一,『日本コレラ史』, 258‐259쪽.

64 후생성에서 편찬한『의제백년사』에는 개정했다는 내용이 포함되어 있지 않으나, 야마모토의 책에는 개정 내용을 언급하고 있다. 厚生省醫務局 編,『醫制百年史 資料編』, 242쪽; 山本俊一,『日本コレラ史』, 262‐265쪽.

65 警視局,『警視類聚規則 坤』, 警視局, 1879, 70쪽.

66 山本俊一,『日本コレラ史』, 250쪽.

67 厚生省醫務局 編,『醫制八十年史』, 16‐18쪽.

68 추가된 것은 희망자도 피병원에 입원할 수 있다는 내용이다.『改正警吏須知』(2版), 警視廳, 1886, 566쪽.

69 제7조 조문을 확인할 것. 厚生省醫務局 編,『醫制百年史 資料編』, 256쪽.

70 1889년부터 도쿄부(東京府)에서 도쿄시(東京市)로 개칭되었다. 도쿄부의 동쪽 지역 15구를 포함하였다.

71 고마고메병원은 1879년 세워졌으나,「전염병예방법」이 제정되면서 도쿄시가 소관하여 운영한 병원으로 신축, 개조되어 전염병 중앙센터 역할을 담당했다. 참고로, 고마고메병원에서 근무하는 의사는 도쿄제국대학 의과대학에서 파견을 나오는 형태였다. 上坂良子·水田眞由美,「明治期の一避病院における看護管理の狀況」,『日本醫史學雜誌』52(1), 2006, 60쪽.

72 김영수,「근대 일본의 '병원': 용어의 도입과 개념형성을 중심으로」, 33‐37쪽.

찾아보기

병원의 인문학

초판 1쇄 인쇄 2023년 10월 6일
초판 1쇄 발행 2023년 10월 25일

지은이   여인석 · 김성수 · 김영수 · 신규환 · 이현숙
펴낸이   주혜숙

펴낸곳   역사공간
등 록   2003년 7월 22일 제6-510호
주 소   04000 서울시 마포구 동교로19길 52-7 PS빌딩 4층
전 화   02-725-8806
팩 스   02-725-8801
이메일   jhs8807@hanmail.net

ISBN   979-11-5707-606-2 03510

책값은 뒤표지에 있습니다. 잘못된 책은 바꾸어 드립니다.